Uwe Moorahrend (Hrsg.)

Die Beschleunigungsverletzung der Halswirbelsäule

Die Beschleunigungsverletzung der Halswirbelsäule

Anatomie, Biomechanik, Pathomechanik, Pathomorphologie, Diagnostik, Akut-Therapie, Neuropsychologische Besonderheiten, Gutachterliche Gesichtspunkte

Mit interdisziplinärem Konsens

Herausgegeben von
Uwe Moorahrend

Mit Beiträgen von:

U. Bötel
V. Dvorák
E. Ludolph
A. Montazem
U. Moorahrend
M. Prosiegel
R. Putz
B. Radanov
M. Richter-Turtur
K.-S. Saternus
Gg. Schmidt
F. Schröter
E. Senn
H. R. Siebert
C.-W. Siegling
A. Stäbler
U. Thoden
F. Walz
A. Weber
P. Zenner
G. Zöllner

123 Abbildungen und 28 Tabellen

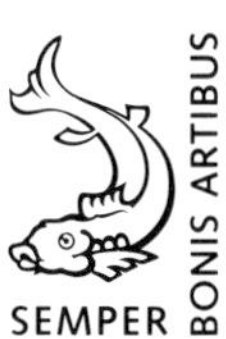

Gustav Fischer Verlag
Stuttgart · Jena · New York · 1993

Anschrift des Herausgebers:

Dr. Uwe Moorahrend
Fachklinik Enzensberg
Postfach 1360
Höhenstr. 56
8958 Hopfen am See/Füssen

Die Deutsche Bibliothek – CIP-Einheitsaufnahme

Die **Beschleunigungsverletzung der Halswirbelsäule** : mit interdisziplinärem Konsens ; Anatomie, Biomechanik, Pathomechanik, Pathomorphologie, Diagnostik, Akut-Therapie, neuropsychologische Besonderheiten, gutachterliche Gesichtspunkte / Hrsg.: Uwe Moorahrend. Mit Beitr. von: U. Bötel ... Mit: W. Büchele ... – Stuttgart ; New York : G. Fischer, 1993
ISBN 3-437-11500-6
NE: Moorahrend, Uwe [Hrsg.]; Bötel, Uwe

Satz: Typobauer Filmsatz GmbH, Ostfildern 3
Druck: Laupp & Göbel, Nehren
Buchbinderische Verarbeitung: Nädele, Nehren
Printed in Germany

Vorwort

Kaum ein anderes Verletzungsbild hat in der Vergangenheit derartig viele Facharztgruppen beschäftigt wie das der HWS-Beschleunigungsverletzung. Dabei sind es nicht die schweren HWS-Verletzungen, die mit Läsionen knöcherner Strukturen einhergehen, sondern es sind die selten diagnostizierbaren oder diagnostizierten Weichteilschäden, die uns Ärzten «Kopfzerbrechen» bereiten.

Die Vielfalt der Veröffentlichungen hat in keiner Weise zur Klärung, sondern Vertiefung des Problemes geführt. Wen wundert es da, daß die Auffassung zum Unfallablauf und Schädigungsmechanismus zur Akutdiagnostik und Akutbehandlung sowie die Begutachtung von Spätschäden so unterschiedlich ist. Sämtliche Mitautoren, als auch der erweiterte Kreis der Konsensusgruppe, sind bemüht gewesen, diese unterschiedlichen Meinungen zusammenzutragen, um einen Standpunkt zu beziehen, der die Betrachtung dieses Verletzungsbildes aus einem neu definierten Blickwinkel erlaubt. Selten habe ich so viel ernsthaftes Bemühen erlebt, eine interdisziplinäre gemeinsame Meinungsbildung unter den Mitwirkenden herbeizuführen, wie es beim Zustandekommen dieser Veröffentlichung geschehen ist.

Ich darf allen Mitwirkenden, Teilnehmern der Konsensusgruppe und nicht zuletzt dem Gustav-Fischer-Verlag für die engagierte Zusammenarbeit beim Zustandekommen dieses Buches danken.

Oktober 1992
U. Moorahrend

Inhaltsverzeichnis

Autorenverzeichnis IX

Anatomie und Biomechanik der unverletzten HWS

Anatomie der Halswirbelsäule 1
R. Putz

Biomechanik der Halswirbelsäule 13
V. Dvorák

Pathomorphologie des Verletzungstyps

Grundlegendes zum Unfallmechanismus 25
Gg. Schmidt

Pathomechanik der HWS-Beschleunigungsverletzung 39
F. Walz

Pathomorphologie dieses Verletzungstyps 51
K.-S. Saternus

Diagnostik der frischen Verletzung

Röntgendiagnostik der Halswirbelsäule 67
A. Stäbler

Radiologische Standard-Diagnostik nach frischer Verletzung 79
G. Zöllner

Schwierigkeiten bei der Diagnosefindung beim Akutverletzten 87
C.-W. Siegling

Der Neurochirurg als Mitdiagnostiker 95
A. Montazem

Beschleunigungsverletzungen der HWS und Neurologische Diagnostik 99
U. Thoden

Therapie der frischen Verletzung

Manualmedizinisches Konzept in der Therapie 105
V. Dvorák

Die äußere Ruhigstellung bei Weichteilverletzungen der HWS 109
U. Bötel

Akutbehandlung des Akzelerationstraumas – Physikalische Therapie – . . . 113
E. Senn

Behandlungsstrategie der frischen HWS-Schleuderverletzung und Erfahrungen an einem begrenzten Patientenkollektiv 117
R. Gelardi, H.R. Siebert

Therapie des akuten HWS-Akzelerationstraumas 123
E. Ludolph

Die operative Therapie des Beschleunigungstraumas 125
C.-W. Siegling

Die Bedeutung des HWS-Akzelerationstraumas beim Mehrfachverletzten . . 133
M. Richter-Turtur

Traumaverarbeitung

Welches sind die Prädikatoren der Erholung nach HWS-Beschleunigungsverletzung. Eine prospektive Studie 137
B.P. Radanov et al.

Verhaltens- und Funktionsanalyse der Chronifizierung nach Verletzung . . . 157
P. Zenner

Begutachtungspraxis

Ausheilungsergebnisse nach Beschleunigungsverletzung und ihre Begutachtung 163
F. Schröter

Das HWS-Beschleunigungstrauma und seine Begutachtung 171
A.P. Weber et al.

Die gutachterliche Problematik dieses Verletzungstyps 175
E. Ludolph

Gutachterliche Besonderheiten aus der Sicht des Neuropsychologen 181
M. Prosiegel et al.

Das radiologische Gutachten 189
G. Zöllner

Interdisziplinärer Konsensus

Interdisziplinärer Konsens zur HWS-Beschleunigungsverletzung 197
U. Moorahrend et al.

Register 209

Autorenverzeichnis

Herausgeber:
Moorahrend, U., Dr. med., Ärztlicher Direktor und Chefarzt der Fachklinik Enzensberg, Höhenstraße 56, 8958 Hopfen am See

Autoren:

Bötel, U., Dr. med., Leitender Arzt der Abteilung für Rückenmarkverletzte an den Berufsgenossenschaftlichen Krankenanstalten Bergmannsheil, Universitätsklinik, Gilsingstraße 14, 4630 Bochum 1
Dvorák, V., Dr. med., Praxis für Innere Medizin, Lehrer der Schweizerischen Ärzteschaft für Manuelle Medizin, Dienst des Schweizer Skiverbandes, Obere Bahnhofstraße 10, CH-7402 Bonaduz / Schweiz
Ludolph, E., Dr. med., Leitender Arzt der Berufsgenossenschaftlichen Unfallklinik Duisburg-Buchholz, Großenbaumer Allee 250, 4100 Duisburg 28
Montazem, A., Dr. med., Leitender Oberarzt der Neurochirurgischen Klinik im Zentralklinikum Augsburg, Stenglinstraße 2, 8900 Augsburg
Moorahrend, U., Dr. med., Ärztlicher Direktor und Chefarzt der Fachklinik Enzensberg, Höhenstraße 56, 8958 Hopfen am See
Prosiegel, M., Dr. med., Chefarzt im Neurologischen Krankenhaus München, Tristanstraße 20, 8000 München 40
Putz, R., Univ. Prof. Dr. med., Vorstand der Anatomischen Anstalt, Lehrstuhl I, Pettenkoferstraße 11, 8000 München 2
Radanov, B., Dr. med., Oberarzt in der Psychiatrischen Universitätspoliklinik Bern, Murtenstraße 21, CH-3010 Bern/Schweiz
Richter-Turtur, M., Priv. Doz. Dr. med., Oberarzt der Chirurgischen Klinik und Poliklinik im Klinikum Innenstadt der Ludwig-Maximilians-Universität München, Nußbaumstraße 20, 8000 München 2
Saternus, K.-S., Univ.-Prof. Dr. med., Direktor des Institutes für Rechtsmedizin der Georg-August-Universität Göttingen, Windausweg 2, 3400 Göttingen
Schmidt, Gg., em. Prof. Dr. med., Institut für Rechtsmedizin im Klinikum der Universität Heidelberg, Voßstraße 2, 6900 Heidelberg
Schröter, F., Dr. med., Arzt für Orthopädie am Institut für Medizinische Begutachtung, Landgraf-Karl-Straße 21, 3500 Kassel
Senn, E., Prof. Dr. med., Direktor des Instituts für Physikalische Medizin im Klinikum Großhadern der Ludwig-Maximilians-Universität München, Marchioninistraße 15, 8000 München 70
Siebert, H.R., Prof. Dr. med., Chefarzt der Abteilung für Unfall-, Hand- und Wiederherstellungschirurgie im Diakonie-Krankenhaus, Am Mutterhaus 1, 7170 Schwäbisch-Hall
Siegling, C.-W., Prof. Dr. s.c. med., Leiter des Bereiches Wirbelsäulenorthopädie / -chirurgie am St. Willibrord-Spital, Willibrordstraße 9, 4240 Emmerich

Stäbler, A., Dr. med., Oberarzt der Radiologischen Klinik und Poliklinik im Klinikum Großhadern der Ludwig-Maximilians-Universität München, Marchioninistraße 15, 8000 München 70

Thoden, U., Prof. Dr. med., Chefarzt der Neurologischen Klinik im Klinikum Landshut, Robert-Koch-Straße 1, 8300 Landshut

Walz, F., Prof. Dr. med., Leiter der Arbeitsgruppe für Unfallmechanik im Gerichtlich-Medizinischen Institut der Universität Zürich, Zürichbergstraße 8, CH-8027 Zürich/Schweiz

Weber, A., Dr. med., Ärztlicher Direktor des Instituts für Medizinische Begutachtung, Promenadengasse 18, CH-8001 Zürich/Schweiz

Zenner, P., Dr. med. Dipl. Chem., Zentrum für Psychosomatik und Verhaltensmedizin in der Klinik Berus, Orannastraße 55, 6636 Überherrrn-Berus

Zöllner, G., Prof. Dr. med., Service de Radiologie B, Pavillon Clovis Vincent, Hospices Civils de Strasbourg, Boite Postale 426, F-67091 Strasbourg Cedex

Anatomie und Biomechanik der unverletzten HWS

Anatomie der Halswirbelsäule

R. Putz

Wenn auch allen Wirbeln ein gemeinsames Bauprinzip zu eigen ist, so unterscheidet sich die Halswirbelsäule dennoch in wesentlichen Aspekten von den übrigen Wirbelsäulenbereichen. Hier steht eine Anpassung an kinematische Zielsetzungen absolut im Vordergrund, wogegen schon aus quantitativen Gründen die statische Leistungsfähigkeit etwas im Hintergrund bleiben kann. Ausdrücklich muß jedoch darauf hingewiesen werden, daß die spezifische Festigkeit der Gewebsanteile, z. B. an der Spongiosa der Wirbelkörper, in allen Wirbelsäulenbereichen ähnlich ist (Brinckmann, 1987).

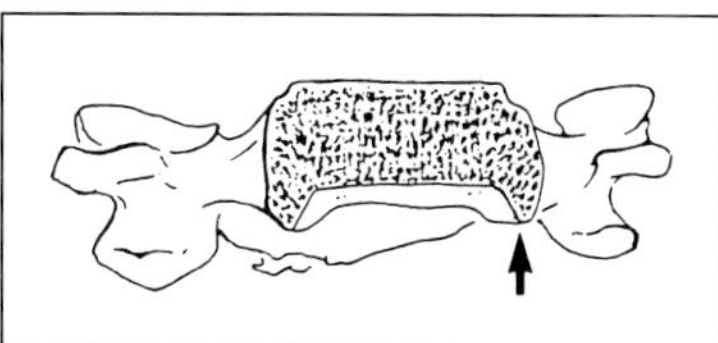

Abb. 1: Spongiosaarchitektur des Halswirbels

Wirbel

Charakteristisch für die Wirbelkörper der Halswirbel sind die seitlich hochgezogenen Procc. uncinati, die vor allem im AP-Bild eindrucksvoll zur Darstellung kommen. Sie nehmen in der mittleren Halswirbelsäule den gesamten Seitenrand ein, liegen aber am 7. Hals- und am 1. Brustwirbel etwas weiter dorsal (Putz, 1985). Unter der gesamten Deckplatte, also auch im Bereich dieser Fortsätze, ist die Spongiosa ausgerichtet (Abbildung 1), woraus sich ableiten läßt, daß die Wirbelkörper der Halswirbelsäule auf axialen Druck beansprucht werden

Die röhrenförmigen Pediculi der Halswirbelsäule besitzen einen schmalen, in der Körperachse längsovalen Querschnitt, ihre Oberkanten liegen etwas über dem Niveau der Deckplatten. An der Innenseite ist ihre Corticalis stärker als an der Außenseite, wo sie direkt zu den Procc. transversi überleiten.

Am Übergang der Pediculi zur Lamina sitzen jedem Wirbelbogen breitbasig die Procc. articulares auf, deren Gelenkflächen segmental sehr unterschiedlich ausgerichtet sind (Putz, 1981). Die Gelenke zwischen dem 2. und 3. Halswirbel besitzen den geringsten Öffnungswinkel und sind relativ steil eingestellt. Die kaudalen Gelenke öffnen sich dagegen weiter, ihre Neigungswinkel flachen etwas ab.

Im Bereich des cervicothorakalen Überganges wird der Öffnungswinkel wieder kleiner, der Neigungswinkel nimmt zu. Diese unterschiedlichen Winkelverhält-

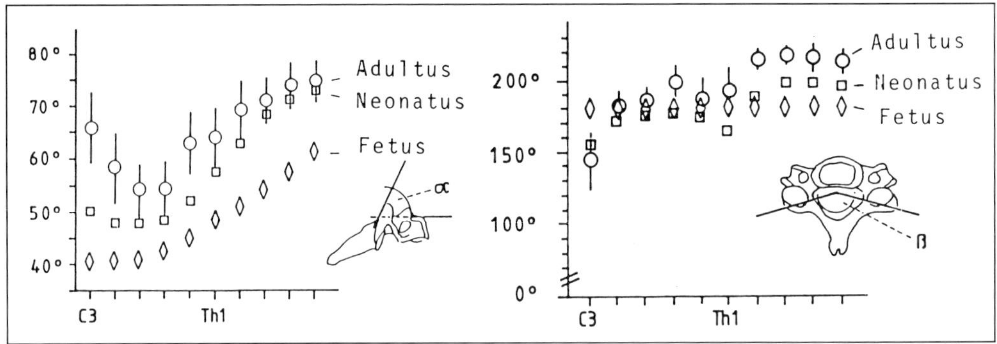

Abb. 2: Orientierung der Gelenkflächen der Procc. articulares superiores; a Neigungswinkel «α»; b Öffnungswinkel «β»

nisse sind als Ausdruck einer gewissen Stabilisierung in den beiden Übergangszonen – einmal zu den Kopfgelenken und andererseits zur Brustwirbelsäule – zu verstehen (Putz, 1981).

In Bezug auf die Kinematik in der Sagittalebene scheint der Winkel zwischen Wirbelkörperdeckplatte und den Wirbelgelenken (Neigungswinkel) von besonderem Interesse. Im Gegensatz zu Brust- und Lendenwirbelsäule ist dieser Winkel in der Halswirbelsäule relativ klein, so daß von den Wirbelgelenken kaum nach ventral gerichtete Scherkräfte aufgenommen werden können. Allerdings kann die Aussage verschiedener Autoren (u.a. Pennig, 1956), daß Wirbelkörperdeckplatte und Wirbelgelenkflächen auf gemeinsamen sagittalen Kreisbögen liegen sollten, nicht bestätigt werden. Seitliche Funktionsaufnahmen der Halswirbelsäule zeigen im Gegenteil, daß sowohl in der Endphase der Ventral- als auch in der Dorsalflexion ein Klaffen der Gelenke auftritt.

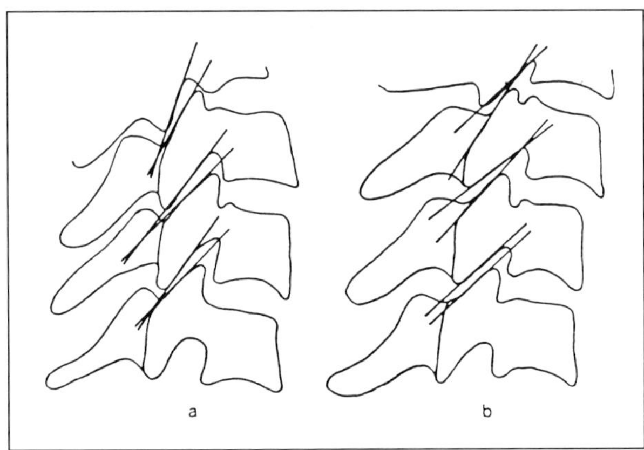

Abb. 3: Röntgenpause von Funktionsaufnahmen eines 36-jährigen Mannes. Klaffen der Wirbelgelenke in den Endeinstellungen der Ventral- und der Dorsalreflexion.

Für die lokale Situation der Druckübertragung im Gelenk bedeutet dies, daß der Flächenkontakt auf eine linienhafte Zone im ventralen bzw. dorsalen Randbereich mit entsprechenden Druckerhöhungen reduziert wird. Es ist darüber hinaus nicht auszuschließen, daß es dabei aufgrund der schrägen Einstellung der Wirbelgelenke zu den Wirbelkörperdeckplatten zu einer axialen Verschiebung nach cranial kommt. Die Wegstecke dieser Verschiebung ist zweifellos sehr gering, unter entsprechenden dynamischen Bedingungen ist aber die Entstehung eines beträchtlichen lokalen Unterdruckes in der Bandscheibe und in der Grenzzone zum Wirbelkörper denkbar.

Bandscheiben

Die Sonderstellung der Halswirbelsäule wird vor allem bei näherer Untersuchung der Bandscheiben offenkundig. Während die Bandscheiben der übrigen Wirbelsäulenbereiche – zumindest in jüngeren Lebensjahren – relativ feste Bauteile mit hoher Innenspannung (NACHEMSON, 19..) darstellen, weisen die Bandscheiben der Halswirbelsäule häufig bereits im 2. Lebensjahrzehnt Spaltbildungen auf.

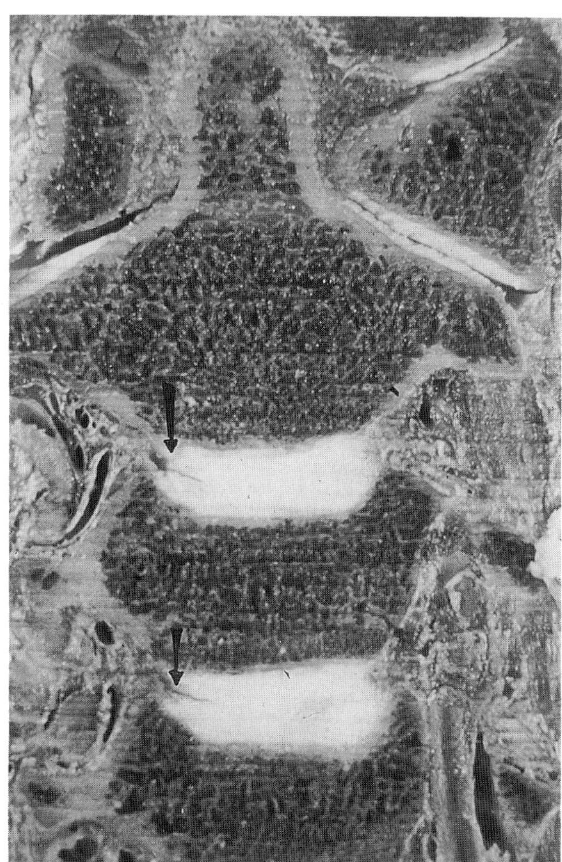

Abb. 4: Frontalschnitt durch die obere Halswirbelsäule eines ca. 40-jährigen Mannes. Unkovertebrale Spalten (Pfeile) in den seitlichen Anteilen der Bandscheiben der Halswirbelsäule.

Diese beginnen im Bereich der Kontaktzonen der Procc. uncinati mit den jeweils cranialen Wirbelkörpern und sind als «uncovertebrale Spalten» bereits seit dem letzten Jahrhundert bekannt (LUSCHKA). Häufig werden sie als degenerative Veränderungen angesehen. Dem ist allerdings der Befund von TÖNDURY (1956) entgegenzuhalten, der derartige Spaltbildungen auch bei Kindern unter zehn Jahren nachgewiesen hat.

Die von uns bevorzugte mechanische Theorie zur Entstehung der seitlichen Spalten ergibt sich aus Funktionsbildern, die in der Endstellung der Lateralflexion sowohl nach rechts als auch nach links klar die Näherung der Procc. uncinati zu den angrenzenden Wirbelkörpern bei gleichzeitiger Verschiebung in der Frontalebene zeigen.

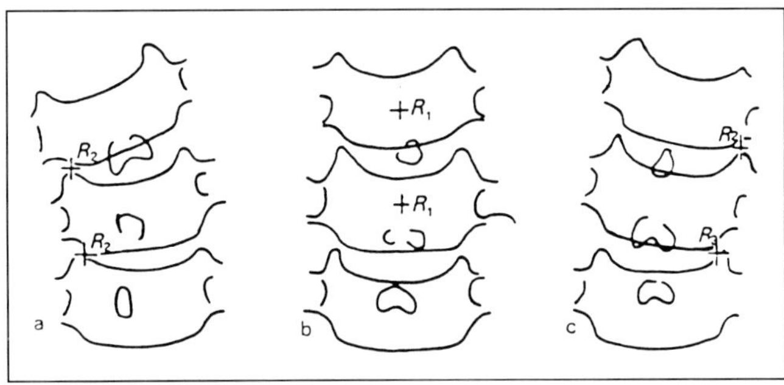

Abb. 5: Während der Lateralflexion verschieben sich die Drehpunkte (R1–R2) in den Bereich der uncovertebralen Spalten.

Daraus geht klar hervor, daß in diesen Bereichen nicht nur lokale Kompression, sondern auf einem sehr kleinen Raum eine starke Scherung abläuft. Angesichts der relativ dünnen Anuli fibrosi kann in dieser lokalen Scherung der kausale Mechanismus für die Spaltbildung gesehen werden.

Der Durchriß der seitlichen Spalten nach zentral erfolgt nach unserer Erfahrung im allgemeinen bis zum 50. bis 60. Lebensjahr. An unseren Präparaten konnten wir bei Menschen höheren Lebensalters derartige Durchrisse in fast allen mittleren und unteren Halswirbelsäulen feststellen. Streng genommen ist deshalb in der queren Durchreißung der Bandscheiben der Halswirbelsäule eine lebensalterabhängige Veränderung zu sehen, wenn auch lokal ein pathologischer Mechanismus zugrundeliegt. Jedenfalls wird durch eine Durchreißung die Beweglichkeit der Halswirbelsäule weiter erhöht.

Die Altersveränderungen der Bandscheiben der Halswirbelsäule werden auch in einer Änderung der Dämpfungsleistung der Halswirbelsäule sichtbar. Eigene, an Kindern und Jugendlichen durchgeführte Untersuchungen mit Beschleunigungssensoren haben ergeben, daß die Halsbandscheiben innerhalb des ersten Lebensjahrzehntes eine wesentlich geringere Dämpfungsleistung erbringen als im zweiten Lebensjahrzehnt. Im ersten Lebensjahrzehnt sind sie offenbar noch so fest und kompakt, daß sie wie eine Art Flüssigkeitskissen den einwirkenden Stoß weitgehend ungedämpft an den nächstfolgenden Wirbel weiterleiten.

Diese Funktion als Flüssigkeitspolster geht mit der Durchreißung und damit zunehmender inneren Zerstörung mehr und mehr verloren.

Bandapparat

Eine Gegenüberstellung des lumbalen und cervicalen Bewegungssegmentes zeigt, daß der Bandapparat der Halswirbelsäule qualitativ anders gebaut ist. Während die Bänder der Lendenwirbelsäule im Zusammenwirken mit dem

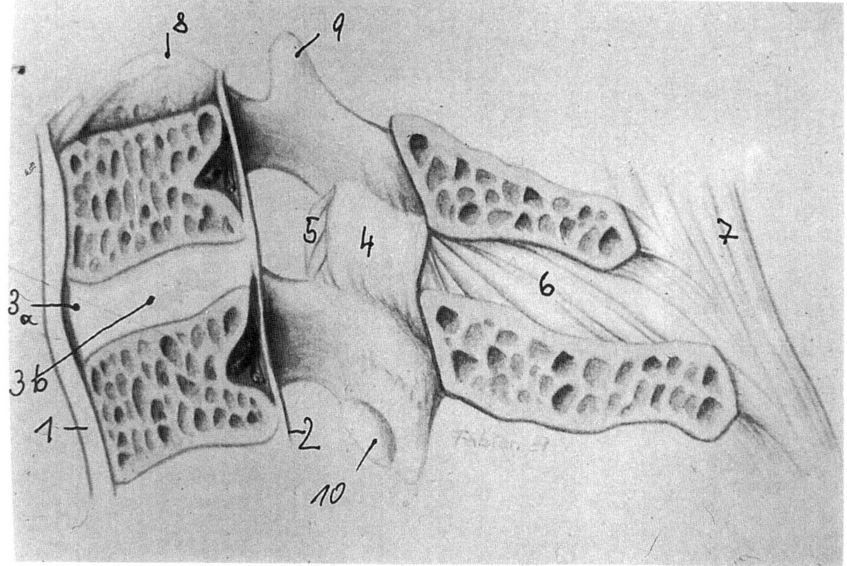

Abb. 6a: Schematisierter Medianschnitt durch ein cervicales Bewegungssegment.
1 Ligamentum longitudinale anterius
2 Ligamentum longitudinale posterius
3 Discus intervertebralis
 a Anulus fibrosus
 b Nucleus pulposus
4 Ligamentum flavum
5 Capsula articularis
6 Ligamentum interspinale
7 Septum nuchae
8 Proc. uncinatus
9 Proc. articularis superior
10 Proc. articularis inferior

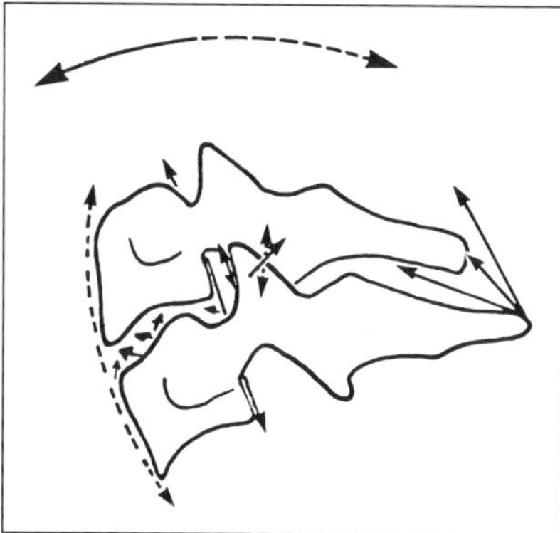

Abb. 6b: Bänder und Anulus fibrosus steuern gemeinsam den Bewegungsablauf des Bewegungssegmentes.

segmentalen Anulus fibrosus eine Art Getriebe darstellen, das – natürlich unter Einbeziehung der Wirbelgelenke – sowohl eine Ventral- als auch eine Dorsalverschiebung weitgehend zu verhindern in der Lage ist, kommt den Bändern der Halswirbelsäule keine derartige Funktion zu.

Abgesehen davon, daß sie vergleichsweise wesentlich schwächer ausgebildet sind, erscheinen sie auch wesentlich weniger differenziert. So finden sich ausschließlich Längsverspannungen, die nach Schädigung der Bandscheibe eine beträchtliche Ventral- bzw. Dorsalverschiebung (Treppenphänomen) zulassen. Die Bänder des lumbalen Bewegungssegmentes führen eher eine Art von Schaukelbewegung aus, während die Bänder des cervicalen Bewegungssegmentes ventrale bzw. dorsale Verschiebungen zulassen.

Der vordere Bandapparat der Halswirbelsäule, das Ligamentum longitudinale anterius, wird durch den M. longitus colli und den M. longus capitis wesentlich verstärkt.

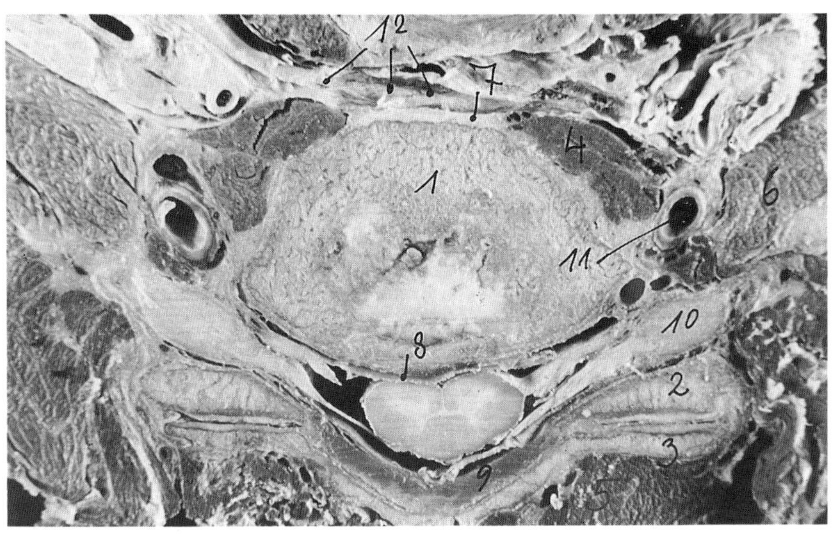

Abb. 7: Querschnitt durch die untere Halswirbelsäule. Das Ligamentum longitudinale anterius wird durch die Mm. longi colli et cervicis verstärkt.

1 corpus vertebrale
2 Proc. articularis superior
3 Proc. articularis inferior
4 Mm. longus colle et capitis
5 Autochthone Rückenmuskulatur
6 Mm. scaleni
7 Ligamentum longitudinale anterius
8 Ligamentum longitudinale posterius
9 Ligamentum flavum
10 Ganglion spinale
11 Arteria vertebralis
12 Spatium retropharyngeum

Dadurch entsteht ein Verspannungssystem, das die Form der Halswirbelsäule dynamisch garantiert. Eine ähnliche Situation ist mit der Verbreiterung des Ligamentum longitudinale anterius in der Lendenwirbelsäule und im lumbosakralen Übergang gegeben.

Das Ligamentum longitudinale posterius der Halswirbelsäule ist demgegenüber nicht so massiv ausgebildet.

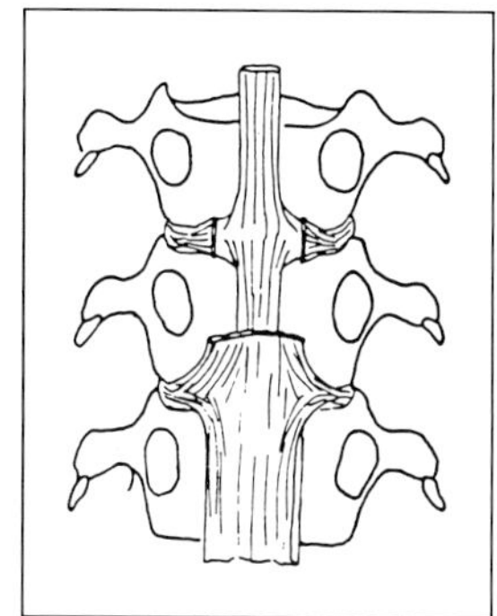

Abb. 8: Ligamentum longitudinale posterius. Sowohl oberflächlicher als auch tiefer Anteil sind seitlich mit dem Anulus fibrosus verwoben.

Es ist segmental mit dem hinteren Umfang der Anuli fibrosi bis in die Recessus laterales hinein verwoben, wodurch segmentale Einziehungen entstehen. Seine oberflächliche Schicht geht in die Membrana tectoria, seine tiefe in das Ligamentum transversum antlantis über. Den Seitenrand des Ligamentum longitudinale anterius setzt eine zarte Membran fort, die bis zum Periost der Pediculi reicht und den vorderen Teil des Plexus venosus vertebralis internus bedeckt.

Eine Sonderstellung nehmen die beiden Ligamenta alaria ein, die vom Dens axis zum seitlichen Umfang des Foramen magnum reichen, wobei häufig untere Fasern zum Atlas abzweigen.

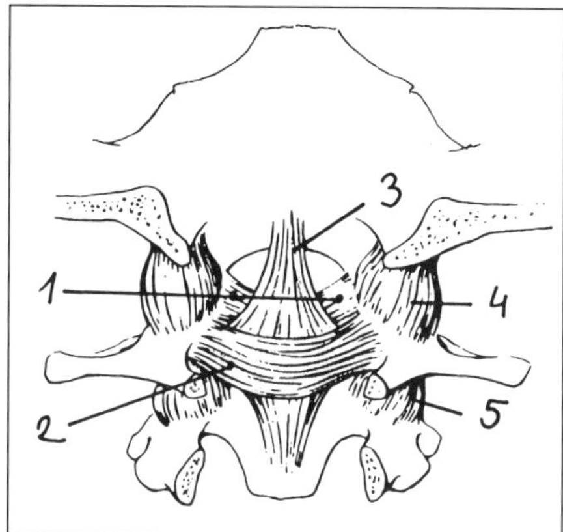

Abb. 9: Bänder der Kopfgelenke von dorsal
1 Ligamenta alaria (ihr oberer Teil zieht zum Innenrand For. magnum, der untere Anteil zur Innenseite der Massa lateralis).
2 Ligamentum transversum atlantis,
3 Fasciculi longitudinales,
2 + 3 Ligamentum cruciforme
4 Gelenkkapsel des Atlanto-occipitalgelenks,
5 Gelenkkapsel des lateralen Atlantoaxialgelenkes

Diese Bänder sind normalerweise relativ flach eingestellt, machen allerdings die Bewegungen des oberen Kopfgelenkes mit. An ihnen kann besonders gut ein generelles Grundprinzip der Gelenkmechanik studiert werden, nämlich die langsam zunehmende Anspannung in der Endphase einzelner Bewegungen. Damit wird ein gewebeschonender Bremseffekt erreicht, der erst die außerordentlich große Widerstandsfähigkeit der Halswirbelsäule gegenüber äußeren Kräften verständlich macht.

Die funktionelle Bedeutung des Ligamentum transversum atlantis wird meistens in einer Schutzfunktion vor einem etwaigen Eindringen des Dens axis in das Rückenmark gesehen (Abbildung 9). Ohne Zweifel kann dies als Sicherungsmechanismus für den Extremfall angesehen werden, die normale Funktion ist u.E. jedoch in einer inneren mechanischen Verspannung des Atlas zu sehen, der ja einer beträchtlichen Kompression durch die Masse des Kopfes ausgesetzt ist. Das quere Band nimmt dabei die bilaterale Schubkomponente auf, die bei statischen, mehr noch bei dynamischen Kräften auf die keilförmig eingestellten Massae laterales wirken.

Muskulatur

Ein Blick auf die Ausdehnung der tiefen Rückenmuskulatur macht klar, daß dieser eine größere Bedeutung für die Formerhaltung bzw. die Festigkeit der Halswirbelsäule zukommt als den Bändern.

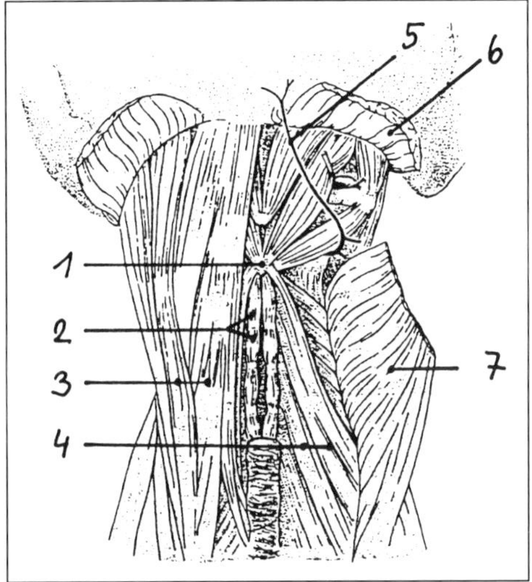

Abb. 10: Autochthone Rückenmuskulatur des Halses und tiefe Nackenmuskeln
1 Axis, Proc. spinosus,
2 Mm. interspinales,
3 M. semispinalis capitis,
4 M. semispinalis cervicis,
5 N. occipitalis major
6 M. trapezius,
7 Mm. splenii

Von der Brustwirbelsäule bis zum 2. Halswirbel konvergieren die tiefen Muskelbündel des medialen Traktes und stabilisieren damit den 2. Halswirbel als Sockel der Kopfgelenke. Für die einzelnen schräg eingestellten Muskelbündel ergibt sich dabei ein von kaudal nach cranial abnehmendes Drehmoment. Dies hat unserer Auffassung nach eine kausale histogenetische Rückwirkung auf die Ausbildung der Gelenke, woraus sich der unterschiedliche Grad der Öffnungswinkel in den einzelnen Halssegmenten erklären läßt.

Die autochthonen Rückenmuskeln sollten nicht voreilig unter ausschließlich statischen Gesichtspunkten gesehen werden. Von ZENKER et al. (1984) und anderen Arbeitsgruppen konnte gezeigt werden, daß die roten Anteile dieser

Muskeln dicht mit Rezeptoren «gepflastert» sind, die die Muskeln geradezu als verstellbares Sinnesorgan für afferente Informationen zum Kleinhirn und den Nuclei vestibulares etc. erscheinen lassen. Dies wird verständlich, wenn man sich die Bedeutung der Stabilisierung der optischen Achse im Gesichtsfeld für die Steuerung des aufrechten Ganges und die Orientierung vor Augen hält.

Den kurzen und tief gelegenen Muskeln sind also eher statische Funktionen zuzuordnen, denen – abgesehen von Sicherungsfunktionen – vor allem die Aufgabe einer Zentrierung der Resultierenden zukommt, worauf im Abschnitt Mechanik eingegangen wird.

Topographie

Zwischen den Nackenmuskeln treten die Rr. dorsales der Spinalnerven an die Oberfläche (Abbildung 10). An den meisten Durchtrittsstellen, sowohl in der Tiefe als auch oberflächlich, bestehen kleine Sehnenbögen, die als Orte möglicher Engstellen angesehen werden können. Am bekanntesten ist der sehnige Hiatus im Bereich des Trapeziusursprunges, durch den der N. occipitalis major hindurchzieht.

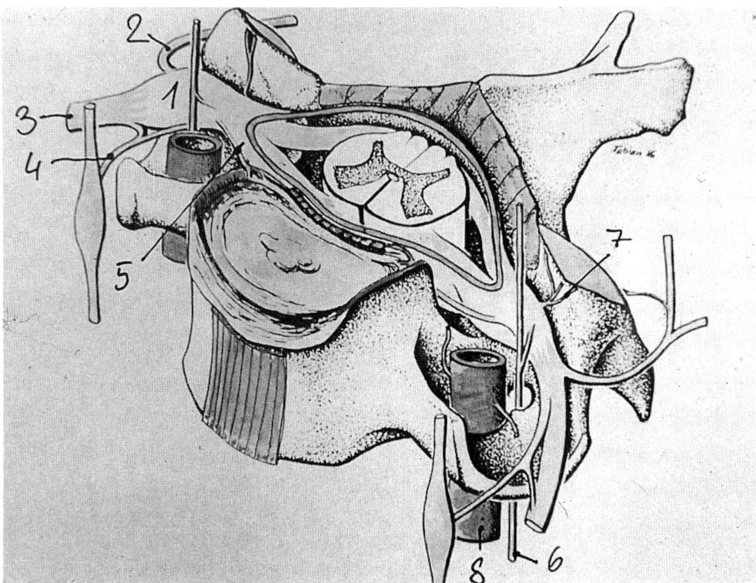

Abb. 11: Topographie der mittleren Halswirbelsäule

1 Ganglion spinale
2 R. dorsalis
3 R. ventralis
4 Verbindungsäste zum Grenzstrang
5 R. meningeus
6 Vegetatives Nervengeflecht auf der A. vertebralis
7 Äste zur Capsula articularis
8 A. vertebralis

Unter topographischen Gesichtspunkten ist weiter auf die besondere Situation der A. vertebralis hinzuweisen.

Sie tritt in das Foramen transversarium des 6. Halswirbels ein und durchzieht die cranial davon liegenden Foramina bis einschließlich den Atlas. Um die Massa lateralis wendet sie sich nach dorsal, liegt dem hinteren Atlasbogen auf und durchstößt die Membrana atlanta-occipitalis. In ihrem Verlauf ist sie von einem dichten Venengeflecht umgeben, das in enger Beziehung zu den venösen Wirbelsäulenplexus steht.

Altersmäßige Veränderungen der Procc. uncinati bleiben nicht ohne Folgen für die Arterie. Da sie im relativ schmalen Intervertebralbereich nicht ausweichen kann, können auch schon geringe (degenerative) Formänderungen des Processus zu einer absoluten oder funktionellen Einengung der Arterie führen. Die Kontaktbereiche sind darüber hinaus Prädilektionsstellen für das Auftreten atherosklerotischer Plaques.

Dorsal der Arterie liegt im entsprechenden knöchernen Sulcus der N. spinalis. Abgesehen von seiner Aufzweigung in R. ventralis und R. dorsalis ist hier vor allem auf seine vegetativen Verbindungen nach lateral zum Truncus sympathicus hinzuweisen, sowie auf den rückläufig nach medial und ventral ziehenden R. meningeus (N. sinuvertebralis). Dieser Ast verzweigt sich über das hintere Längsband und die seitlichen Anteile des Anulus fibrosus und geht in ein dichtes vegetatives Nervengeflecht über.

Mechanik

Schon eingangs wurde darauf hingewiesen, daß in der Halswirbelsäule die Anpassung an die Erfordernisse der Kinematik gegenüber denen der Statik im Vordergrund steht. Der Kopf befindet sich dabei in einem labilen Gleichgewicht, das durch die ventralen und dorsalen Muskeln gesichert wird.

Bei lockerer aufrechter Haltung und unter Annahme, daß nur geringe Muskelkräfte zur Aufrechterhaltung des Gleichgewichtes notwendig sind, tritt in den Kopfgelenken eine Lagerkraft auf, die dem Kopfgewicht (ca. 5 kg) in etwa gleichkommt. Sie wird entsprechend dem exakten Verlauf der Resultierenden im einzelnen Bewegungssegment quantitativ unterschiedlich einerseits vom Wirbelkörper andererseits von den beiden Wirbelgelenken aufgenommen.

Da die Halswirbelsäule meist leicht nach ventral geneigt ist, ergibt sich in der unteren Halswirbelsäule eine schräg nach ventral und kaudal gerichtete resultierende Druckkraft, deren Größe auch in Ruhehaltung das Doppelte des Kopfgewichtes erreicht.

Mit zunehmender Vorbeugung des Kopfes entsteht durch die Verlängerung des Hebels des Kopfgewichtes ein beträchtliches Drehmoment, wodurch die

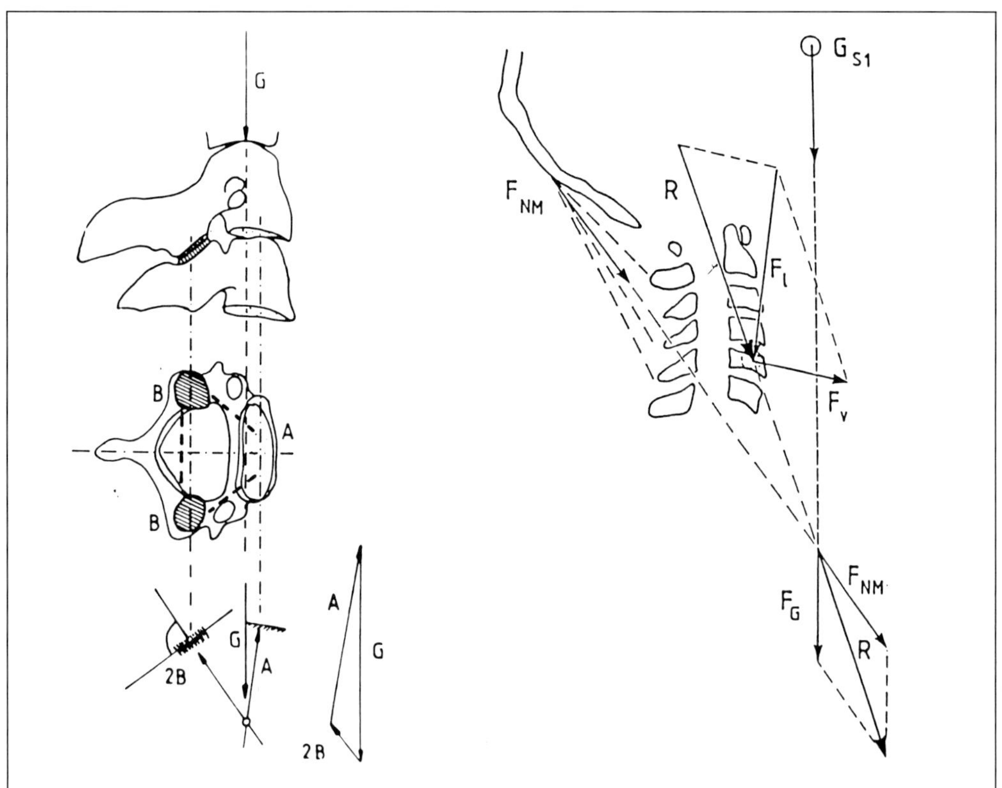

Abb. 12a: Kraftaufnahme im Bewegungssegment C2/C3
G Gewicht des Kopfes,
A Wirbelkörperdeckplatte
B Wirbelgelenke

Abb. 12b: Kraftaufnahme im Bewegungssegment C4/C5
R Resultierende,
Fl longitudinale Kraftkomponente
Fv nach ventral gerichtete Kraftkomponente
FNM Kraft der Nackenmuskeln

Nackenmuskulatur zu beträchtlichen Gegenkräften genötigt ist. Entsprechend kann sich die Lagerkraft in Abhängigkeit vom Grad der Vorbeugung auf ein Vielfaches des Kopfgewichtes vergrößern. Unter statischen Verhältnissen kann dies ohne weiteres kompensiert werden, dynamische Krafteinwirkung kann jedoch rechnerisch leicht die Festigkeitsgrenze der Wirbelkörper überschreiten. Den tiefen Muskeln kommt dabei die präventive Aufgabe zu, den Durchstoßpunkt der Resultierenden möglichst zu zentrieren und damit hohe Randspannungen zu verhindern. Stoßdämpfung in der Wirbelsäule, vor allem in der Halswirbelsäule, erfolgt weniger durch segmentale axiale Dämpfung über die Bandscheiben, als vielmehr über die Spannung von Bändern und Muskeln bei der Ausbiegung des gesamten Wirbelsäulenabschnittes. Wie in allen anderen Abschnitten des Bewegungsapparates entsteht Gefahr jedoch dann, wenn in der Endstellung einer bestimmten Bewegungsrichtung trotz fortdauernder Krafteinwirkung kein weiterer Bewegungsausschlag mehr möglich ist.

Zusammenfassend soll nochmals darauf hingewiesen werden, daß das komplexe Organ Halswirbelsäule unter Einbeziehung vieler topographischer Besonderheiten in erster Linie als Organ der Kinematik anzusehen ist. Dieser Zielsetzung ist eine Anpassung an Bedingungen der Statik – besonders unter quantitativen Gesichtspunkten – untergeordnet. Dies ist auch der Grund dafür, daß sich große Krafteinwirkungen gerade in diesem Wirbelsäulenabschnitt so verheerend auswirken können.

Univ. Prof. Dr. med. R. Putz
Anatomische Anstalt, Lehrstuhl I
Pettenkofer Str. 11, 8000 München 2

Biomechanik der Halswirbelsäule

V. Dvorák

Das Verständnis der Biomechanik der Wirbelsäule ist sowohl für den Untersuchungsgang, die Beurteilung der Röntgenbilder wie auch für die Therapie unerläßlich. Die biomechanischen Grundlagen sind ein wichtiges Fundament der klinischen Diagnostik des Bewegungsapparates. Gerade für das Verständnis und die Interpretation verschiedener klinischer Bilder und therapieresistenter Fälle nach Verletzungen der Halswirbelsäule, haben die neuesten Erkenntnisse und Resultate der experimentellen Arbeiten wesentlich beigetragen.

Alle möglichen Bewegungen lassen sich mit Hilfe des dreidimensionalen Koordinaten-Systems analysieren. Auch das in der Mechanik gebrauchte Achsensystem hat allgemeine Gültigkeit und erlaubt die präzise Interpretation aller Bewegungsmuster. Drei Hauptachsen im Koordinaten-System werden unterschieden.

Die Hauptachsen begrenzen die drei Hauptebenen des ganzen Koordinaten-Systems. Das Achsenebenen-System erlaubt eine Analyse der einzelnen Bewegungen, welche immer in Relation zu der Achsenrichtung zu definieren sind. Wir sprechen von einer Rotation um die entsprechende Achse.

Die physiologische aktive und passive Bewegung in einem Gelenk und Wirbelsäulensegment stellt immer eine Rollgleitbewegung dar. Entsprechend dem Dreikoordinaten-System findet in jedem Gelenk eine Rotation um die drei Achsen x, y und z statt.

Parallelverschieben der Gelenkflächen bezeichnet man als translatorische Bewegung entlang der drei Achsen.

Bei der Interpretation der Bewegungen der gesamten Wirbelsäule und der einzelnen Bewegungssegmente sind folgende Grundregeln zu beachten.

Axiale Rotation um die y-Achse wird in Bezug auf die kraniale und ventrale Oberfläche des Wirbelkörpers definiert. Werden die Bewegungen zweier Wirbel in einem Bewegungssegment zueinander beschrieben, so wird immer die Bewegung des kranialen Wirbels in Relation zum kaudalen definiert.

Die Rotation in Uhrzeigerrichtung wird in plus, in die entgegengesetzte Richtung als minus bezeichnet.

Die menschliche Wirbelsäule ist ein dreidimensionales Gebilde und erfordert eine multidirektionale biomechanische Erfassung in einem dreidimensionalen Koordinaten-System. Während den Bewegungen in physiologischen Grenzen wird die Wirbelsäule dreidimensionalen Krafteinwirkungen unterworfen. Diese

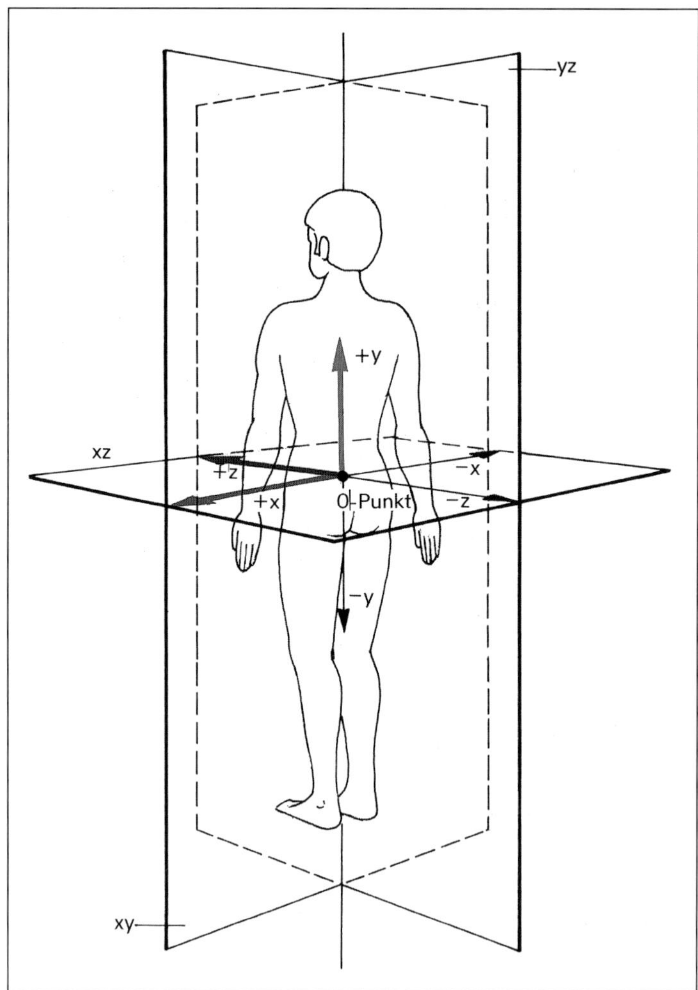

Abb. 1: Dreidimensionales Koordinatensystem

Kräfte werden für die systematische Analyse in eindimensionale Kraftvektoren unterteilt. Es ergeben sich damit sechs Vektoren entlang der positiven und negativen Seite, wie sechs Momente, ebenfalls positiv und negativ um jede der drei Achsen. Wirkt eine Kraft auf die Wirbelsäule ein, kann sich diese in diverse Richtungen, sog. Freiheitsgrade, bewegen. Ein Wirbel hat sechs Freiheitsgrade. Mit einer Translationsbewegung kann er sich von vorne nach hinten, von links nach rechts und von oben nach unten bewegen. Er kann aber auch rotieren in der sagittalen, horizontalen und frontalen Ebene. Jede auch noch so komplexe Bewegung eines Wirbels kann in diese sechs Freiheitsgrade aufgeteilt werden, drei Translationen und drei Rotationen (WHITE A., PANJABI M. 1990)

Das Joint-Play stellt die Summe der passiven angulären und translatorischen Bewegungen dar. Der Stop der jeweiligen Bewegung ist von großer diagnostischer und therapeutischer Bedeutung.

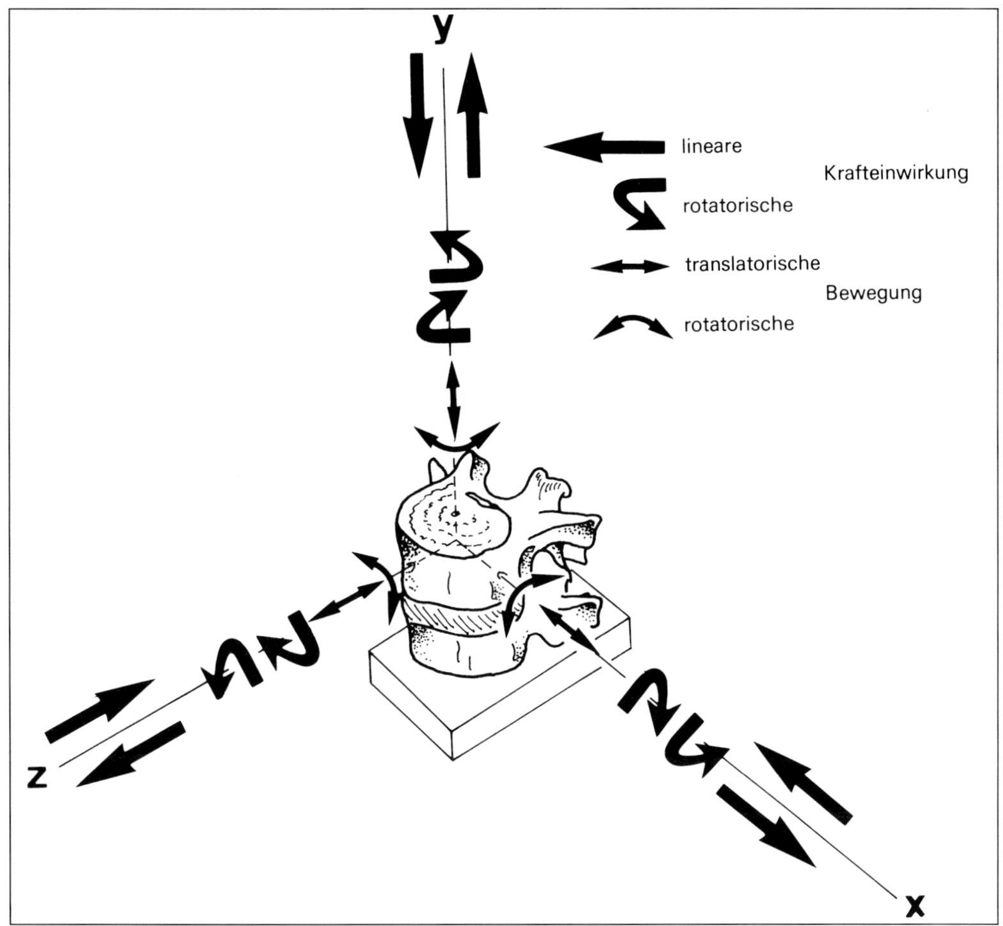

Abb. 2: Krafteinwirkung und Bewegungen im Bewegungssegment

Physiologische Bewegungsgrenze: maximaler aktiver Bewegungsausschlag in einem Gelenk um eine der drei Bewegungsachsen.

Anatomische Bewegungsgrenze: maximaler passiver Bewegungsausschlag in einem Gelenk um eine der Achsen.

Eine Überschreitung der anatomischen Bewegungsgrenzen hat immer pathologisch strukturelle Veränderungen zur Folge.

Pathologische Bewegungsgrenze: Einschränkung der aktiven und passiven Bewegung durch pathologische Prozesse (Schneider W. et al. 1989).

Den anatomischen und funktionellen Gegebenheiten entsprechend, teilt man die Halswirbelsäule in zwei Abschnitte ein. Als die obere Halswirbelsäule werden die Segmente Occiput/C1 und C1/C2 genannt, der Rest wird als mittlere und untere Halswirbelsäule bezeichnet.

Die obere Halswirbelsäule unterscheidet sich in mehreren Gesichtspunkten von der mittleren- und unteren HWS. Die spezielle Anatomie dieses Gelenkkomplexes hat auch die spezielle kinematische Charakteristika.

Das obere Kopfgelenk, nämlich Segment Occiput/C1 besteht aus Condyli occipitales und artikulares superiores des Atlas. Die Atlasgelenkflächen weisen eine längsovale, gelegentlich bogenförmige Gestalt auf sind konkav, die Oberfläche der Condyli ist konvex. Der Achsenwinkel der Gelenke beträgt bei Erwachsenen 50 bis 60 Grad (Dvorak J, Dvorak V. 1991).

Im unteren Kopfgelenk, Segment C1/C2 oder atlanto-axiales Gelenk genannt, erfolgen die Bewegungen in vier Gelenkspalten. Die Bursa atlanto-dentalis, ein Gelenkspalt zwischen Ligamentum transversum atlantis und Dens axis. Die wesentlichen zwei Gelenkspalten sind die lateralen atlanto-axialen Gelenkflächen. Diese sind rundlich, gelegentlich dreieckig, mit einem Knorpelbelag von 1,4 – 3,2 mm Dicke. Die Axisgelenkflächen sind konvex, die Gelenkflächen des Atlas relativ flach.

Der frontale Gelenkachsenwinkel entsteht aus der parallel zu den condylären Gelenkflächen geführten Linien. Durchschnittlich beträgt er etwa 120 Grad.

Im Sagittalschnitt ist eine keilförmige Synovialfalte zu erkennen, die von der medialen Wand der Gelenkkapsel in den Gelenkspalt hineinragt, was als Meniskoid bezeichnet wird und deren Bedeutung in letzter Zeit an Interesse gewinnt, v.a. bei funktionellen Störungen der Beweglichkeit der oberen Kopfgelenke (Bogduk N., 1988).

Die Gelenkkapseln sind weit angelegt und ermöglichen ein vergrößertes Bewegungsausmaß. Der anatomische Komplex, eine spezielle Anordnung der Gelenke inklusive die Verbindung durch die Ligamenta bestimmen die speziellen Bewegungsmöglichkeiten der oberen Halswirbelsäule.

Die Halswirbelsäule ist, genau so wie andere Gelenke, während der Bewegung durch ein viscoelastisches Verhalten gekennzeichnet. In der biomechanischen Sprache heißt das, die Bewegungscharakteristik ist zeit- und kraftabhängig. In den meisten bis heute durchgeführten experimentellen Arbeiten, welche die Bewegungsausmaße der Wirbelsäule betrachtet haben, wird diese Tatsache nicht berücksichtigt. In den neuen Arbeiten (Panjabi M. et al. 1988, 1991) wird auf die Wichtigkeit der viscoelastischen Komponenten hingewiesen. Es wird eine Neutralzone (NZ) des initialen Verhaltens und die elastische Zone (EZ) als Ausdruck der zähen Phase des elastischen Verhaltens definiert. Der Bewegungsumfang (ROM) ist die Summe der neutralen und elastischen Zone. Dieses beweist sich bei der Beurteilung der Instabilität im Bereich der oberen Halswirbelsäule als wichtig. Die Neutralzone, anders ausgedrückt die Laxizität um die Neutralposition herum, ist wahrscheinlich ein besserer Indikator für Instabilität als der Bewegungsumfang. Immerhin beträgt die Neutralzone ca. ⅓ des Bewegungsumfanges um die jeweilige Rotationsachse.

Die Halswirbelsäulenflexion findet in zwei Phasen statt. In der ersten Phase wird nur eine positive Rotation um die x-Achse im Segment C0/C1 beobachtet. Diese Vorwärtsdrehung des Kopfes gegenüber dem Atlas wird als Inklination bezeichnet und beträgt nach den neuesten Erkenntnissen ca. 5 Grad. Die darunter liegenden Bewegungssegmente bleiben in der Neutralposition stehen. Erst in der zweiten Phase beginnt eine Rotation in den übrigen Halswirbelsäulensegmenten.

Die Extensionsbewegung respektive Reklination im Segment Occiput/C1 beträgt nach den neuen Erkenntnissen ca. 20 Grad, die konvexen Condyli occipitales gleiten in der entsprechenden Konkavität der Fovea articulares des Atlas.

Diese möglichen Bewegungen sind der klinischen Untersuchung zugänglich.

Die Lateralflexion beträgt um die Sagittalachse ca. je 5 Grad. Während der Lateralflexion des Kopfes kommt es zu einem transversalen Gleiten des Atlas zwischen den Condylen um den Axiskörper in Richtung der Seitneigung.

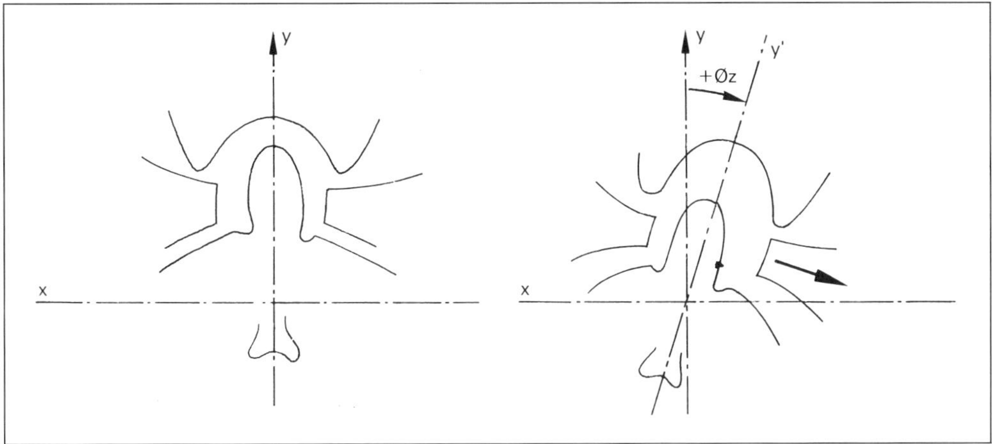

Abb. 3: Das Gleiten des Atlas bei Lateralflexion nach rechts

Die Atlasverschiebung wird durch den ventralen Anteil des kontralateralen Ligamentums alare ausgelöst, indem dieses um den Dens axis aufgewickelt wird und somit kann das homolaterale Ligamentum alare das Gleiten in Richtung der Seitneigung induzieren. Die Atlasverschiebung ist andererseits mit der Zwangsrotation des Axis in Richtung der Seitneigung gekoppelt. Das Gleiten nimmt bei Patienten mit nachgewiesener atlanto-axialer Instabilität, bei entzündlichen oder posttraumatischen Ursachen zu (Reich et al. 1986).

Über die axiale Rotation im atlanto-occipitalen Gelenk bestehen verschiedene, teils kontroverse Angaben in der Literatur. Gestützt auf funktionelle CT-Untersuchungen der oberen HWS an Leichenpräparaten wurde eindeutig eine Rotation zwischen Occiput/C1 von ca. 5 Grad zu jeder Seite nachgewiesen (Dvorak

J., Panjabi M., 1987). Bei gesunden Erwachsenen konnte man mittels CT eine Rotation von durchschnittlich 4 Grad feststellen.

Diese Tatsache ist den Klinkern, vor allem dem Manualmediziner bekannt. Eine Hypomobilität in diesem Segment kann objektiv mittels Rotationstest festgestellt werden.

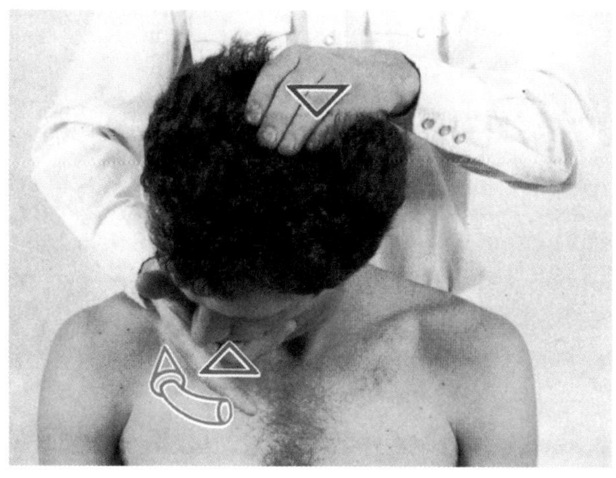

Abb. 4: Axiale Rotation C1/C2

Die Hauptbewegung im Segment C1/C2, im atlanto-axialen Gelenk, ist die axiale Rotation welche ca. 39 Grad zu jeder Seite beträgt. Diese wird durch die anatomischen Gegebenheiten der Gelenkflächen, der Gelenkkapsel und der ligamentären Strukturen ermöglicht.

Kopf und Atlas drehen gemeinsam auf dem Axis um den Dens herum. Das Ligamentum transversum atlantis bestimmt und sichert die durch den Dens axis verlaufende Rotationsachse. Durch neue experimentelle Arbeiten hat sich gezeigt, daß v.a. das Ligamentum alare von einer großen mechanischen Wichtigkeit für die obere Halswirbelsäule ist (Panjabi M. et al. 1991). Es wurde hingewiesen, daß bei gewissen HWS-Distorsionen, infolge Auffahrtkollisionen, auch kombinierte axiale Rotation und Flexion des Kopfes stattfinden. In einer solchen Situation werden die Ligamenta alaria einer Überdehnung und unter Umständen einem dauernden Schaden unterworfen (Saternus K., 1987, Dvorak J. et al. 1987).

Da die Ligamenta alaria wie auch das Ligamentum transversum vorwiegend aus kollagenen Fasern bestehen, können sie sich nur um 10% der Originallänge dehnen, bevor eine Ruptur eintreten kann. Als Folge davon resultiert eine Instabilität der oberen Halswirbelsäule (Dvorak J. et al., 1987).

Die Ligamenta alaria sind paarig angelegte Strukturen, die von der dorsolateralen Oberfläche der Densspitze cranialwärts schräg zur Medialfläche der Occipitalcondylen ziehen.

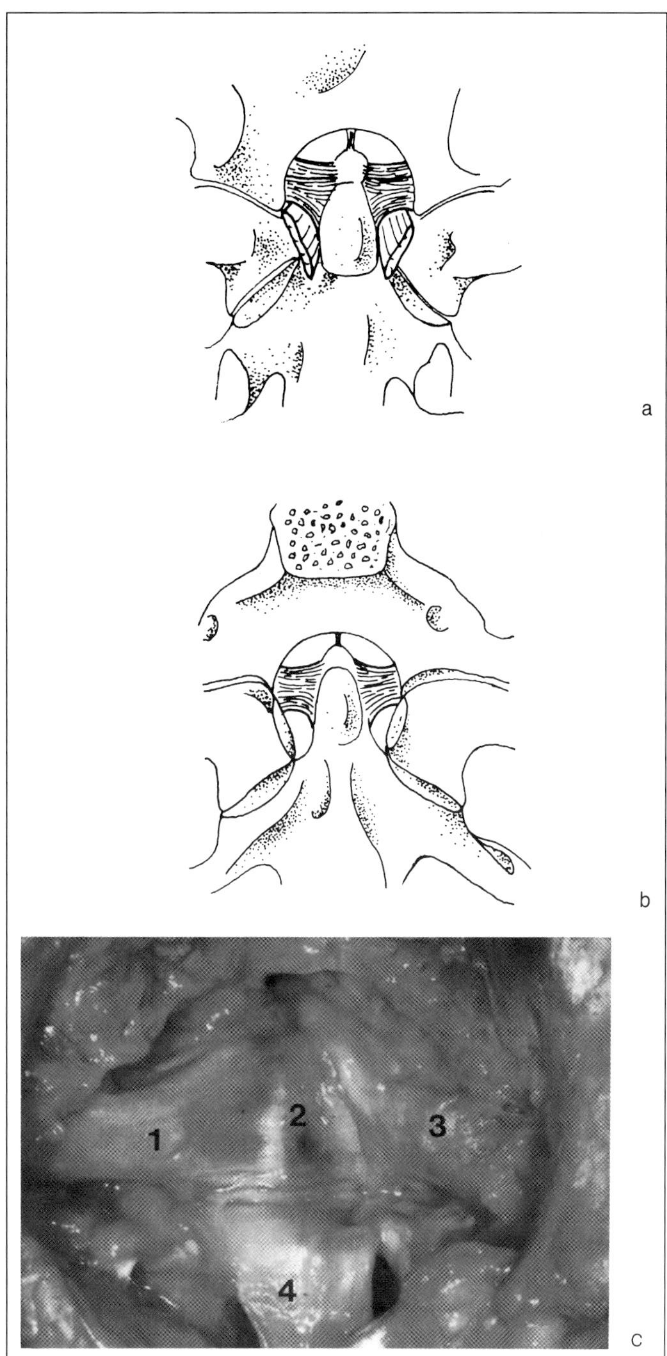

Abb. 5: Die Ligg. alaria in p.a. Ansicht (anatomisches Präparat)

Sie bilden gegeneinander einen Winkel von 140–80 Grad, dessen Spitze nach kaudal weist. Zusätzlich können vordere und untere Anteile der Faserbündel an den Massae laterales des Atlas inserieren.

Die Funktion der Ligamenta alaria ist demzufolge durch diese anatomische Gestaltung gegeben. Als Hauptfunktion limitieren die Ligamenta alaria die axiale Rotation der Kopfgelenke.

Die Rechtsrotation wird v.a. durch das linke, die Linksrotation durch das rechte Ligamentum alare bestimmt. Bei der Rotation ist jeweils das kontralaterale Band entspannt (Panjabi M. et al., 1990). Für die volle Stabilität benötigt es allerdings beide Anteile der Ligamenta alaria.

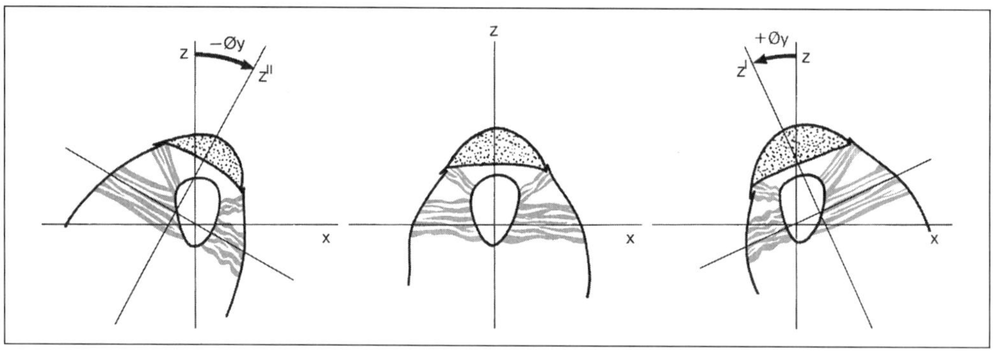

Abb. 6: Die Funktion der Ligg. alaria im Segment C1/C2 während Lateralflexion

Neue Experimente und Studien der Pathophysiologie der Instabilität der oberen HWS zeigen, daß das Ligamentum alare die Stabilität in der Flexion gewährleistet, für Stabilität in der Extension hingegen nicht signifikant. Bei Durchtrennung des Ligaments auf einer Seite wird der limitierende Faktor der axialen Rotation signifikant reduziert (Panjabi M. et al. 1991).

Die funktionelle CT der oberen HWS kann bei der Beurteilung der Hyper- oder Hypomobilität einen wesentlichen Beitrag leisten. Gestützt auf experimentelle und klinische Beobachtungen wurden entsprechende Richtwerte postuliert (Dvorak J. et al. 1987, 1988).

Die Lateralflexion zwischen C1 und C2 ist mit einer Rotation des Axis gekoppelt. Diese wird auch als Zwangsrotation bezeichnet und ist weitgehend Ausdruck der physiologischen Funktion der Ligamenta alaria, erklärt durch ihre exzentrische Anordnung. Während der Seitneigung, Rotation um die z-Achse ist die homolaterale occipitale Portion entspannt, die atlantare Portion hingegen angespannt, wodurch das Gleiten des Atlas in Richtung der Seitneigung induziert wird, es findet aber keine Atlasrotation statt. Ebenfalls angespannt ist die kontralaterale occipitale Portion, wodurch das Gleiten der Condyli occipitales in die entgegengesetzte Richtung begrenzt wird. Der exzentrische Ursprung der Ligamenta alaria am Dens einerseits und die atlantare Portion auf der anderen Seite, induzieren eine Zwangsrotation des Axis in die Richtung der Seitneigung. Diese Tatsache läßt sich klinisch nachprüfen.

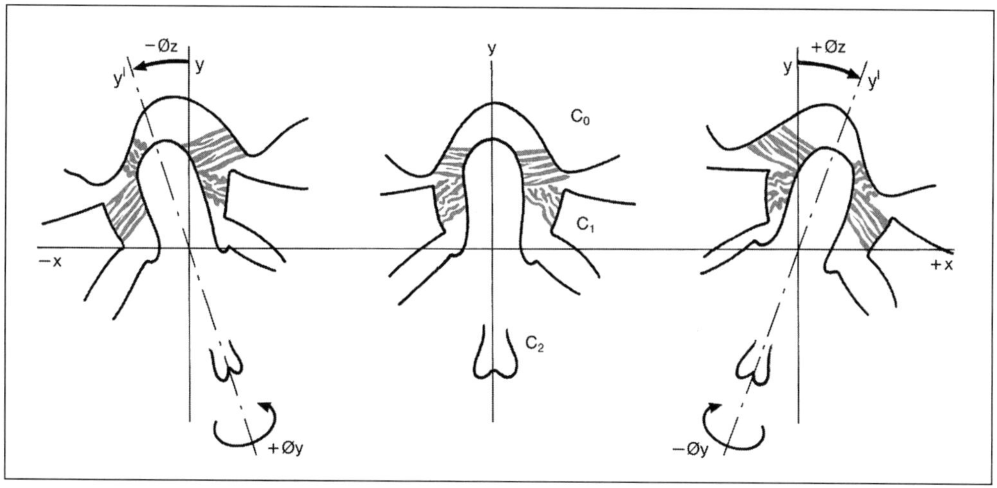

Abb. 7: Die Funktion der Ligg. alaria bei Rotation im atlantoaxialen Gelenk C1/C2

Der Axis stellt einen Übergangswirbel zwischen der oberen und der unteren Halswirbelsäule dar. Die größten Bewegungsausschläge finden im Bereich der mittleren HWS statt. Die möglichen Bewegungen im einzelnen Segment können als kombinierte, translatorisch-rotatorische Bewegung um die jeweilige Achse des dreidimensionalen Koordinatensystems bezeichnet werden.

Die Gelenkflächenneigung der mittleren und unteren HWS beträgt ca. 45 Grad zur Horizontalebene, was auch die Hauptbewegungsmöglichkeiten, nämlich Flexion/Extension zur Folge hat. Von ventral und teils dorsal dringt die Synovialfalte, die Meniskoiden, deren genaue physiologische Bedeutung nicht geklärt ist, in den Gelenkspalt hinein. Die Tatsache jedoch, daß mit dem Alter die Meniskoiden reduziert werden, könnte eine Rolle bei funktionellen Störungen spielen.

Die Gelenkflächenneigung ist in den unteren Segmenten steiler, in den oberen Segmenten flacher. Diese Gelenkflächenneigung und der Zustand der Bandscheibe bestimmen während der Flexions-/Extensionsbewegung den sogenannten Krümmungs- oder Rotationsradius (Lysell E., 1966) auf welchem sich entsprechende Segmente bewegen. Dieser segmentale Bogen ist bei C1 flach, bei C7 beinahe halbkreisförmig.

Das größte Bewegungsausmaß wird im Bewegungssegment C5/C6 gemessen, nach neuesten Erkenntnissen ca. 23 Grad. Diese Tatsache wird oft im kausalen

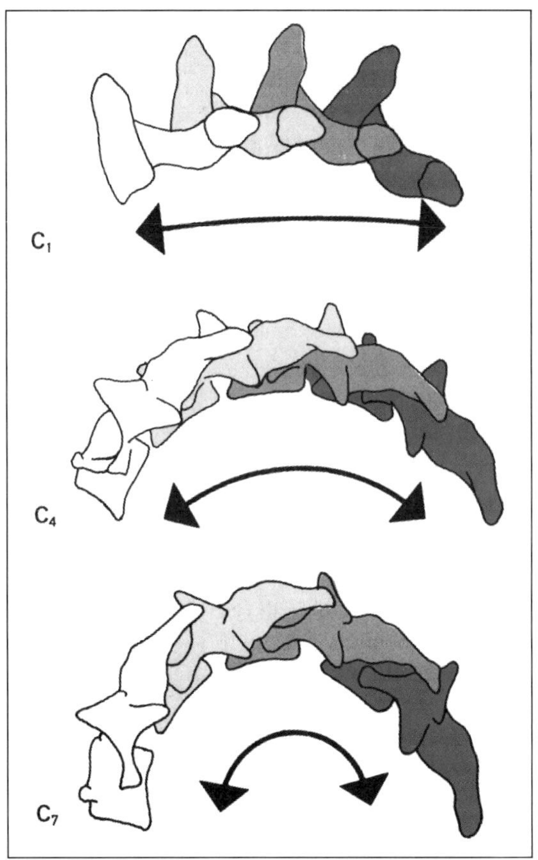

Abb. 8: Darstellung der segmentalen Bogen der HWS nach LYSELL

Zusammenhang mit dem Befund der cervikalen Spondylarthrose in den mittleren Segmenten der HWS erwähnt.

An dieser Stelle sei auf die Bedeutung der passiv gehaltenen Funktionsaufnahmen bei der Beurteilung der funktionellen Störung der mittleren und unteren HWS erwähnt, nämlich der signifikante Unterschied zwischen den aktiv durchgeführten und passiv gehaltenen Funktionsaufnahmen. Es konnte gezeigt werden, daß die passiv durchgeführten segmentalen Bewegungsausschläge signifikant höher als die aktiv gemessenen liegen (PENNING L., 1968, DVORAK et al. 1988). Die Flexions-/Extensionsbewegungen sind von einem translatorischen Gleiten um die z-Achse von 2–3 mm begleitet. Das Ventral- bzw. Dorsalgleiten während der Flexions-/Extensionsbewegung von mehr als 4 mm kann für eine Instabilität sprechen.

Wir sind täglich mit der Situation konfrontiert, daß auch Patienten mit chronischen Nackenbeschwerden keine Abnormalitäten in der statischen Röntgenaufnahme aufzuweisen haben. Auch die Korrelation der degenerativen Veränderungen bei Spondylarthrose oder Osteoarthrose harmonieren nicht mit der subjektiven Symptomatik. Während der Flexion/Extension im Bereich der Halswirbelsäule kann die Bewegung jedes einzelnen Wirbels als Rotation in einem bestimmten Krümmungsradius um ein imaginäres Zentrum, irgendwo unterhalb des Wirbels dargestellt werden. Für jede einzelne Bewegungsphase ist dieses Rotationszentrum bekannt und wird als aktuelle Rotationsachse bezeichnet (IAR), die Lokalisation wird aufgrund der Super-Position einzelner Wirbel am Anfang und Ende der Bewegung bestimmt (BOGDUK, 1991).

Unter physiologischen Umständen ist die Wirbelbewegung uniform und erfolgt in allen Phasen der Bewegung um die gleiche Rotationsachse. Im Falle von funktionellen Störungen und pathologischer Situation erfolgt die Bewegung als Serie verschiedener Phasen, welche als Kombination von Rotation und Translation charakterisiert ist und wobei für jede Phase eine separate Rotationsachse bestimmt wird. Es wurde behauptet (BOGDUK, 1991), daß die Bestimmung der Rotationsachse von prognostischer Bedeutung bei der Beurteilung der pathologischen Bewegung im Bewegungssegment werden kann.

Bei den pathologischen Situationen,Hypomobilität oder Instabilität wird die aktuelle Achse deutlich von den optimalen Werten verlagert.

Es wird allgemein erkannt, daß im Bereich der Wirbelsäule keine isolierte Bewegung möglich ist, daß jede Rotation um die jeweilige Achse mit einer anderen Bewegung gekoppelt ist (WHITE A., PANJABI M., 1978). Für die mittlere und untere HWS gilt die Regelung, daß die Lateralflexion zu einer Seite von der Rotation in die gleiche Richtung begleitet oder gekoppelt wird.

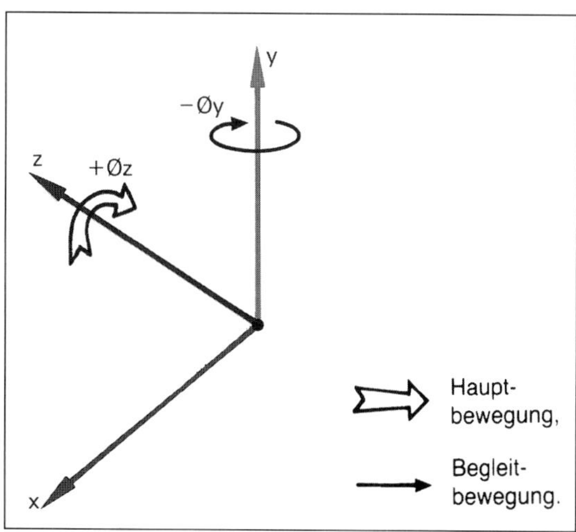

Abb. 9: Begleitbewegungen in der HWS

Es wird behauptet, daß diese gekoppelte Bewegung einerseits durch die Gelenkflächenanordnung andererseits durch das Vorhandensein von Processi uncinati bestimmt wird. Entscheidend dabei ist auch die aktuelle Rotationsachse (PENNING L., 1987). Die bei der Lateralflexion gekoppelte axiale Rotation beträgt ca. auf 3 Grad Lateralflexion 2 Grad Rotation. Durch einfache klinische Untersuchung könnte die pathologische Bewegungsmechanik diagnostiziert werden. Die axiale Rotation im Bereich der unteren HWS beträgt im Durchschnitt 6 Grad, sie ist mit der Lateralflexion gekoppelt. MIMURA (1989) stellte in einer dreidimensionalen Bewegungsanalyse während axialer Rotation gekoppelte Flexion/Extension fest.

Unterhalb des Segmentes C5/C6 wurde als Bewegung die Flexion, oberhalb des Segmentes C4/C5 die Extension gefunden. Diese Tatsache könnte die Entstehung der Osteophyten erklären. In den cranial von C4/C5 liegenden Segmenten findet man dorsale (Extensionskraftwirkung), unterhalb von C5/C6 ventrale (Flexionskraftwirkung) Osteophyten.

In diesem Zusammenhang sei auf die anatomischen Verhältnisse hingewiesen, nämlich die enge Lage der Arteria vertebralis und der Spinalnerven im spinalen Kanal, was v.a. bei Funktionsstörungen, wie einer Hypermobilität, zu ausgeprägter klinischer Symptomatik führen kann. Auch degenerative Veränderungen der Intervertebralgelenke können für Funktionsstörungen sorgen.

Die funktionelle Anatomie, klinische Biomechanik und Prinzipien der artikulären Neurophysiologie sind wichtige Voraussetzungen für eine optimale klinische Diagnostik.

Literatur

1. Dvorak I, Panjabi MM (1987) The functional anatomy of the alar ligaments. Spine 12:183–189
2. Dvorak I, Hayek I, Zehnden R (1987) CT-functional diagnostics of the rotatory instability of upper cervical spine. II. An evaluation on healthy adults and patients with suspected instability. Spine 12:726–731
3. Dvorak I, Panjabi MM, Gerber M, Wichmann W (1987) CT-functional diagnostics of the rotatory instability of upper cervical spine. I. An experimental study on cadavers. Spine 12:195–205
4. Dvorak I, Schneider E, Soldinger P, Rahn B (1988) Biomechanics of the cranis-cervical region: the alar and transverte ligaments. J. Orthop. Res. 6:452–461
5. Dvorak I, Fröhlich D, Penning L, Baumgartner H, Panjabi MM (1988) Functional radiographic diagnosis of the cervical spine: flexion/extension. Spine 13:748–755
6. Dvorak I, Dvorak V (1991) Manuelle Medizin, Diagnostik. Thieme 4. dtsch. Aufl.
7. Lysell E (1969) Motion in the cervical spine. Acta orthop. scand. Suppl. 123:1
8. Mimura M, Moriya H, Watanabe T (1989) Three-dimentional motion analysis of the cervical spine with special reference to the axial rotation. Spine 14:1135–1139
9. Panjabi M, Dvorak I, Durancean I, Gerber M, Yamamoto J (1988) Three-dimentional movements of the upper cervical spine. Spine 13:717–726

Dr. med. V. Dvorák
Lehrer der Schweizerischen Ärzteschaft für Manuelle Medizin
Obere Bahnhofstr. 10
CH-7402 Bonaduz/Schweiz

Pathomorphologie des Verletzungstyps

Grundlegendes zum Unfallmechanismus

Gg. Schmidt

Wir Rechtsmediziner beschäftigen uns mit dem Schleudertrauma vorwiegend aus gutachterlichen Gründen, denn die Rechtsmediziner sind ja nahe der Justiz angesiedelt und deshalb auch mit Gutachtenaufträgen bedacht. Gleichzeitig fordert uns unsere Tätigkeit geradezu heraus, Unfallforschung zu betreiben, denn ca. 1/3 unserer Obduktionen sind Unfalltote. Es geht dabei immer und die Fragen:

Was ist passiert, was kann man aus den Befunden ableiten? Wir befassen uns daher mit praktischen und theoretischen Unfalluntersuchungen, benutzen unter anderem auch anthropomorphe Puppen, an denen wir Messungen durchführen, die dann wieder mit Leichenversuchen verglichen werden.

Diese Daten werden von der Automobilindustrie und dem Gesetzgeber benötigt, um Sicherheitsrichtlinien und -vorkehrungen zu schaffen, die möglichst Unfälle verhindern sollen.

Denken Sie z.B. an die (Weiter-)Entwicklung von Sicherheitsgurt, Airbag und anderen inneren oder äußeren Sicherheitsmaßnahmen am Automobil.

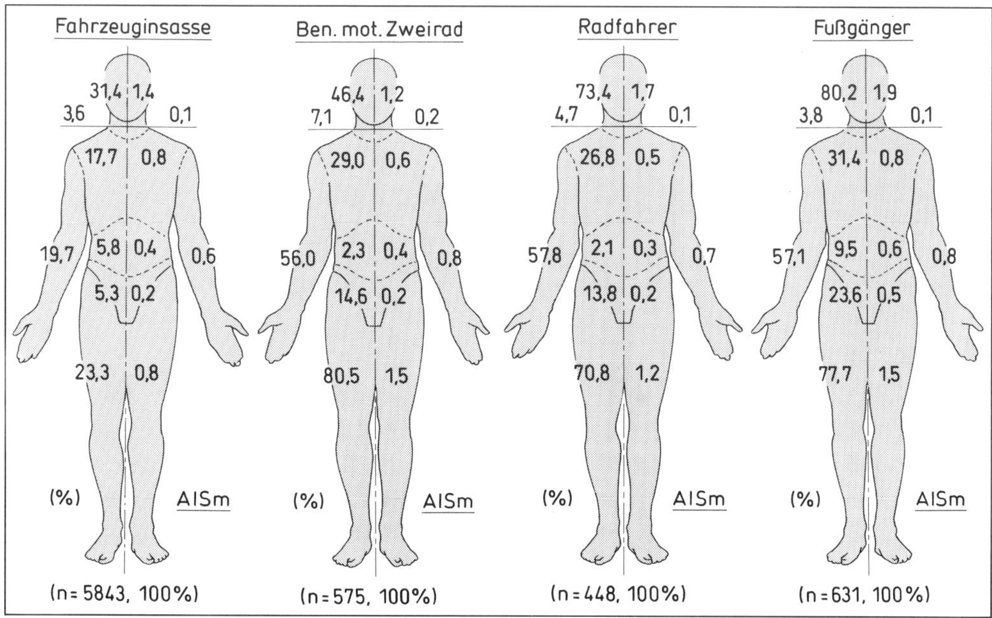

Abb. 1: Verletzungsstatistik

Das sogenannte «Schleudertrauma» gehört zu den Halsverletzungen. Direkte Halsverletzungen, z. B. als Kriegsverletzung, sind selten. Es gibt von amerikanischer Seite nur wenige hundert dokumentierte Verletzte aus dem Vietnam- und aus dem zweiten Weltkrieg.

Die indirekten Halsverletzungen, die durch Massenträgheitsbewegungen des Kopfes bei Schleuderung entstehen, sind ebenfalls selten. Interessant ist zu hören, was die anwesenden Schweizer und Österreicher für Erfahrungen haben, denn ich kenne nur von Herrn Dvorak Zahlen, die besagen, daß ca. 3000 Fälle jährlich bei der SUVA gemeldet werden, zu denen noch eine Dunkelziffer hinzuzurechnen sei.

Laut unseren Statistiken erleiden Halsverletzungen
circa 4,7% Radfahrer,
3,8% Fußgänger,
3,6% Autofahrer.

Kleine Zahlen also bei einer Großzahl von ermittelten Unfällen.

Bei unseren Obduktionen sind es mehr, nämlich 11 bis 18%, je nach Verkehrsteilnahme. Es gibt dabei nicht nur Frakturen, sondern auch Weichteilverletzungen, die sich durch Blutungen und Zerreißungen von Bändern zeigen.

VERUNFALLT ALS/MIT:	ANZAHL SEKTIONEN	DAVON MIT HWS-BEFUNDEN
FUSSGÄNGER	1256	225 (= 18 %)
FAHHRAD	372	63 (= 17 %)
MOFA	164	26 (= 16 %)
MOTORRAD	201	23 (= 11 %)
PKW	884	126 (= 14 %)

Abb. 2: Heidelberger Sektionsstatistik (Institut für Rechtsmedizin)

Mein Nachfolger Mattern hat eine Studie für die BG durchgeführt, worin er zu dem Ergebnis kam, daß die Prellung der Wirbelsäule sehr selten ärztlich dokumentiert und behandelt wird, aber etwa 34.000 DM Kosten verursacht. Hierbei ist nicht differenziert zwischen Halswirbelsäule und restlicher Wirbelsäule. Ich habe dies nachgeholt und für leichte Halswirbelsäulenprellungen, worunter man auch ein leichtes Schleudertrauma verstehen kann, 1,7% von 16.433 Fällen ermittelt.

Ein Schädel-Hirn-Trauma kostet die Berufsgenossenschaft ca. 31.000 DM. Commotio: diese Diagnose ist die häufigste überhaupt, sie wird oft erst ein paar

Tage nach dem Unfall gestellt. Es wird ein Attest ausgestellt: «Herr ... erlitt bei seinem Unfall am ... eine Commotio cerebri.»

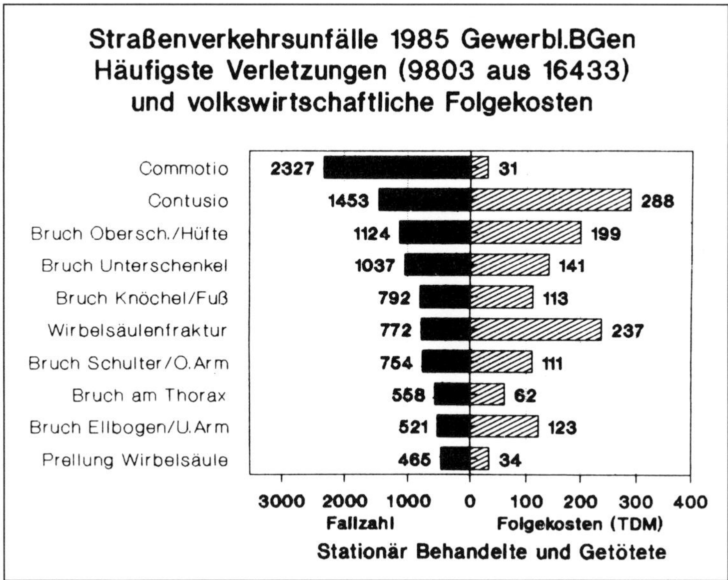

Abb. 3: Straßenverkehrsunfälle 1985 (R. MATTERN: Unfall- u. Sicherheitsforschung Straßenverkehr H. 76, 1989)

Die Diagnosen entstehen meistens so, daß der Patient einige Tage nach dem Unfall in die Praxis kommt: Ich habe am ... einen Unfall mit Gehirnerschütterung erlitten und brauche ein Attest. Wie und was sich bei dem Unfall abgespielt hat, ist eigentlich nebensächlich und wird auch nicht dokumentiert. Ich fürchte, daß es sich bei der Diagnose «Schleudertrauma» ähnlich verhält. So steht es dann als Diagnose für immer in den Akten des Patienten.

Wir fordern, und diese Forderung ist nicht unumstritten, daß man bei Diagnosen, wie z. B. Gehirnerschütterung und leichteres Schleudertrauma, nachprüfen sollte, welcher Unfallablauf zu dieser Verletzung geführt hat. Kann dieser Körperschaden mit dem Unfallmechanismus überhaupt in Einklang gebracht werden? TEGENTHOFF und MALIN (1991) sind der Meinung, man solle das aus ärztlichen Befunden herauslassen. Aber nach unserer Auffassung bedeutet das, daß man interdiziplinäre Gutachten braucht. Wir als Rechtsmediziner sind bei der Beurteilung von Unfällen immer in engem Kontakt mit technischen Sachverständigen. Manchmal werden wir sogar zu Unfallstellen geholt. Wir lassen uns dann vom Techniker sagen, welche «Krafteinleitungen» in die verletzten Körperpartien von ihm vermutet werden.

Also Aufprallgeschwindigkeit und -richtung und ob ein mehrphasiger Unfall oder ein einfaches Stoßgeschehen usw. vorlagen.

Die ersten 20 Millisekunden sind entscheidend für die Verletzung an der Halswirbelsäule, denn bereits zu diesem Zeitpunkt waren die Kräfte wirksam, z. B.

Scherkräfte, die zu einer Verletzung führen. Es gibt eine Regel, wonach die Verkürzung der Fahrzeugfront um 1 cm pro km Aufprallgeschwindigkeit angenommen werden kann. Gemeint ist allerdings die äquivalente Geschwindigkeit, also der Aufprall auf ein unnachgiebiges Hindernis, nicht auf ein massengleiches oder -minderes Fahrzeug (Gg. SCHMIDT, 1989). Nach meiner Meinung gilt diese Regel auch beim Heckaufprall und besonders beim Seitenaufprall, wenn die Eindrückung des Fahrzeuges über zwei Säulen (d.h. Scharnier- und Schloßsäule) geht. Dadurch haben wir die Möglichkeit einer Aussage darüber, was bei solchen Stoßkräften z.B. an der Halswirbelsäule passieren kann.

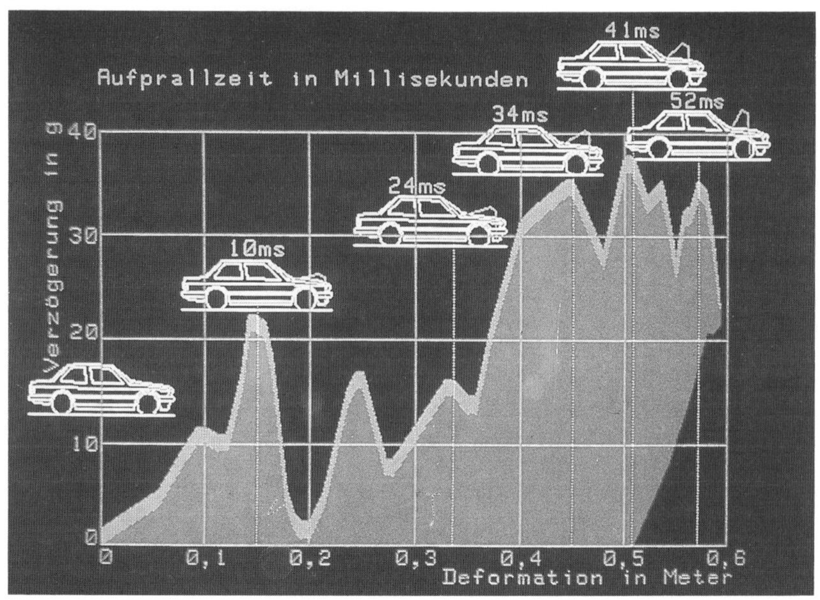

Abb. 4: Die Zentimeter-pro-Kilometer-Regel
Die Verformung eines Autos um 0,6 m in 52 msec.

Das Verformungsausmaß am PKW zur Aufprallgeschwindigkeit habe ich in eine Quantifizierungstabelle (siehe Abb. 5) übergeleitet.

Der Versuch, die Schwere von Schleudertraumen der HWS zu quantifizieren, geht auf ERDMANN (1983) zurück. In Abb. 6 sehen Sie seine tabellarische Gradeinteilung.

Auf Seite 30 sehen Sie eine Tabelle von Herrn SCHRÖTER. Von ihm stammt auch das Wort, dem ich durchaus beipflichte, daß die Begutachtungsschwierigkeiten umso geringer werden, je deutlicher die radiologisch und neurologisch erhobenen Befunde sind. Ohne derartige Befunde ist die Diagnose: Schleudertrauma – ja oder nein – kaum möglich. Die Tabelle beinhaltet vier Schweregrade, mit der Luxation als vierten Grad. Er hat tödlich endende Einwirkungen nicht aufgenommen.

	1 Kein Schleudertrauma	2 Leichtes Schleudertrauma	3 Schweres Schleudertrauma	4 Tödliches Schleudertrauma
A Beschwerden	Keine	Halsschmerzen, Kopfschmerzen, Schulter-Arm-Schmerzen, Bewegungseinschränkung, Schluckbeschwerden, vorübergehende Sehstörungen, Hörstörungen, Hypästhesie, Hyperästhesie, Hartspann	→dto. Bettlägerigkeit, Kopftrageschwäche, depressive Verstimmung, Gleichgewichtsstörungen, kein symptomfreies Intervall, erhebliche Bewegungsschmerzen, initiale Bewußtseinsstörung	Zentrale Atmungs- und Kreislauflähmung, Querschnittlähmung
B Dauer		Weniger als 3 Wochen	Monate bis bleibend	Tod am Unfallort
C Verletzungen	Keine	Muskeleinblutungen, Muskelrisse, Bänderdehnungen, -unterblutungen, Längsbandablösungen. Einblutungen in einzelne Wirbelbogengelenke und in einzelne Foramina intervertebralia	→dto. mehrere Segmente betroffen; Bandscheibenblutungen und -risse, Quer-, Dornfortsatz- oder Bogenbrüche, Wirbelkörperinfraktionen; Tear drop fractures; Wurzel- und Gefäßirritationen, Contusio spinalis	Hirnstamm- oder Oblongatakontusion bis -abriß; Ringbruch der Schädelbasis; Scherbrüche an den Kopfgelenken
D AIS (1985) Skala	0	1	≥2	≥5
E EES Kollisionsgeschwindigkeit	<5 km/h	8–30 km/h	30–80 km/h	>80 km/h
F Fahrzeugbeschädigungen an der Stoßseite	Blinker, Rücklicht, Scheinwerfer-Streuscheibe, leichte Beulen an flächigen Blechen, Auspuff	cm- pro km-Regel bei voller Überdeckung von Front oder Heck, bei mehr als Türbreite an den Seiten	→dto. zusammen beginnende Intrusion der Fahrgastzelle bei Frontalaufprall, stärkere Intrusion bei Seitaufprall	→dto. und stärkere Verformung der Fahrgastzelle bei allen Unfallarten
G Kopfbeschleunigung der Insassen	<4 g	4–15 g	16–40 g	>40 g

Abb. 5: Quantifizierung des Schleudertraumas (Gg. SCHMIDT)

Symptome:	Distorsion I°	Distorsion II°	Distorsion III°
a) Intervall	+	+/∅	∅
b) Neurolog. Primärsymptome (z. B. Parästhesien in Händen u. Armen	∅	+	+
c) Positive Röntgenbildmerkmale			
primäre	∅	∅	+
sekundäre	∅	∅/+	+
(reparative Narben u. dergl.)			

Abb. 6: Schema von Erdmann

Schweregrad	„Schleudertrauma“	„Abknickverletzung
I.	leichte bis mittelschwere Distorsion: – ZERRUNG DER HALSWEICHTEILE –	
II.	mittlere bis schwere Distorison, zusätzlich: – ZERRUNG D. HWS-LIGAMAMENTE + GEL.-KAPSELN – bis hin zu Mikrorupturen **ohne** makroskopisch bedeutsame Verletzungen.	
III.	makroskopisch faßbare Zerreißung	Kompressionsfraktur eines WK's + Zerreißung
(IV.)	– LUXATION – mit schwerem neurogenen (Dauer-) Schaden	

Abb. 7: Tabelle von Schröter

VERLETZUNGEN BEIM TÖDLICHEN SCHLEUDERTRAUMA

Abscherung der beiden Okzipitalkondylen mit Abriß oder Quetschung des verlängerten Markes

Schädelbasisringbruch durch Traktion mit Hirnstammquetschung

Bruch von Atlas oder Axis durch Traktion mit Überdehnung des Halsmarkes

Segment-Trennung zwischen C0 und C1 durch Scherkräfte mit Hirnstammläsion

Abb. 8: Verletzungen beim tödlichen Schleudertrauma

Man ist zwar verdutzt, wenn es heißt «tödliches Schleudertrauma». Es gibt jedoch tatsächlich derartige Verletzungen, die tödlich enden, ohne daß der Schädel mit einem verletzenden Gegenstand Kontakt hatte. In solchen Fällen führen lediglich die Massenträgheit, die Fliehkräfte, die den Kopf vom Rumpf wegführen, zum Tode. Allerdings ist die Zahl zum Glück ziemlich klein. Dise Kräfte werden umso größer, je schwerer der Kopf ist. Hat man einen Helm auf, der 1800 g wiegt, ist die Massenträgheit bei Beschleunigung natürlich wesentlich größer.

Konsenspapier Moorahrend, Oktober 1991

Die Graduierung der Verletzungsschwere von Beschleunigungstraumen der HWS wird dann als sinnvoll erachtet, wenn sie interdisziplinär im medizinischen Fachbereich Anwendung findet, z.B.:

Schweregrad I:	*- Schmerzsymptomatik nicht über 72 bis 96 Stunden* *- keine erfaßbaren Veränderungen durch diagnostische Verfahren zu belegen*
Schweregrad II:	*- Symptomdauer bis 3 Wochen nach Schadensereignis* *- objektive Feststellung des muskulären Hartspannes und "pain release" unter Physiotherapie*
Schweregrad III:	*- Radiologisch objektivierbare Fehlstellung bis hin zum Ausmaß einer reversiblen Subluxation eines Bewegungssegmentes mit oder ohne neurologische Störungen*
Schweregrad IVa:	*- Luxation oder Luxationsfraktur der HWS, ggf. kombiniert mit neurologischen Störungen*
Schweregrad IVb:	*- tödliches HWS-Beschleunigungstrauma*

Abb. 9: Tabelle laut Konsenspapier der 8. Enzensberger Tage

Der dankenswerte Skalierungsvorschlag unseres Tagungspräsidenten MOORAHREND. In dieser Liste ist das tödliche Schleudertrauma mit eingebaut, sie hat fünf Schweregrade, wobei allerdings der erste Grad eine außerordentlich leichte Symptomatik bis 96 Stunden aufweist. Das ist meines Erachtens eine Frage der klinischen Einstellung.

Die Beschleunigung, die an der Halswirbelsäule noch erträglich ist, dürfte bei ca. 7 g liegen. Diese Zahl hat man aus Freiwilligen-Versuchen, die in Amerika an jungen Soldaten durchgeführt wurden, ermittelt. Sie wurden angegurtet einem Stoß mit 60 km/h Aufprallgeschwindigkeit und entsprechend langer Auslaufstrecke – 1,4 m – ausgesetzt. Die Testpersonen klagten zum Teil eine Woche lang über Nackenschmerzen. Bei den Versuchen wurden Schnellbildaufnahmen gemacht.

In meiner Tabelle gibt es ein leichtes, ein schweres und ein tödliches Schleudertrauma. Man muß betonen: Die Massenträgheit des Kopfes reicht allein aus, um ein tödliches Trauma in der HWS herbeizuführen. Das sagt nichts darüber, daß es auch «Abknickverletzungen» der Halswirbelsäule gibt und sogenannte «Mischverletzungen» nach ERDMANN, wo ein Kopfstoß zusätzlich einwirkt und auch schwere Halswirbelsäulenfrakturen zustandekommen, meist mit erheblicher Beteiligung des Rückenmarkes.

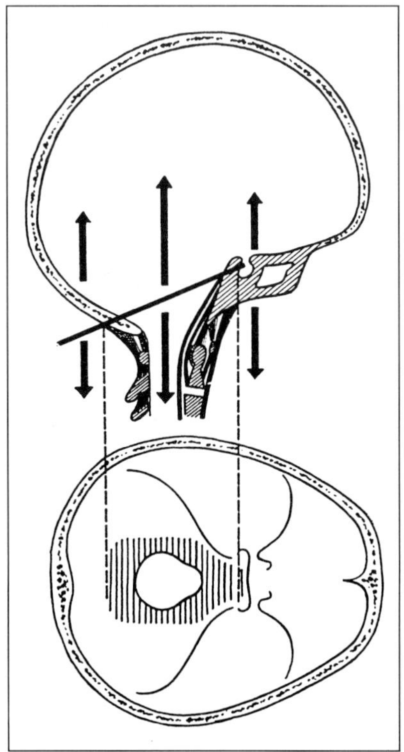

Abb. 10: Schädelbasisringbrüche durch Traktion (REIMANN)

Bei Verletzungen, die zum Tode führen, wirken meistens Scherkräfte auf die HWS ein. Wir wissen, daß Scherkräfte vorwiegend bei querer Einwirkung zwischen Kopf und Rumpf zu querverlaufenden Verletzungen führen und so die Abscherung der Okzipitalkondylen mit Abriß oder Quetschung des verlängerten Markes die Folge sein kann. Auch bei erheblicher Zugspannung in der Schädelbasis mit der Folge von Schädelbasisringbrüchen können durch Traktion Querschnittstrennungen des Rückenmarkes eintreten.

Dasselbe kann auch durch Kompression verursacht werden. Die alte Grundregel der Biomechanik, daß die Bruchrichtung in der Richtung der Krafteinleitung erfolgt, ist auch durch den Gurt am Brustbein zu beobachten.

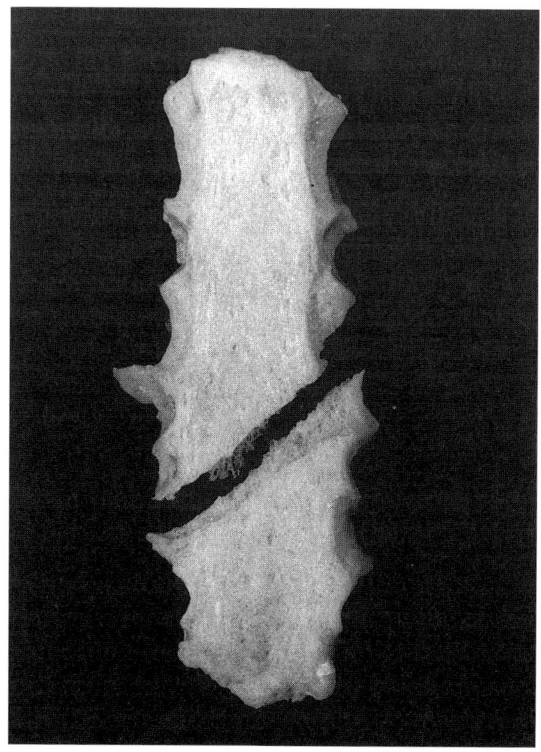

Abb. 11: Brustbeinbruch durch Sicherheitsgurt

Im Gurtverlauf kommt es zum Bruch des Brustbeines. Diese Regel kennen Sie besser von den Extremitätenbrüchen, sie gilt aber auch für die Wirbelsäule.

Breig, Neurochirurg, konnte zeigen, daß Abscherungen nicht nur an Bandscheiben, Wirbelkörpern oder Dornfortsätzen Schäden setzen; es gibt nämlich auch Dornfortsatzbrüche, die in querer Richtung verlaufen, wenn die Krafteinleitung quer zur Wirbelsäule erfolgt. Er hat Quetschungen des Rückenmarkes beschrieben, die eine solche Krafteinleitung anzeigen.

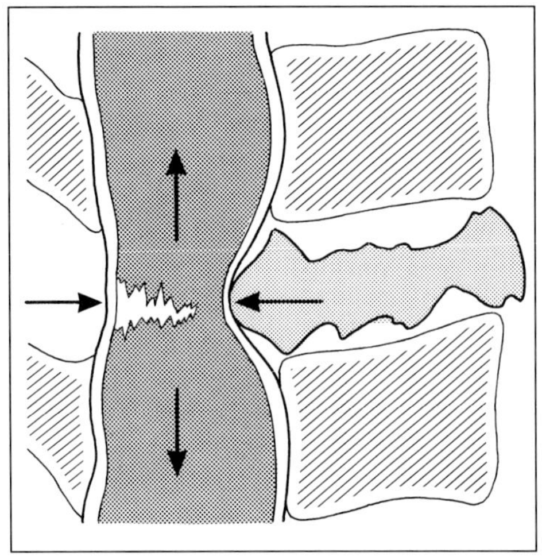

Abb. 12: Schema von BREIG

Im Vortrag wurden die Einflüsse von Scherkräften anhand einzelner Hochgeschwindigkeitsfilmaufnahmen gezeigt. Die Bilder machten deutlich, daß nach Krafteinleitung von der Seite her der aufrecht sitzende Fahrer oder Fahrgast erheblichen Scherkräften ausgesetzt ist.

Ein wichtiger Punkt ist anzusprechen, nämlich die Altersveränderung der Halswirbelsäule. Sie ist schon zur Sprache gekommen und zwar die Rarefizierung der Spongiosa im Alter. Dadurch kommt es im Vergleich zu jüngeren Menschen bei gleicher Krafteinleitung zur Häufung von Frakturen bei älteren Menschen.

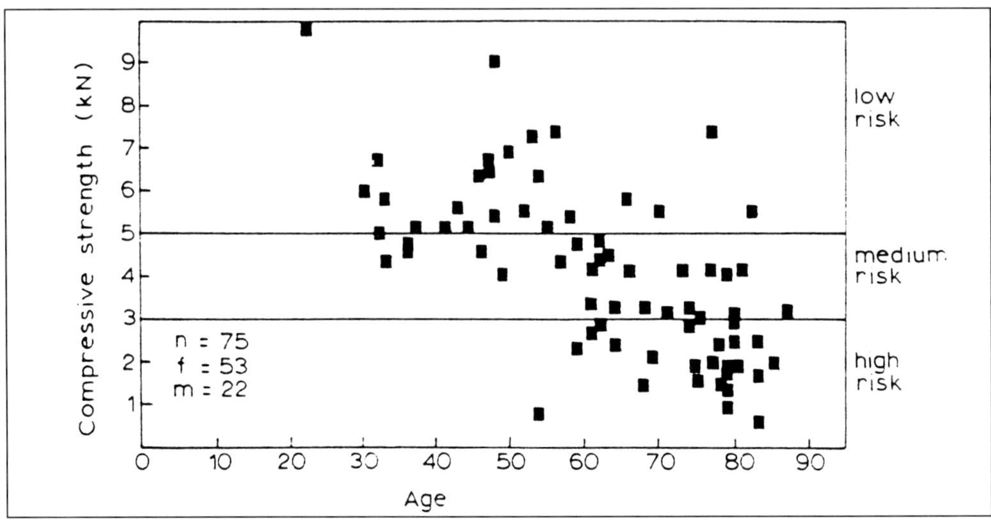

Abb. 13: Belastung der Lendenwirbelsäule durch Kompression (BIGGEMANN et al)

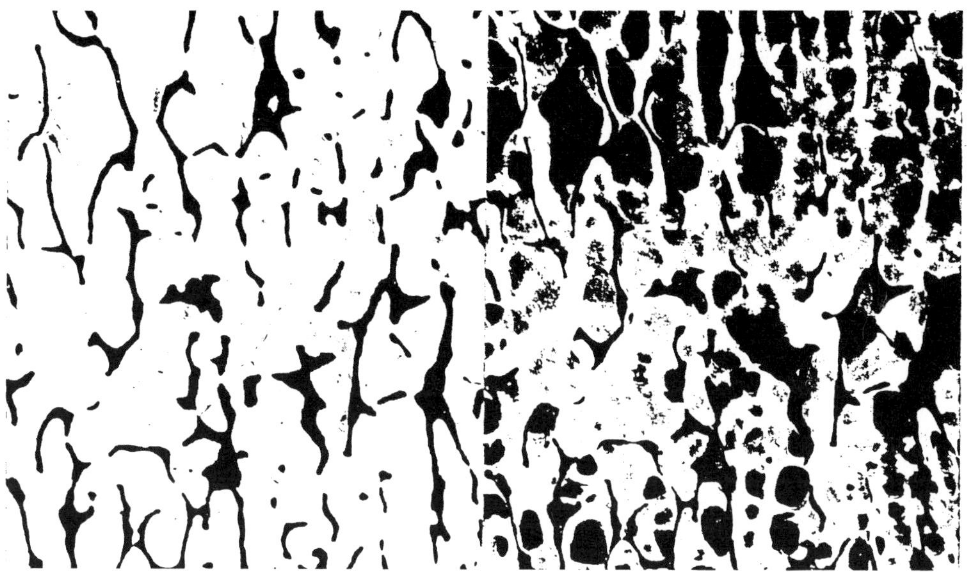

Dicht vernetzte Spongiosastruktur bei einem 39jährigen Mann (linke Bildhälfte). Im Durchlicht Darstellung der tatsächlichen plattenartigen Strukturen (Blockpräparat 3 mm dick, Oberflächenfärbung, links Auflicht, rechts Dunkelfeld-Beleuchtung)

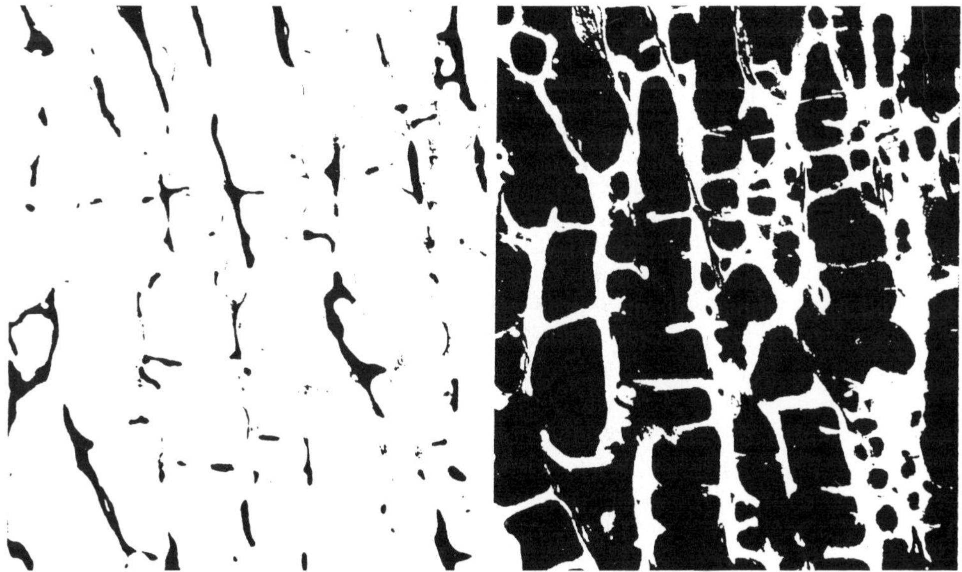

Gering vernetzte Spongiosa bei einer 65jährigen Frau (linke Bildhälfte). Bei dreidimensionaler Darstellung der gleichen Region fast vollständiger Schwund aller Platten. Überwiegend stabartige, gering vernetzte Stäbe. (Blockpräparat 3 mm dick, Oberflächenfärbung, links Auflicht, rechts Dunkelfeld-Beleuchtung) DELLING (1989)

Abb. 14: Spongiosastruktur bei 39-jährigem Mann und 65-jähriger Frau (DELLING)

Lassen Sie mich abschließend noch auf die Spongiosabrüche eingehen. Das ist eine Bruchform, die man erst heutzutage in der klinischen Literatur vermehrt findet, nämlich bei Radiologen, die bei Kernspinuntersuchungen feststellen, daß aufgrund von Blutungen und Verletzungen Anreicherungen von Kontrastmitteln in der Spongiosa erfolgen. Diese Spongiosafrakturen (es existieren verschiedene Bezeichnungen «cancellous bone fracture», «spongy bone fracture», «trabecular bone fracture» sind gar nicht so selten. Es gibt sie auch an der Halswirbelsäule und sie betreffen eben nur die Spongiosa. Der Wirbelkörper wird nicht zwangsläufig niedriger, er bleibt in seiner Form erhalten, aber er ist nicht schmerzempfindlicher und die Ausheilung dürfte wohl auch Monate in Anspruch nehmen. Häufiger entstehen sie bei Krafteinleitungen z.B. an den Knien, wo wir die Kondylen der Oberschenkelknochen und das Tibiaplateau oft mit Spongiosabrüchen behaftet sehen, außerdem an Oberarmknochen oder am Fersenbein. Heute haben Radiologen die Möglichkeit, diese Frakturen durch Kernspintomographie oder auch durch Szintigraphie gut darzustellen (Gg. SCHMIDT er al., 1990, Gg. SCHMIDT, 1991).

Die traumatische Entstehung sogenannter Schmorl'scher Knötchen sieht man besonders gut am Autopsiepräparat, wenn die Wirbelsäule in sagittale Scheiben zerlegt wird. Deckplatteneinbrüche und Bandscheibenprotrusionen, wie sie von LUDOLPH und TABERTSHOFER (1992) abgebildet wurden, lassen eine über die Belastbarkeit hinausgehende Kompression einzelner Segmente erkennen.

Literatur

1. Biggemann M, Hilweg D, Seidel S, Horst M, Brinckmann P (1991) Risk of vertebral insufficiency fractures in relation to compressive strength predicted by quantitative computed tomography. Europ. J. Radiol. 13:6–10
2. Breig A (1989) Skull traction and cervical cord injury. A new approach to improved rehabilitation. Springer, Berlin, Heidelberg, New York, London, Paris, Tokyo
3. Delling G (1989) Neuere Vorstellungen zu Bau und Struktur der menschlichen Spongiosa – Ergebnisse einer kombinierten zwei- und dreidimensionalen Analyse. Z. ges inn Med. 44:536–540
4. Erdmann H (1983) Versicherungsrechtliche Bewertungen des Schleudertrauma. In: Hohmann D, Kügelgen B, Liebig K, Schirmer M (Hrsg) Neuroorthopädie 1, Springer, Berlin, Heidelberg, New York, Tokyo 304–315
5. Ludolph E, Tabertshofer HJ (1992) Die Bandscheibenschädigung aus ärztlicher Sicht. In: Hierholzer G, Ludolph E (Hrsg) DAS ärztliche Gutachten in der privaten Unfallversicherung – Gutachtenkolloquium 7 – Springer, Berlin, Heidelberg, New York, London, Paris, Tokyo, Hongkong, Barcelona, Budapest, 19–26
6. Mattern R (1989) Altersabhängigkeit von Verletzungsfolgen bei Straßenverkehrsunfällen. In: Bundesanstalt für Straßenwesen, Bereich Unfallforschung (Hrsg) Unfall- und Sicherheitsforschung Straßenverkehr Heft 76, Bergisch Gladbach 1, 37–40
7. Moorahrend U (1991) Interdisziplinärer Konsens zur HWS-Beschleunigungsverletzung. Ratschläge und Interpretationshilfen. 8. Enzensberger Tage «Die Beschleunigungsverletzung der Halswirbelsäule», November 1991, Füssen

8. Reimann W (1961) Zur Mechanik der Schädelbasisringbrüche. Dtsch Z ges gerichtl Med 51:601–608
9. Schmidt Gg (1989) Zur Biomechanik des Schleudertraumas der Halswirbelsäule. Versicherungsmedizin 41:121–126
10. Schmidt Gg (1991) Zur Quantifizierung typischer Unfallverletzungen. In: Bundesanstalt für Straßenwesen (Hrsg) Unfall- und Sicherheitsforschung Straßenverkehr Heft 82, Bergisch Gladbach 1, 198–201
11. Schmidt Gg, Kallieris D, Joachim H (1991) The medicolegal importance of cancellous bone fractures. Vortrag anläßlich des 12th International Meeting of Forensic Sciences, Adelaide/Australien, Oktober 1990
12. Schröter F (1989) Ausheilungsergebnisse nach posttraumatischem Cervicalsyndrom. In: Krause W., Holfelder G. (Hrsg) Die Halswirbelsäule (28. Fortbildungstagung des Berufsverbandes der Ärzte für Orthopädie e.V., Kassel/Baunatal, Nov. 1987), Storck Druckerei KG 7520 Bruchsal, S 255–266
13. Tegenthoff M, Malin JP (1991) Das sogenannte Schleudertrauma der Halswirbelsäule, Dtsch. med. Wschr. 116:1030–1034

Weitere Literatur bei:
Schmidt Gg (1992) Unfallfolgen an der Halswirbelsäule – Ergebnisse aus der Unfallforschung. In: Hierholzer G, Ludolph E (Hrsg) Das ärztliche Gutachten in der Privaten Unfallversicherung – Gutachterkolloquium 7 -, Springer, Berlin, Heidelberg, New York, London, Paris, Tokyo, Hongkong, Barcelona, Budapest 137–144

Prof. em. Dr. med. Georg Schmidt
Institut für Rechtsmedizin im Klinikum der
Universität Heidelberg
Voßstr. 2
6900 Heidelberg

Pathomechanik der HWS-Beschleunigungsverletzung

F. Walz

Einleitung

Ärzte verschiedener Fachbereiche können mit Problemen der Beurteilung des Bewegungsapparates, unter anderem der Halswirbelsäule, konfrontiert werden. Verletzungen der HWS werden hier bezüglich ihrer biomechanischen Entstehung beleuchtet, die in klinischen Gutachten häufig zu wenig berücksichtigt wird. Die biomechanische Beurteilung der HWS-Verletzungsmechanismen erfordert Kenntnisse in der Mechanik.
Die Verletzungsmechanismen der Halswirbelsäule sollten unterteilt werden in:

a) Schleudermechanismen, definitionsgemäß ohne Kopfanprall und
b) Abknickmechanismen in der HWS infolge eines Kopfanpralles, also meistens auch mit zusätzlicher Kopfverletzung.

Diese Unterscheidungen sind nötig für die Beurteilung von HWS-Verletzungen bei Mehrfachkollisionen, bei geringem Fahrzeugschaden und für Abschätzungen der Schutzwirkung von Sicherheitsgurten (Versicherungsrecht). Der Begriff «Peitschenschlag» ist unkorrekt, da eine energiereiche Zweiphasigkeit (Extension/Flexion oder Flexion/Extension) bei Straßenverkehrskollisionen praktisch nie auftritt (allenfalls bei Mehrfachkollisionen innerhalb weniger als einer Sekunde). Die HWS-Verletzungen selber sollten mit den klassischen Begriffen wie Distorsion, Luxation, Fraktur etc. morphologisch umschrieben werden. Ein Verletzungszustand gibt nur dann gewisse Hinweise auf die effektive Kollisionsschwere, wenn zusätzlich eine kollisionsdynamische Rekonstruktion unter Beachtung von Kriterien wie Kollsionswinkel, Gurtbenutzung, Art und Höhe der Kopfstützen und des Sitzes etc. durch einen versierten biomechanisch-technischen Sachverständigen vorliegt. Vor der Verwendung von Tabellen mit Zuordnungen von «Geschwindigkeiten» von HWS-Verletzungsschwere wird eindringlich gewarnt.

Arten der HWS-Belastungen

Die HWS kann entweder direkt oder indirekt belastet werden. Die direkten Belastungen sind zu unterteilen in den Schleudermechanismus ohne Kopfanprall (auch Beschleunigungstrauma) und den Abknickmechanismus infolge Kopfanprall.

Häufig besteht die falsche Meinung, das Fehlen einer Kopfverletzung bedeute, daß kein Kopfanprall im Spiele war. Bei den heutigen sehr gut gepolsterten

Fahrzeuginnenräumen kann ein Kopfanprall am Kopf eventuell keine äußeren Folgen verursachen, hingegen wird die HWS natürlich durch das Nachschieben des Oberkörpers belastet. Diese Zusammenhänge sehen wir oft anläßlich der Inspektion des Fahrzeuges und bei der Obduktion, wo größere Kopfschwartenblutungen festgestellt werden, auch wenn der Kopf äußerlich weder in der Beschreibung des Chirurgen (nach längerer Überlebenszeit) noch bei unserer äußeren Inspektion als verletzt erscheint. Gerade bei der neuropsychiatrischen Untersuchung wird es dann wieder unklar, ob die Folgen

a) ohne Kopfanprall durch die Schleuderung des Kopfes bzw. über eine HWS-Verletzung oder
b) durch den (eben nicht erkannten) Kopfanprall

entstanden sind. Einem frühen minutiösen und später gegebenenfalls mehrfach wiederholten segmentalen Palpationsbefund auf Bewegungsanomalien, Verspannungen und Druckschmerz kommt daher oftmals eine nicht unerhebliche Bedeutung zu.

a) Abknickmechanismus (nicht Gegenstand dieser Publikation)

Abknicken der HWS durch Kopfanprall und gleichzeitiges «Nachschieben» des Oberkörpers, z.B. bei einem Kopfanprall von Fußgängern oder Zweiradfahrern am Fahrzeug oder auf der Straße. Die Belastung kann axial, rotatorisch oder als Flexion oder Extension eingeleitet werden. Bei Gurtträgern sind die (seltenen) schweren HWS-Verletzungen meistens durch Abknickmechanismen bedingt, also nicht durch die Gurtwirkung, sondern durch den Kopfanprall trotz Gurt, der ohne Gurt noch schwerer gewesen wäre. Bei gewissen Frontalkollisionen, wo es zusätzlich durch eine zu weiche und zu glatte Sitzfläche, eine hohe Gurtlage im Abdomenbereich oder eine reklinierte Beifahrerlehne zum sogenannten Untertauchen (Submarining) kommt, kann es schließlich durch den dann über den Hals verlaufenden Gurt zu einer bipediculären Verletzung des zweiten Wirbels im Sinne einer «Hangman's-fracture» kommen. Im schwersten Fall, einer bilateralen Facettendislokation, kommt es jedoch obligat zur hohen Querschnittslähmung. Unmittelbar tödlich sind schließlich die cranio-cervicalen Dislokationen, die meist aufgrund des Kopfanpralles erfolgen.

b) Schleudermechanismus

Dieser Begriff ist nur zulässig, wenn kein Kopfanprall stattfand, z.B. bei einer Heckkollision ohne Kopfstütze oder einer leichten bis mittelschweren Frontalkollision mit Gurt. Der Schleudermechanismus ist weitgehend auf Fahrzeuginsassen beschränkt. Der Begriff «Beschleunigungsverletzung» könnte sich eventuell als Kompromiss-Terminus eignen, da er eine Verletzung meint, die durch eine Beschleunigung (des Kopfes gegenüber dem Rumpf) hervorgerufen wurde. Der englische Ausdruck «Non-contact injury» der HWS umschreibt die Situation recht genau, indem er festhält, daß der Kopf keinen Anprall erleiden darf. «Schleudertrauma» oder «Peitschenschlag» = «Whiplash» sind irreführende

Zwitterbegriffe; sie vermengen den Mechanismus (physikalisches Kriterium) mit der eigentlichen Verletzung (Morphologie: HWS-Distorsion, -Luxation, -Fraktur etc.). Der Terminus «Peitschenschlag» ist ganz abzulehnen, suggeriert er doch eine zweiphasige Bewegung der HWS (Extension-Flexion oder umgekehrt), die in der zweiten Phase – wenn sie überhaupt eintritt – nur sehr energiearm und somit nicht verletzungsgenerierend ist. Seltene Ausnahmen sind Kollisionen mit zwei extern innerhalb weniger als einer Sekunde generierten Stößen aus verschiedenen Richtungen (meist Mehrfachkollision).

Deshalb sind streng auseinanderzuhalten:
1. Mechanismus (Schleuderung oder Abknickung) und
2. Verletzung (Distorsion, Luxation, Fraktur etc.)

Definitionen und Zusammenhänge Mechanik

Einige aus der Sicht der Biomechanik in der praktischen Unfallbeurteilung gebräuchlichen und wichtigen Begriffe sollen einleitend kurz definiert werden.
- **Masse** (Kilogramm (kg))
- **Kraft** = z.B. Gewicht (Newton (N), früher Kilopond (kp)). Masse × Normalbeschleunigung kg × g, in Ruhe entspricht also 1 kg 9,81 Newton.
- **Geschwindigkeit** (km/h oder Meter pro Sekunde m/s; 1 m/s = 3,6 km/h)
- **Delta-v** = Geschwindigkeitsänderung während der ca. 100 Millisekunden dauernden Kollisionsphase, entspricht meist ungefähr der äquivalenten Wandaufprallgeschwindigkeit
- **Beschleunigung** bzw. **Verzögerung**, Geschwindigkeitszunahme bzw. -abnahme pro Zeiteinheit (a, Meter pro Sekunde im Quadrat [m/s^2]; Erdbeschleunigung g = 9,81 m/s^2)
- **Druck (Kraft pro Flächeneinheit)**
- **Energie** = z.B. Arbeit (Kraft × Weg, 1 Joule J = 1 Newton Meter [Nm] = 0,1 Meterkilopond mkp), Kinetische Energie = $mv^2/2$
- **Impuls = Kraftstoß (Masse × Geschwindigkeit = mv). Der Impulserhaltungssatz besagt: Bei Abwesenheit äußerer Kräfte bleibt der Impuls eines abgeschlossenen Systems konstant.**
- **Drehmoment** (Kraft × Hebelarm (Nm))
- **Winkelgeschwindigkeit**, w, auch Drehgeschwindigkeit in (rad/s)
- **Winkelbeschleunigung**, auch Drehbeschleunigung in (rad/s^2) = (Winkelgeschwindigkeit pro Zeiteinheit [w/s]).

Diese Begriffe sind immer, sei es bei Kollisionen zwischen Fahrzeugen mit bloßem «Sachschaden», sei es bei solchen unter Beteiligung von Unfallopfern, also mit «Personenschaden», zu beachten.

Leider werden diese Begriffe in ärztlichen Berichten oft falsch verwendet, oder es werden neue Begriffe geschaffen, die nicht definiert sind. Es ist dann auch für den Fachmann nicht klar, was mit neugeprägten oder nicht definierten Begriffen wie «Wucht», «Kraftimpuls», «Beschleunigungskraft» etc. gemeint ist. Falls man die richtige Terminologie nicht genau kennt, sollte man am besten von «Belastung» sprechen und sich als Arzt nicht auf das Glatteis der Mechanik begeben.

Definitionen und Zusammenhänge der Unfallbiomechanik

Allgemein ist festzuhalten, daß der Fahrzeugschaden in der klinisch-medizinischen Beurteilung im Hinblick auf die Schwere der HWS-Verletzung nicht einbezogen werden sollte, da sonst leicht falsche Signale gesetzt werden. Schilderungen etwas komplizierterer Kollisionen durch Betroffene sind meist unzuverlässig. Für die integrale Beurteilung des Geschehens ist jedoch eine Feststellung der Hauptkollisionsrichtung und der allgemeinen Kollisionsart unabdingbar. Der mögliche Verletzungsmechanismus kann jedoch aus dem minutiösen Frühbefund an HWS und Kopf allenfalls vermutet werden (z. B. Rotationen).

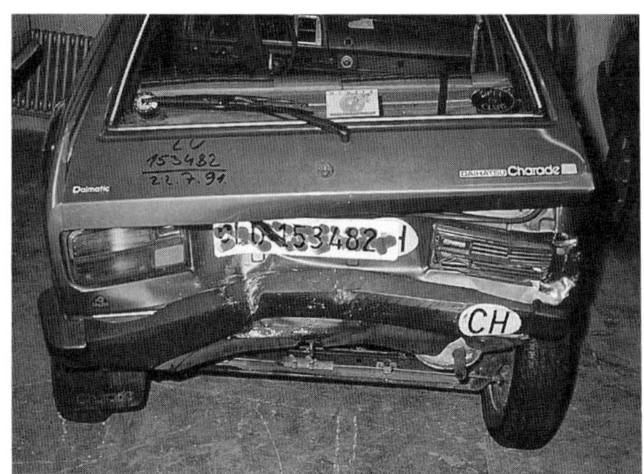

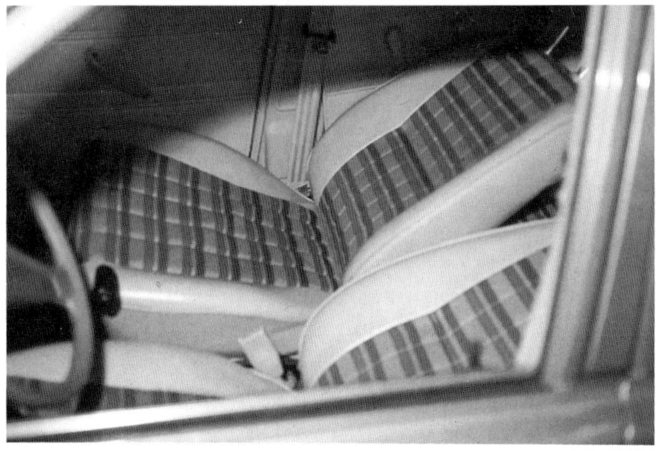

Abb. 1 a + b

Heckkollision

Anstoßen des Fahrzeuges von hinten; HWS-Extension; Schaden am Heck. Die Toleranz der Hyperextension wird mit 60 Grad angegeben (Winkel zwischen Kopf/Thorax), das Hyperextensionsmoment mit 57 Nm, die Scherkraft bei Bewegung des Kopfes nach hinten beträgt 860 N. Kopfstützen können die HWS-Verletzungen reduzieren, allerdings nicht in so hohem Ausmaß, wie oft angenommen wird. Ein Nachgeben der Rückenlehne nach hinten ist oft ein besserer Schutz der HWS als eine Kopfstütze!

Häufig sind die Stützen zu tief eingestellt, was allenfalls durch das mittelhohe Widerlager zu schwereren Verletzungen führen kann als das Fehlen von Kopfstützen. Aus diesem Grund ist der Begriff «Nackenstütze» ein grundfalscher Begriff, impliziert er doch gerade die zu tiefe, gefährliche Position der Stütze (Hypomochlion!). Bei der Heckkollision kann es bei relativ flach eingestellter Sitzlehne zum Hochgleiten des Körpers kommen, wobei der Scheitel an das Dach schlagen kann (evtl. Abknickmechanismus!); straff sitzende Dreipunktgurte reduzieren diese Gefahr.

Die Kopfstütze schützt im wesentlichen nur bei Heckkollisionen, wobei das Fahrzeug «unter dem Insassen» nach vorne geschoben wird, der nicht fixierte Kopf aber aufgrund seiner Trägheit verharrt und somit relativ zum Oberkörper zurückbleibt. Dieser Mechanismus der Extension ist in der ersten Phase mit und ohne Gurt weitgehend identisch. In der zweiten Phase, wo der Körper allerdings mit stark reduzierter Kraft nach vorne beschleunigt wird, da er in der Rückenlehne Energie aufgenommen hat, können Gurte sekundäre Verletzungen z.B. durch Anprall an das Lenkrad o.ä. vermeiden. Eine zweiphasige HWS-Belastung (Peitschenschlag = falscher Begriff) tritt bei isolierten Heckkollisionen – sei es mit oder ohne Gurt – nicht auf.

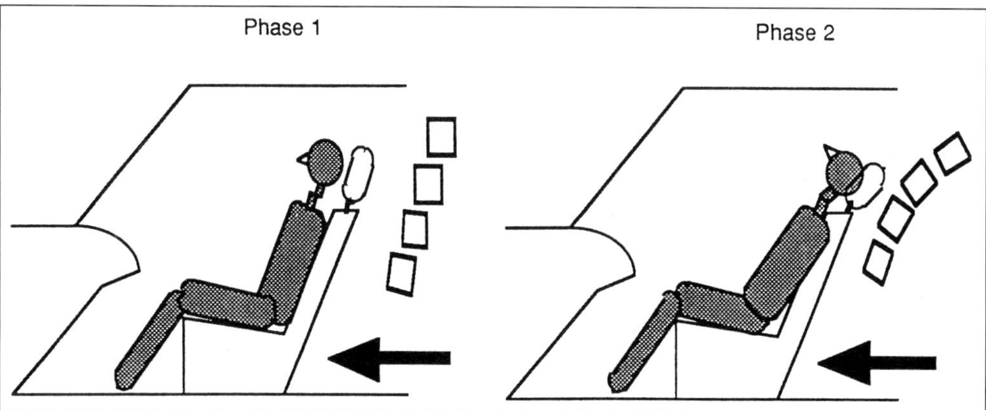

Fig. 1: In der Phase der Schwerkraft in der HWS mit reiner Kopftranslation (Verletzung trotz Kopfstütze möglich, hier stark überzeichnet), in Phase 2 Hyperextension bei anschließender Kopfrotation

Falls die Bremse zum Zeitpunkt der Heckkollision betätigt ist, wird der Schaden an den Fahrzeugen größer, da das vordere Fahrzeug dem auffahrenden mehr Widerstand entgegensetzt. Die HWS-Belastung der Insassen im vorderen Fahrzeug ist jedoch geringer, da das vordere Fahrzeug weniger stark nach vorne beschleunigt wird. Dieser Umstand zeigt eindrücklich, daß Tabellen mit Zuordnungen von Auffahrgeschwindigkeit und Verletzungsschwere oft zu falschen Schlüssen Anlaß geben müssen.

Die richtige Position der Kopfstütze liegt auf Höhe des Kopfschwerpunktes; die Wirksamkeit ist aber beschränkt, da die HWS Scherkraft in der 1. Phase zu einer reinen Kopftranslation (vor der Kopfrotation/HWS-Extension) von ganz geringem Ausmaß bereits zu Verletzungen führen kann.

Bei diesen Scher- und Zugkräften sind vor allem im oberen HWS-Bereich Scherbewegungen möglich, da dort die Gelenkswinkel relativ flach sind.

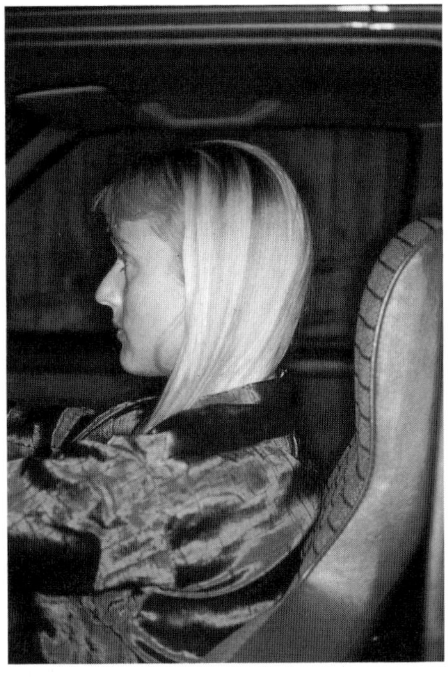

Abb. 2: Zu weit vom Hinterkopf entfernte Kopfstützen können zu Scherbewegungen innerhalb der HWS führen

Deshalb muß die Stütze möglichst nahe am Hinterkopf liegen und möglichst auch den Hals abstützen. Der Hals muß deshalb ebenfalls abgestützt werden, damit die Kopfstütze den Kopf während der Rückwärtsbewegung des ganzen Oberkörpers nicht relativ zum Thorax nach vorne drücken kann.

Diesem Mechanismus wurde bisher noch wenig Beachtung geschenkt: aus Versuchen ist bekannt, daß die Kopfstütze (je nach Konstruktion) unter Umständen zu Beginn des Heckstoßes früher als der Kopf nach hinten geneigt wird und unglücklicherweise in dem Moment, wo sich der Kopf nach hinten bewegt, elastisch wieder nach vorne schnellt. Damit wird der Kopf gegenüber dem Rumpf nach vorne gedrückt, es kann also «paradoxerweise» bei einer Heckkollision zu einer Hyperflexion durch Kopfanstoß von hinten kommen (nicht etwa in der zweiten Phase durch eine sekundäres Vorwärtsschwingen des Kopfes, das ja wie erwähnt praktisch bedeutungslos ist).

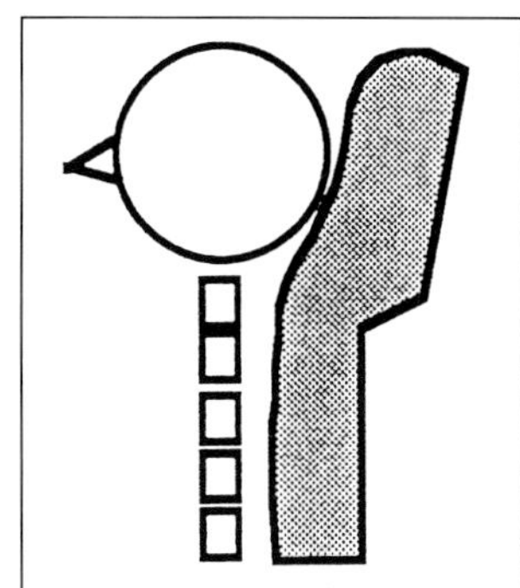

Fig. 2: Verbesserte Kopfstützen sollten auch den Hals abstützen, um HWS-Scherbeanspruchungen zu vermeiden.

Frontalkollision

Auftreffen der Fahrzeugfront gegen ein stehendes oder bewegliches Objekt; bei getragenen Gurten HWS-Flexion; allgemein bei Schaden an der Front verwendbar, nicht nur, wenn zwei Fahrzeuge frontal gegeneinander fahren. Die Toleranz der HWS bei Bewegung des Kopfes nach vorne beträgt 2500 N, das Flexionsmoment 250 Nm. Ist die frontale Kollision nur von geringer oder mäßiger Intensität, kann der straff getragene Sicherheitsgurt seine Rückhaltefunktion voll erfüllen, es kommt nicht zu einem Kopfanprall, sondern in der Regel zu einem Anschlag des Kinns über den Sternoclaviculargelenken, die eine Überbelastung der dorsalen HWS-Strukturen vorbeugt. In der Tat ist die Häufigkeit von leichten HWS-Verletzungen (vor allem Distorsionen) bedingt durch solche Schleudermechanismen bei Gurtträgern größer als bei Insassen ohne Gurt; wir haben bei der Untersuchung von 410 schwerverletzten und getöteten Gurtträgern in der Schweiz aber feststellen können, daß bei den schweren HWS-Verletzungen meistens trotz Gurt ein Kopfanprall aufgetreten war, weil eine äußerst schwere Frontalkollision, eine Seitenkollision oder ein Überschlag im Spiel waren.

Bei einer heftigen Frontalkollision kann es aber durch die Verformung der Fahrgastzelle trotz Gurt zu einem Kopfanprall mit assoziierter Abknickung der HWS (meistens im Sinne der Extension) mit entsprechenden Kopf- und HWS-Verletzungen kommen.

Allgemein kann davon ausgegangen werden, daß ohne Gurt in diesen Fällen sowohl die Kopf- wie auch die HWS-Verletzung noch schwerer ausgefallen wäre, fehlte doch die wenigstens partielle Rückhaltung durch den Gurt. Das sekundäre Rückschwingen des Kopfes vollzieht sich wiederum mit geringer Energie, so daß Kopfstützen für Angegurtete bei Frontalkollisionen praktisch keine Bedeutung haben. Wenn keine zusätzliche, rasch folgende Heckkollision im Spiele ist, ist auch hier der Begriff «Peitschenschlag» falsch, da keine Zweiphasigkeit vorliegt.

Die These von «schwerer HWS-Verletzung infolge Sicherheitsgurt» ist also nicht zu belegen.

Der Airbag trägt wesentlich dazu bei, daß Thorax-HWS-Kopf gegeneinander keine großen Relativbewegungen ausführen können; der Airbag schützt somit nicht nur vor Kopf-, sondern auch vor HWS-Verletzungen.

Seitenkollision

Ein Fahrzeug wird seitlich getroffen (durch ein anderes Fahrzeug oder bei seitlichen Schleudern gegen einen Baum etc.); Schaden an der Fahrzeugseite, selten HWS-Verletzungen, u.a. weil die HWS über eine gute innere Abstützung gegen seitliche Überlastungen verfügt.

Ferner ist auch der allgemeine Kollisionstyp zu beachten, nämlich:
- Einfachkollision: Nur eine Anstoßrichtung, häufigster Fall, nur ein zusammenhängender Schadensort am Fahrzeug;
- Mehrfachkollision: Mehrere Anstöße aus der gleichen oder aus verschiedenen Richtungen. Unerheblich, wo die Schäden am Fahrzeug liegen; oder
- Überschläge, die ebenfalls verletzungsträchtig sein können; die Tiefe der Dachintrusion korreliert nicht mit der Verletzungsschwere.

Weiterhin ist zu vermerken ob ein Selbst- oder Alleinunfall vorliegt, d.h. eine Kollision gegen ein nicht bewegtes Objekt, oder beispielsweise ein Überschlag

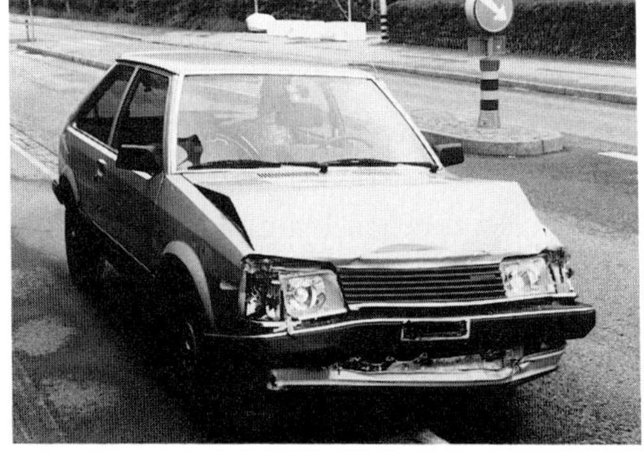

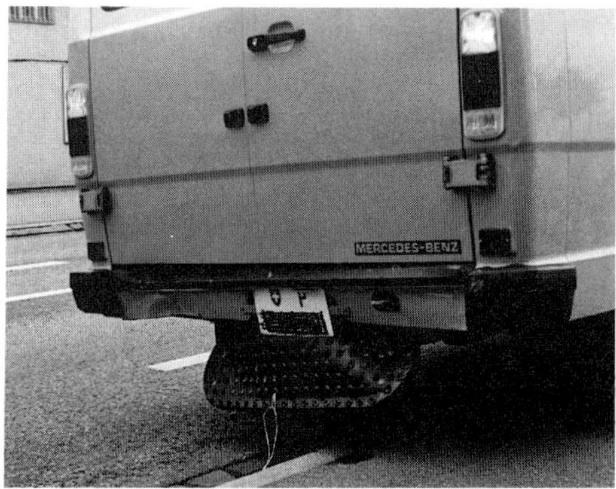

Abb. 3 a + b

ohne Kollisionspartner. Für die Definition ist es unerheblich, wo der Schaden am Fahrzeug liegt.

Der Begriff «Auffahrkollision» ist unklar für unsere Zwecke, solange nicht definiert ist, ob die Insassen des auffahrenden Fahrzeuges (Schaden an der Front) oder des angestoßenen Fahrzeuges (Schaden am Heck) gemeint sind. Da die HWS in diesen beiden Fällen jeweils gerade in entgegengesetzter Richtung belastet wird, sollten die klaren Begriffe «Frontalkollision» oder «Heckkollision» angewandt werden.

Rekonstruktion von Mehrfachkollisionen

Erst die Beachtung der biomechanischen Zusammenhänge bei den verschiedenen Verletzungsmechanismen ermöglicht eine einwandfreie Rekonstruktion eines Kollisionsablaufes und die Zuordnung einer «HWS-Verletzung» zu einer der eventuell mehreren Verletzungsmechanismen während des gesamten Kollisionsablaufes. Speziell bei Beteiligung mehrerer Fahrzeuge (z. B. Massenkollisionen auf der Autobahn) kann es für die beteiligten Lenker straf- und versicherungsrechtlich wichtig werden, daß rekonstruiert werden kann, bei welcher Kollision eine HWS-Verletzung entstand.

Obwohl in Fachkreisen bekannt ist, daß der Fahrzeugschaden nur bei Beachtung vieler zusätzlicher Aspekte allenfalls einen Hinweis auf die mutmaßliche Verletzung geben kann, wird oft in medizinischen Gutachten anhand von Bildern des deformierten Fahrzeuges behauptet, bei einem so geringen Schaden könne kein (angebliches) Schleudertrauma entstanden sein, der Patient habe es also unberechtigterweise auf Versicherungsleistungen abgesehen. Es wird in diesen Fällen nun entscheidend, ob die morphologische Verletzung wirklich durch einen Schleudermechanismus oder durch einen Kopfanprall mit entsprechendem Abknickmechanismus der HWS entstanden ist. Handelt es sich um einen Abknickmechanismus mit Kopfanprall, sind aber schon bei sehr geringen Fahrzeugschäden HWS-Verletzungen möglich; nur bei dieser Differenzierung läuft der Patient Gefahr, fälschlicherweise als Simulant bezeichnet zu werden.

Bei geringem Fahrzeugschaden ist eine HWS-Verletzung infolge eines reinen Schleudermechanismus praktisch nur möglich, wenn eine vorgeschädigte HWS im Spiel ist und der Insasse nicht auf den Stoß gefaßt war.

Bei schweren Heckkollisionen werden häufig die Rücklehnen durch ihr eigenes Gewicht und dasjenige des Insassen nach hinten gedrückt, was sich in einer Entlastung der HWS äußert; umgekehrt läßt ein intakter Sitz den Schluß nicht zu, die Kollision sein nur geringgradig gewesen. Im Gegenteil kann eine geringgradige Heckkollision wegen der nicht nachgebenden Rücklehne zu höheren HWS-Belastungen Anlaß geben als eine schwere Kollision mit kraftaufnehmender Deformation der Lehne.

Gutachterliche Kriterien aus biomechanischer Sicht

In medizinischen Gutachten werden Angaben über die «Geschwindigkeit» oftmals recht unkritisch verwertet. Auch bei noch so kompetenter klinischer Untersuchung kann der Arzt keine ausreichenden Hinweise auf die physikalischen Einflüsse bei der Kollision gewinnen. Die unten aufgelisteten Kriterien sind im Detail zu beachten. Medizinische Gutachten, die ohne vorherige Konsultation eines technischen Sachverständigen etwa so abgefaßt sind: «Der Patient wurde in einen Auffahrunfall mit 40 km/h verwickelt und erlitt folgende Verletzungen ...» sind bezüglich Belastungssituation der HWS wertlos und sogar fehlleitend. Meist basieren Geschwindigkeitsangaben in medizinischen Akten auf den nicht rechnerisch verifizierten Aussagen von Zeugen, Beteiligten, Sanitätern oder Polizisten, bzw. auf unzulässigen «Schätzungen» des Arztes aufgrund der Verletzungsschwere. Aus diesen Gründen äußern wir uns entweder überhaupt nicht über die «Geschwindigkeit» oder wir lassen von einem versierten technischen Sachverständigen eine Berechnung vornehmen. Tabellen mit Zuordnungen von Auffahrgeschwindigkeit und Verletzungsschwere führen oft zu falschen Schlüssen; ohne Einbezug der unten angegebenen Kriterien sind diese Tabellen deshalb untauglich.

Folgende entscheidenden Kriterien sind bei der umfassenden Erhebung und Beurteilung von HWS-Traumen bei Fahrzeuginsassen einzubeziehen:

Beim Insassen
- Vorschädigung der HWS,
- Alter, Beruf und allgemeine Konstitution,
- Gefaßtsein auf die Kollision (schützende Anspannung der Halsmuskeln),
- Kopfdrehung bei der Kollision,
- Beginn der HWS-Beschwerden
- psychischer Zustand vor dem Ereignis,
- Erwartungshaltung bezüglich Renten.

Beim Fahrzeug
- Geometrie des Fahrzeugschadens,
- Konstruktion der jeweils involvierten Deformationszonen,
- Kollisionswinkel,
- Geschwindigkeitsänderung (Delta-v) des betroffenen Fahrzeuges (Geschwindigkeiten der beiden Fahrzeuge zur Zeit der Kollision sagen ohne Kenntnis der Massen nichts aus),
- Bremszustand zur Zeit der Kollision,
- Anprallstellen innen im Fahrgastraum (z.B. Kopfanprall an Lenkrad/Sonnenblende bei Frontalkollisionen, Dachanprall des Kopfes bei Heckkollisionen),
- Sicherheitsgurt? Wie getragen?
- Konstruktion und Stellung des Sitzes (inkl. Verankerung) bzw. allfälliger Kopfstützen vor und nach der Kollision,

- allfällige Besonderheiten im Fahrgastraum (herumfliegende Massen, Interaktionen mit Beifahrern, Spezialkonstruktionen wie Überrollbügel etc.).

Liegen keine verifizierten Angaben über diese Kriterien vor, und/oder ist der Beurteilende im Bereich der Biomechanik nicht sattelfest, sollten sich klinisch-medizinische Gutachten auf die reine Klinik beschränken.

Literatur

1. Dvorak J, Valach L, Schmid S (1987) Verletzungen der Halswirbelsäule in der Schweiz. Orthopäde 16:2–12
2. Krämer G, Hopf HC (1981) Zerebrale Störungen nach isolierten «HWS-Schleudertraumen» (zervikozephalen Beschleunigungstraumen). Akt. Traumatol. 11:114–119
3. Krämer G (1983) Zur Pathogenese der zerebralen Beteilung und persistierender posttraumatischer Störungen. Medwelt 34:1134–1140
4. Gay JR, Abbott KH (1953) Common whiplash injuries of the neck. J. Amer. med. Ass. 152:(1698–1704
5. Walz F (1987) Das Schleudertrauma der Halswirbelsäule im Strassenverkehr: Biomechanische und gutachterliche Aspekte. Schweiz. med. Wschr. 117:619–623
6. Wiesner H, Mumenthaler M (1975) Schleuderverletzungen der Halswirbelsäule. Eine katamnestische Studie. Arch. orthop. Unfall-Chir. 81:13–36
7. Zenner P (1987) Die Schleuderverletzung der Halswirbelsäule und ihre Begutachtung. Springer Verlag Berlin, Heidelberg ISBN 3–540–16969–5
8. Foerster K (1987) Die sogenannte «Unfallneurose» – ein umstrittener Begriff. Akt. Traumatol. 17:219–223
9. Iseli F, Schlegel H (1987) Der Begriff der Neurose und seine Bedeutung im Unfallversicherungsrecht. Suva – Med. Mitteilungen 60:3–13
10. Rutherford WH (1989) Postconcussion symptoms: Relationship to acute neurological indices, individual differences, and circumstances of injury. In: Levin HS, Eisenberg HM, Benton AL: Mild Head Injury. Oxford University Press. ISBN 0–19–505301-X
11. Norris SH, Watt I (1983) The prognosis of the neck injuries resulting from rearend vehicle collisions. J. Bone Jt. Surg. 65B:608–611
12. Pöldinger W (1988) Der Rückenschmerz aus der Sicht des Psychiaters. Swiss Med. 10:31–41
13. Jochum JJ, Kary K (1989) Zur Psychosomatik des Schmerzes – alternatives Therapiekonzept bei der Behandlung psychosomatischer Affektionen im HWS-Bereich. Orthop. Praxis 8:497–507
14. Walz F, Marty W (Juni 1990) Biomechanisch begründete Begriffe bei Halswirbelsäulenverletzungen. 17. Tagung Süddeutscher Rechtsmediziner, Freiburg
15. Schmidt G (1989) Zur Biomechanik des Schleudertraumas der Halswirbelsäule. Versicherungsmedizin 121–126
16. Ommaya AK, Yarnell P (1969) Subdural haematoma after whiplash injury. Lancet 11:237–239
17. Rudy DR (1968) (Letter) Lateral whiplash. J. Amer. med. Ass. 205:649
18. Walz F (1982) Medizinische Rekonstruktion von Verkehrsunfällen. Schweizerische Zeitschrift für Strafrecht 99:305–318
19. The Abbreviated Injury Scale. 1990 Revision. Asssociation for the Advancement of Automotive Medicine, Des Plaines, IL 60018 USA (1990)
20. Jenzer G, Steinegger R (1990) Das Schleudertrauma der Halswirbelsäule – eine interdisziplinäre Herausforderung. Schweiz. Versicherungskurier 45 (Heft 1,2) Sonderdruck 3–18
21. Ramseier EW (1989) Schleuderverletzungen der Halswirbelsäule. Suva – Med. Mitteilungen 62:22–28

22. Krämer J (1986) Bandscheibenbedingte Erkrankungen 2. Aufl. Thieme, Stuttgart
23. Dvorak J, Aebi M (1987) Instabilität der Halswirbelsäule: Diagnostik und Indikationsstellung. Therapeutische Umschau 44:715–719
24. Dvorak J, Panjabi MM (1987) Functional anatomy of the alar ligaments. Spine 12:183–189
25. Radanov BP, Dvorak J, Valach L (1989) Psychische Veränderungen nach Schleuderverletzungen. Schweiz. med. Wschr. 119:536–543
26. Hartje W (1981) Neuropsychologische Diagnose zerebraler Funktionsstörungen. Eine empirische Untersuchung der Möglichkeiten und Grenzen. Nervenarzt 52:649–654
27. Wilson B, Cockburn J, Baddeley A (1989) Assessment of everday memory functioning following severe brain injury. Miner ME, Wagner KA. Neurotrauma. Treatment, Rehabilitation, and Related Issues. Butterworths, 83–99. ISBN 0–409–90134–2
28. Caprez G (1990) Der Stellenwert der neuropsychologischen Diagnostik in der Beurteilung der Folgen von Hirnverletzungen. Suva – Med. Mitteilungen 63:44–48
29. Dvorak J, Hayek J (1986) Diagnostik der Instabilität der oberen Halswirbelsäule mittels funktioneller Computertomographie. Fortschr. Röntgenstr. 145:582–585
30. Meydam K, Sehlen S, Schlenkhoff D, Kiricuta JC, Beyer HK (1986) Kernspintomographische Befunde beim Halswirbelsäulentrauma. Fortschr. Röntgenstr. 145:675–660
31. Pavlincova E, Mumenthaler M, Karbowski K (1977) Elektroencephalographische Befunde bei reinen Schleuderverletzungen der Halswirbelsäule. Nervenarzt 48:505–508
32. Hildingsson C, Hietala SO, Toolanen G (1989) Scintigraphic findings in acute whiplash injury of the cervical spine. Injury 20:265–266
33. Hinz P, Plaue R (1972) Die Begutachtung von Schleuder- und Abknickverletzungen der Halswirbelsäule. Aktuelle Orthopädie 4:1–20
34. Foletti GB, Regli F (1987) Le traumatisme cervical indirect: facteurs de mauvais pronostic á long terme. Schweiz. Rundschau Med. (Praxis) 76:1304–1309
35. Suter J, Mumenthaler M (1977) Gutachterlicher Aspekte bei Schleuderverletzungen der Halswirbelsäule. Eine Studie von Fällen, die eine Rente oder Kapitalabfindung erhielten. Arch. orthop. Unfall-Chir. 9:325–342
36. Schönbuchner P (1990) Das zervikozephale Beschleunigungstrauma (Schleudertrauma) in der medizinischen Statistik der Suva. Dissertation, Medizinische Fakultät der Universität Bern
37. Krämer J (24.–27.10.1990) Referat: Whiplash Injury. Management and Prognosis. European Spine Society, 1st Annual Meeting Zürich
38. Meyer U (1990) Die Zusammenarbeit von Richter und Arzt in der Sozialversicherung. Schweizerische Ärztezeitung 71:1090–1094
39. Dittmann V, Freyberger HJ, Stieglitz RD (1990) Multiaxiale psychiatrische Klassifikationssysteme. TW Neurologie Psychiatrie Schweiz 1:87–94
40. Neurologische Klinik, Psychiatrische Poliklinik Inselspital Bern: Neuropsychiatrische Folgen nach Schleuderverletzungen der Halswirbelsäule. Prospektive Studie, in Vorbereitung (1989)

Prof. Dr. med. F. Walz
Gerichtlich-Medizinisches Institut
Universität Zürich-Irchel
Winterthurerstr. 190
CH-8057 Zürich

Pathomorphologie dieses Verletzungstyps

K.-S. Saternus

Einleitung

Aufgabe dieses Beitrags soll sein, über Verletzungen der Halswirbelsäule und des cranio-cervikalen Übergangs infolge von Massenkräften des Schädels zu sprechen.

Diese übergreifende Definition für das Schleudertrauma, wie sie beispielsweise von GÖGLER (1962), LOB (1976), DELANK (1976), SCHLEGEL (1976), SCHMITT und GLADISCH (1977), SATERNUS (1982), HOHMANN et al. (1983) auf ihre Brauchbarkeit hin untersucht worden ist, läßt sich auf GAY und ABBOTT (1953) zurückführen.

Zur Mechanik

So gingen GAY und ABBOTT (1953) bekanntlich von einer Winkelbeschleunigung des Halses durch Massenkräfte des Kopfes bei stoßartiger Beschleunigung des Rumpfes aus. In der Regel waren es Pkw-Insassen, die überwiegend einen Heckauffahrunfall erlitten hatten. In 20% der Fälle war dies jedoch in ihrem Kollektiv nicht der Fall. Für sämtliche Fälle nahmen sie einen biphasischen Verlauf an. Jedoch muß die im Schrifttum bekannte Tatsache noch einmal wiederholt werden, daß ihnen insofern ein Fehler unterlaufen war, als sie dem rückwärtigen Auffahrunfall, also Heckauffahrunfall, primär die Beugung des Kopfes nach vorn mit Ventralflexion der HWS zugeordnet haben. Die Hyperextension sahen sie als die vulnerablere Phase bei dieser Unfallkonstellation an und nannten sie, wie gesagt, fälschlich 2. Phase.

Typische Verletzung für ein Schleudertrauma ist eine Weichteilschädigung der HWS. Sie ist als Distorsion reversibel, wobei über die Chronifizierung im Laufe der Tagung noch ausführlich von anderer Seite berichtet wird. Aber auch knöcherne Verletzungen wurden bereits von GAY und ABBOTT (1953) beschrieben. Zudem haben sie auf ein Rotationstrauma des Gehirns verwiesen, eine Beteiligung des N. vertebralis und auf lokale Verletzungen im Sinne einer Distorsion der Lendenwirbelsäule.

Besonders DELANK (1976) und GUTMANN (1985) haben sich mit dem Problem der A. vertebralis-Verletzung beschäftigt, GUTMANN jahrelang als Leiter unseres Arbeitskreises A. vertebralis.

In Deutschland ist es ERDMANN (1973) gewesen, der mit seiner sehr engen

Definition des Schleudertraumas die gutachtliche Praxis wohl am nachhaltigsten beeinflußt hat. Diese Definition hat bis heute nicht an Aktualität eingebüßt (DIHLMANN 1987; ZENNER 1987; SCHMIDT 1989; KAMIETH 1990).

Die monosegmentale Verletzung

Die Vorstellung ERDMANNS (1973) von der monosegmentalen Schädigung der HWS mit einem Horizontalriß der Bandscheibe bestimmen bis heute die Diskussion über das Beschleunigungstrauma. Sie sind jedoch nicht unwidersprochen geblieben.

So haben in einer früheren Übersicht zum Schleudertrauma SATERNUS und OEHMICHEN (1984) die Erdmannschen Daten (Schlitteneffekt) auf eine sagittale Röntgenaufnahme mit Vertebralisangiographie übertragen.

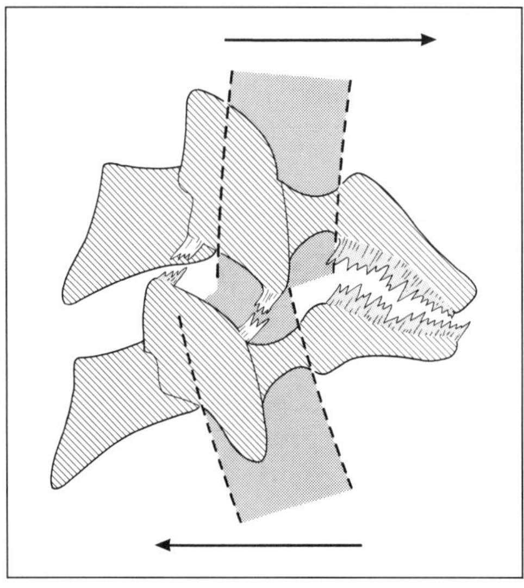

Abb. 1a: Illustration von ERDMANN (1983) zum Ausmaß der monosegmentalen Transversaldislokation (Schlitteneffekt) bei einem Schleudertrauma

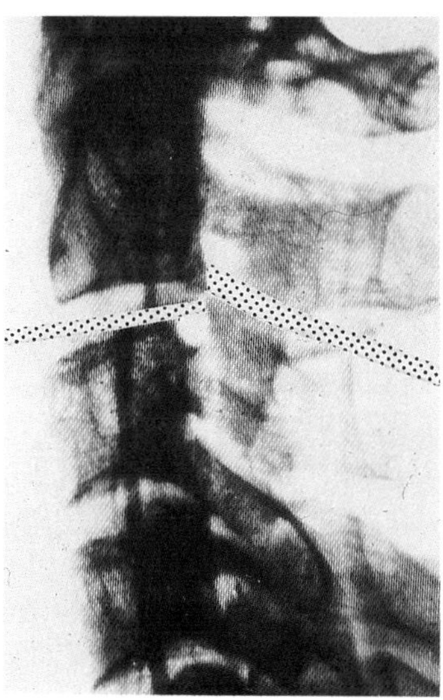

Abb. 1b: Transversaldislokation in Anlehnung an ERDMANN (1983) mit Auslenkung lediglich um Gefäßbreite der A. vertebralis (SATERNUS und OEHMICHEN, 1984)

Folgte man ERDMANN, so wäre eine Verletzung von A. vertebralis und Rückenmark unvermeidlich.

Daß diese Schädigungen kein gängiger Verletzungsmechanismus beim Schleudertrauma sind, entspricht der breiten klinischen Erfahrung (Konsensuspapier).

Ohne in diesem Beitrag näher auf die Kinematik eingehen zu können – das ist in dem Vortrag von PUTZ erfolgt -, soll doch darauf hingewiesen werden, daß es sich bei der aktiv und passiv bewegten HWS nicht um eine synchronisierte Abfolge von Einzelexkursionen in den Gelenken der Bewegungssegmente, sondern um Gesamtbewegungen in einem System dimerer Gelenkketten handelt.

Für diese mechanische Betrachtungsweise sprechen zum einen Bildanalysen von Beschleunigungsversuchen zum Schleudertrauma – sei es am postmortalen Humanobjekt (ZIFFER und HENN, 1967; HINZ 1970; SCHMIDT et al. 1975); sei es im Tierversuch am Primaten (UNTERHARNSCHEIDT, 1986). Im wesentlichen geht jedoch diese Betrachtungsweise auf die neuen mechanischen Deutungen von KUBEIN-MEESENBURG und NÄGERL (1990) zurück. Diese Autoren sehen in den Wirbelgelenken ein zwangläufiges Kurvengetriebe.

Damit werden auch die eigenen systematischen Untersuchungen von Halswirbelsäulen nach direkter und indirekter Gewalteinwirkung (SATERNUS, 1979) besser verständlich. So war die monosegmentale HWS-Verletzung unabhängig vom äußeren Verletzungsgeschehen – also auch beim Schleudertrauma – ein seltener Befund. Sie fand sich dagegen in Abhängigkeit von der Art der degenerativen Vorschädigung bevorzugt, nämlich im hypermobilen Nachbarsegment angeborener oder erworbener ankylotisch fixierter Bewegungssegmente.

Obwohl an anderer Stelle ausführlich auf die eigene Untersuchungstechnik eingegangen worden ist, soll sie zum besseren Verständnis noch einmal wiedergegeben werden. Sie hat sich in den 60-er Jahren in der breiten Kooperation zwischen dem Institut für Wirbelsäulenforschung in Frankfurt am Main und dem Kölner Institut für Rechtsmedizin (JUNGSHANNS/DOTZAUER) als praktikabel erwiesen (HINZ, 1970), mußte jedoch für die Darstellung der Condyli occipitales und der Ligamenta alaria (SATERNUS 1987, 1988, SATERNUS und THRUN 1987) wesentlich modifiziert werden.

Untersuchungsumfang

Nach typisch rechtsmedizinischer Obduktion der Halsweichteile in sogenannter Blutleere werden Halswirbelsäule und hintere Schädelbasis dann entnommen, wenn im Auftrag der Staatsanwaltschaft weitere Untersuchungen für erforderlich gehalten werden. Die Entnahme kann schonend innerhalb von 3 Minuten durchgeführt werden.

Zunächst werden nach Formalin-Fixation Röntgenaufnahmen des Präparates in 4 Ebenen gefertigt.

Je nach dem, ob die A. vertebralis röntgenologisch und/oder präparativ dargestellt werden soll, erfolgt nach Legen eines Mittelschnittes diese Präparation, anderenfalls wird der Schnitt so gelegt, daß das Gefäß in seiner Längenausdehnung dargestellt ist.

Dazu wird das Präparat mit einer hochtourigen Bandsäge in der Sagittalebene und in parasagittale Scheiben zerlegt. Durch zweiseitige Schrägschnitte von der Vorderkante des Corpus axis bis in die dorsalen Anteile des Apex dentis werden die Ligamenta alaria, die Condyli und die oberen Kopfgelenke beurteilbar.

Spezielle Verletzungen

Wirbelbogengelenke, Foramina intervertebralis

Betrachtet man noch einmal die von Erdmann schematisch dargestellte Zerreißung der Wirbelbogengelenke sowie die der intra- und interspinalen Muskulatur (siehe Abb. 1a), so ist eine Beteiligung der Proc. articulares der Wirbelbogengelenke zunächst zu erwarten. Frakturen der Proc. articulares sind jedoch sehr selten, kamen in dem eigenen Material lediglich in 0,5 ‰ der Fälle vor.

Dabei lassen sie sich bei Biegebeanspruchung grundsätzlich zwei verschiedenen Entstehungsmechanismen zuordnen, nämlich einmal bei gestauchter Hyperextension – also als Abknickverletzung, wie in Abb. 2 oder als Abrißverletzung bei extendierender Ventralflexion. Abb. 2 gibt ein derartig verletztes Segment in Höhe C4/5 wieder.

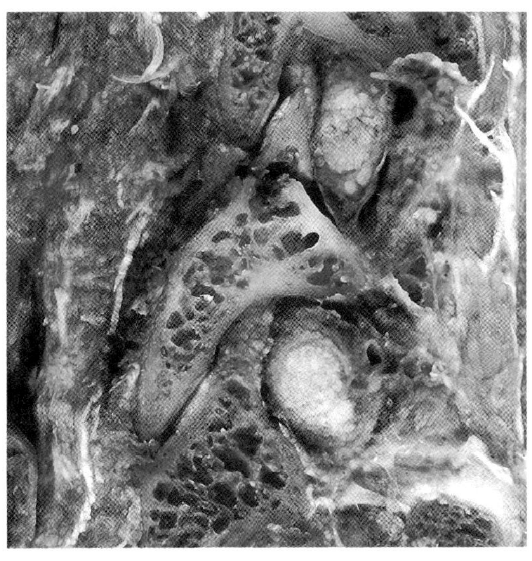

Abb. 2: Gelenkfortsatzfraktur im Wirbelbogengelenk (Proc. articularis inf.) bei dorsaler Abknickverletzung der HWS.

Zu beachten ist die wesentlich steilere Gelenkfläche als von ERDMANN (siehe Abb. 1a) angenommen. Allerdings wird der Winkel gegen die Horizontale von cranial nach caudal flacher (VELEANU, 1972; KUMMER 1983; ECKHARDT 1989).

Gleichfalls ein äußerst seltener Befund und nicht einem Schleudertrauma oder einer Beschleunigungsverletzung primär zuzuordnen sind Mikroimpressionsfrakturen des Wirbelbogengelenks. Sie sind in den bisher beobachteten eigenen Fällen im dorsalen Drittel der subchondralen Spongiosa der Facies art. inferior mit Übergang auf den Bogen lokalisiert gewesen. Eine zusammenfassende Darstellung soll aber a.a.O erfolgen. Während über Mikrofrakturen in der Spongiosa des Corpus vertebrae zahlreiche Beschreibungen auch im älteren Schrifttum vorliegen, ist eine ähnliche für die Wirbelbogengelenke bisher nicht bekannt. Theoretisch war dieser Verletzungsmodus jedoch zu erwarten gewesen, zumal auch intraartikuläre Frakturen gehäuft in Höhe C2 als Hangman's Fracture traumatologisch geläufig sind.

Für die Mikrofraktur typisch ist eine breite Blutung im Foramen intervertebrale um das Ganglion. Grundsätzlich sind Einblutungen in die Foramina als typische Weichteilverletzung ohne knöcherne Beteiligung geläufig. Sie sind jedoch wesentlich seltener als Blutungen in Kapseln und den Gelenkspalt der Wirbelbogengelenke. Abb. 3 gibt derartige Befunde wieder. Dabei handelt es sich um einen Parasagittalschnitt mit einer Einblutung des hinteren Miniscus im rechten unteren Kopfgelenk.

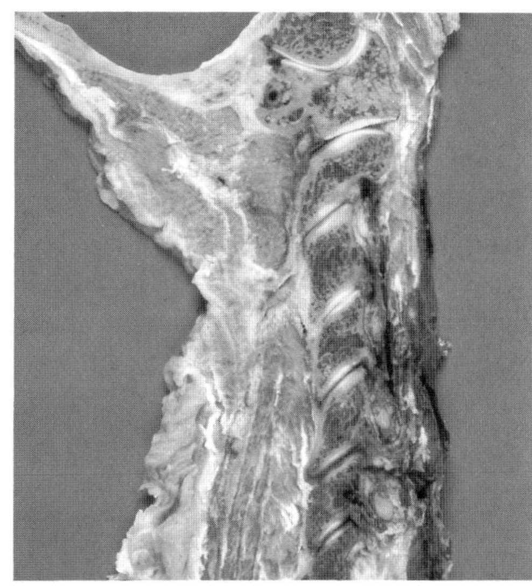

Abb. 3: Parasagittalschnitt mit Kopf- und Wirbelbogengelenken sowie dem geraden Verlaufsstück der A. vertebralis.
Einblutung in den hinteren Minscus des rechten unteren Kopfgelenks sowie breiter Hämarthros C4/7. Blutungen in den unteren Foramina inververtebralia.

Derartige Verletzungen können bei einem Traktionstrauma alleiniger Verletzungsbefund an der HWS und den übrigen Halsweichteilen sein. Die Gelenkkapseln müssen dabei nicht zwingend verletzt sein. Es reicht die zarte Einblutung in den vorderen Rand des Miniscus.

Daß eine solche Einblutung zu einer Blockierung führen kann, ist durch die Untersuchung von Zukschwerdt et al. (1960) ausführlich dargestellt und belegt worden.

Im konkreten Fall war das Trauma ausgiebiger. Breit unterblutet sind die Wirbelbogengelenke C4/7.

Diese noch insgesamt geringen Wirbelbogenverletzungen sollen jedoch nicht darüber hinwegtäuschen, daß bei geführten Traumata, insbesondere mit Stauchungen, erhebliche Gelenkverletzungen auftreten können. Wie mein Doktorand Ulrich Eckhart (1989) zeigen konnte, treten in Abhängigkeit vom degenerativen Vorbefund Knorpelschädigungen auf, und zwar sogar breite Usuren der Gelenkfläche.

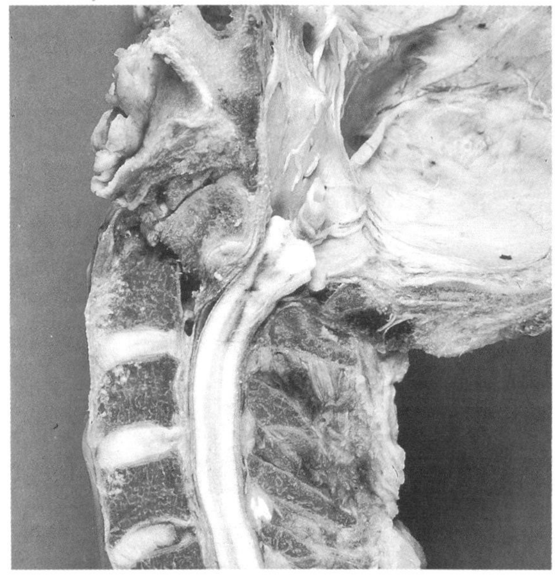

Abb. 4: Densfraktur mit Dislokation nach dorsal unter mechanischer Schädigung der Medulla. Breite Ruptur der Membrana atlanto axialis posterior; unverletzt die darüberliegende Membrana atlanto occipitalis posterior.

Bandapparat

Bei der Densfraktur ist die Zerreißung der Membrana atlanto axialis posterior unabhängig von der Richtung der primären Gewalteinwirkung eine konstante Schädigung (Saternus, 1981). Auf diesem Befund aufbauende Untersuchungen haben zum Vorschlag einer Modifikation der operativen Behandlung der Densfraktur nach Magerl/Böhler (1981) geführt (Saternus und Koebke, 1991).

Diese Zerreißung der Membrana atlanto axialis posterior ist jedoch keineswegs nur an die Densfraktur gebunden. In Abb. 5a – d sind 4 Beispiele unterschiedlicher Schweregrade vorgestellt, wobei die angrenzende Nackenmuskulatur breit mit einbezogen war.

Abb. 5a – c zeigt einen einheitlichen Verletzungstypus, nämlich eine Traktionsverletzung mit Bandscheibenbeteiligung C0/2. Betroffen sind dabei in Abb. 5 a

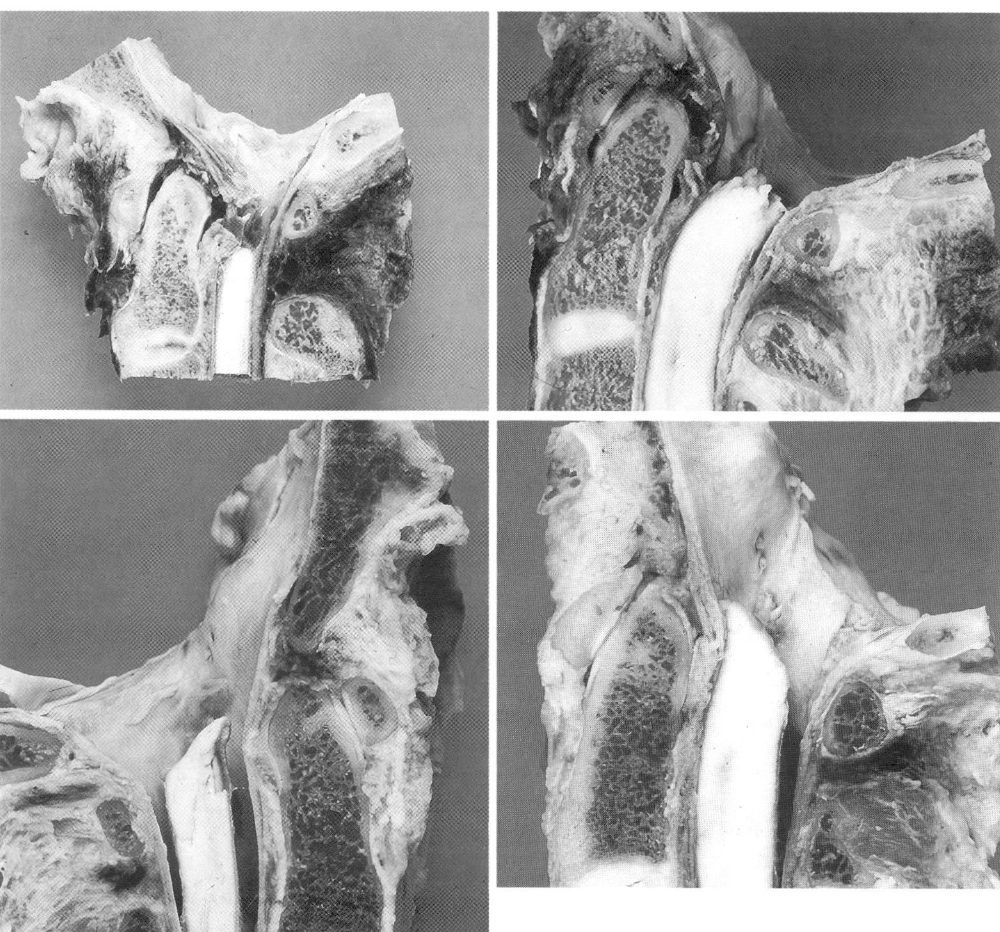

Abb. 5 a–d:
5a Subtotaler Schädelabriß (L-Nr. 81/86, Berlin) bei forcierter Ventralflexion mit breiter Zerreißung der Membrana atlanto axialis posterior, Medullaabriß, Zerreißung der Ligamenta cruciforme et apicis dentis und der Membrana atlanto axialis anterior. Dorsale Bandscheibenzerreißung C2/3 – offensichtlich als Entlastung für den Dens axis. Intakt geblieben die Membranae atlanto occipitalis posterior et anterior sowie die dorsale Dura spinalis.
5b Ausgedehnte Bandverletzung CO/2. (L-Nr. 339/85), Berlin). Sämtliche Strukturen wie in L-Nr. 81/86 betroffen, jedoch weniger ausgedehnte Dehiszenz der Membrana atlanto axialis posterior. Wiederum unverletzt geblieben die Membrana atlanto occipitalis posterior.
5c Einblutungen sowohl in die Membrana atlanto axialis als auch occipitalis post; breite Ruptur des Ligamentum apicis dentis (L-Nr. 143/85, Berlin).
5d Ausgiebige singuläre Zerreißung der Membrana atlanto axialis post. (L-Nr. 122/85, Berlin) nach Ventralflexion.

und 6 die Membrana atlanto axialis anterior, das Ligamentum apicis dentis et cruciforme sowie breit die Membrana atlanto axialis posterior.

Bei Abb. 5a handelt es sich um einen inkompletten Schädelabriß unter Beteiligung der Medulla.

Nur in einem Fall, nämlich Abb. 5c, war auch die Membrana atlanto occipitalis posterior beteiligt.

Wie ausgedehnt eine singuläre Ruptur der Membrana atlanto axialis posterior sein kann, zeigt hingegen Abb. 5d.

Einblutungen und kleinere Zerreißungen der Bänder C0/2 dürften durchaus mit einem Traktionstrauma nach Frontalauffahrunfall des angegurteten Insassen zu vereinbaren sein. Das gilt selbst für die massiven Ligamenta alaria, worauf von Saternus und Thrun (1987) eingegangen worden ist.

Im Zusammenhang mit dem Beschleunigungstrauma sei lediglich erwähnt, daß recht milde Traumata, und zwar vorzugsweise Rotationen, zur Einblutung in diese mächtigen Bänder führen können.

Im Hinblick auf das Beschleunigungstrauma sei noch speziell auf die Bandscheibenverletzung eingegangen.

Längsbänder, Bandscheibe

Rupturen des vorderen Längsbandes müssen keineswegs komplett sein. Vielmehr sind Teilzerreißungen mit Einblutungen, wie in Abb. 6 dargestellt, ein durchaus geläufiger Befund. Dieses gilt für tödliche Traumata und dürfte ent-

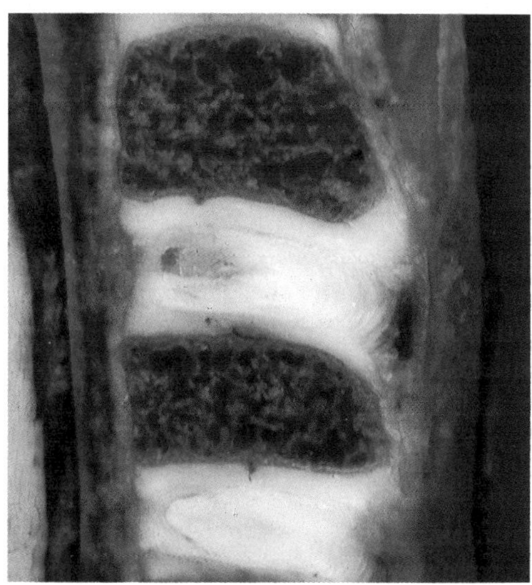

Abb. 6: Juvenile Wirbelsäule mit kleiner, eingebluteter Zerreißung vorderer Anteile des Anulus fibrosus, ohne Beteiligung des vorderen Längsbandes.

sprechend bei milderen – wie beim Beschleunigungstrauma – ein noch häufigerer Befund sein. In dieser Hinsicht unterscheiden sich auch nicht adulte von juvenilen Wirbelsäulen.

Teil der ERDMANN‹schen Theorie einer typisch monosegmentalen Wirbelsäulenverletzung nach einem Schleudertrauma war die Horizontalruptur der Bandscheibe.

In eigenen früheren Untersuchungen (SATERNUS 1979, 1982, 1983) konnte gezeigt werden, daß diese Vorstellung von der Bandscheibenverletzung nur bedingt richtig ist.

Richtig ist, daß dieser Verletzungstyp überhaupt eine reale Verletzungsmöglichkeit darstellt. Als regelhaft kann er jedoch nicht angesehen werden.

Dazu müssen Art und Ausmaß der degenerativen Bandscheibenschädigung (Osteochondrose) und Richtung der Gewalteinwirkung betrachtet werden.

Beim Zugrundelegen eines sogenannten klassischen Schleudertraumas, also Hyperextension, durchreißt die Bandscheibe bei funktionell intaktem Nucleus pulcosus nicht. Stattdessen löst sich der Faserring von Grund- und Deckplatte ab, wie es in Abb. 7 erkennbar ist.

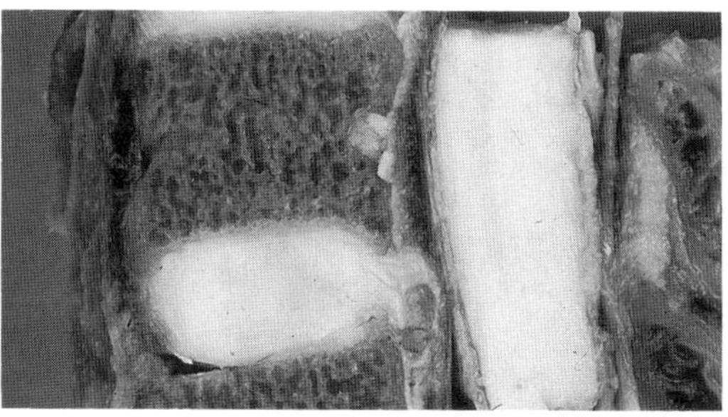

Abb. 7: Typische Bandscheibenverletzung mit Ablösung von der Deckplatte des unteren Wirbels, fortgesetzt über der Vorderfläche des oberen HWK, von dem das vordere Längsband ohne Querruptur traumatisch abgelöst ist.

Das gilt auch bei der typischen Vorderkantenabsprengung des Wirbelkörpers, sei es als Abriß bei Dorsalflexion, sei es als kompressionsbedingte Absprengung nach Ventralflexion. In diesen Fällen ist die Diagnose leicht röntgenologisch zu stellen.

Diagnostische Probleme dürften jedoch für den Nachweis kleiner Bandscheibenablösungen bei intakten Längsbändern und fehlender Protrusion in den Spinalkanal bestehen. Anhand der Abb. 7 könnte der Eindruck entstehen, daß es sich bei der Bandscheibenablösung um die jugendspezifische Form einer Bandscheibenverletzung handle.

Diese Annahme wäre nicht begründet. Vielmehr ist nicht nur die juvenile, sondern durchaus auch die adulte Bandscheibe in gleicher Form verletzt. Erst wenn der Nucleus pulposus osteochondrotisch aufgebraucht, d.h. von Spalten vollständig durchsetzt worden ist, findet sich eine geänderte Mechanik.

Anders als beim Hyperextensionstrauma stellen sich die mechanischen Verhältnisse bei primärer Ventralflexion, also nach frontalem Auffahrunfall dar. Damit soll im folgenden eine Konstellation betrachtet werden, die ein Teil der Autoren (z.B. ERDMANN, 1973), nicht mehr als ein Schleudertrauma ansehen möchte.

Wegen der Schwierigkeit einer klinisch diagnostischen Darstellung ist die bereits 1979 (SATERNUS) beschriebene dorsale Ablösung der Bandscheibe vom hinteren Längsband ein noch verhältnismäßig unbekannter Verletzungstyp. Zur eigenen früheren Klassifikation, schematisch in Abb. 8 dargestellt, sollen einige aktuelle Beispiele hinzugefügt werden.

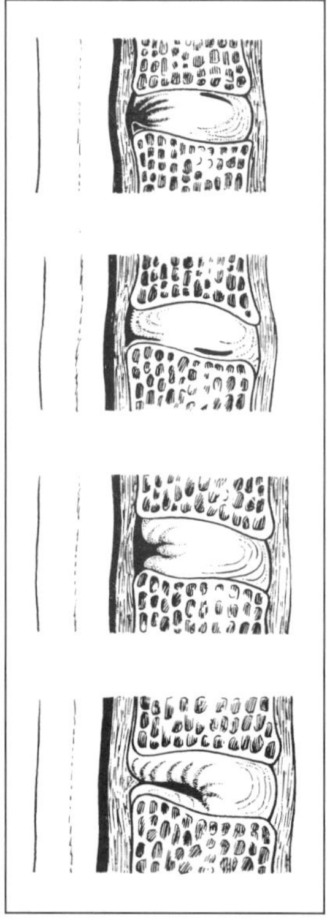

Abb. 8: Modus der dorsalen Bandscheibenablösung (Abrißverletzung vom hinteren Längsband); nach SATERNUS 1979

Mit dem Abriß des hinteren Faserringes vom Längsband retrahiert sich die Bandscheibe, und in diese entstandene Lücke blutet es ein. Das ist gut erkennbar in der Bandscheibe C5/6 in Abb. 9. Teilweise bleiben aber an Grund- und Deckplatte der benachbarten Wirbel Reste des Faserringes hängen, so daß die ausgedehnte Retraktion ausbleiben muß. Ein Beispiel dafür liefert die obere dorsale Ablösung (C3/4) in Abb. 9. Verletzungen in mehreren Bewegungssegmenten sind dabei die Regel.

Minimale Formen dieser Verletzungen (Abb. 10) sind selbst bei milden Traumata sehr häufig. Das obere Beispiel zeigt lediglich die Ablösung vom hinteren Längsband mit schmalem Spalt, ohne daß es zu einer angrenzenden Ablösung

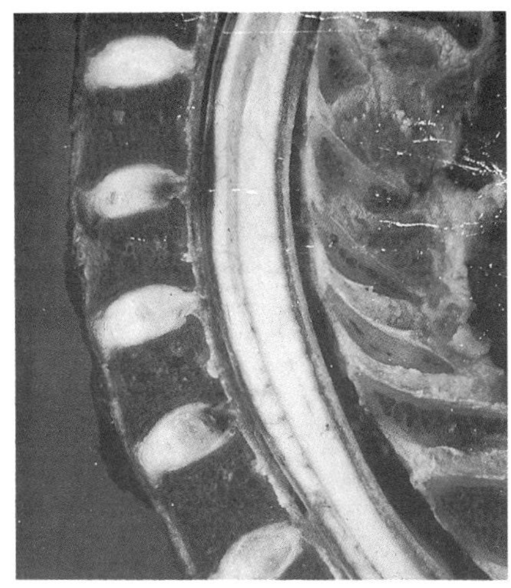

Abb. 9: Mehrfache dorsale Bandscheibenablösungen. Breite Retraktion C5/6, unverständige mit Teilablösung von der Grundplatte C3

von den benachbarten Wirbeln gekommen wäre; und noch spärlicher retrahiert ist die zart unterblutete Ablösung im tieferen Segment.

Nach den Untersuchungen von LUSCHKA (1958), TÖNDURY (1958), ECKLIN (1960), TÖNDURY und THEILER (1990) bilden sich mit der Entstehung der Uncoverterbralgelenke seitliche Spalten.

Etwas später entstehen die dorsalen, die häufig bis an die Hülle des Nucleus pulposus heranlaufen. Diese dorsalen Spalten kommunizieren nicht selten mit den seitlichen. Dieser Vorbefund bestimmt das Verletzungsbild der Bandscheibe bei ventral flektierender Kraftkontraktion wesentlich mit. So kann es in Verlän-

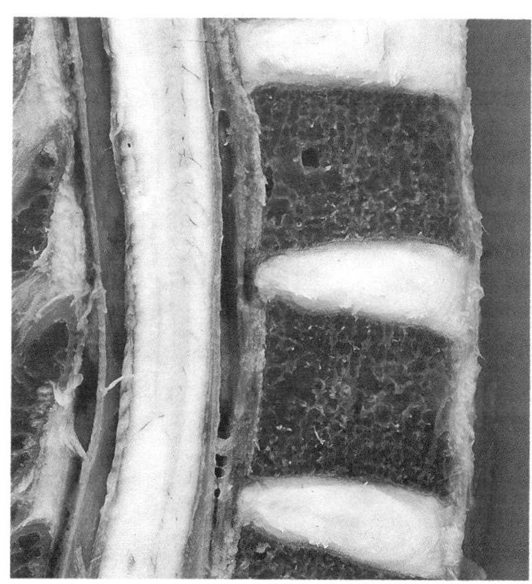

Abb. 10: Minimalbefunde umschriebener Bandscheibenablösungen vom hinteren Längsband, untere Bandscheibe praktisch ohne Retraktion

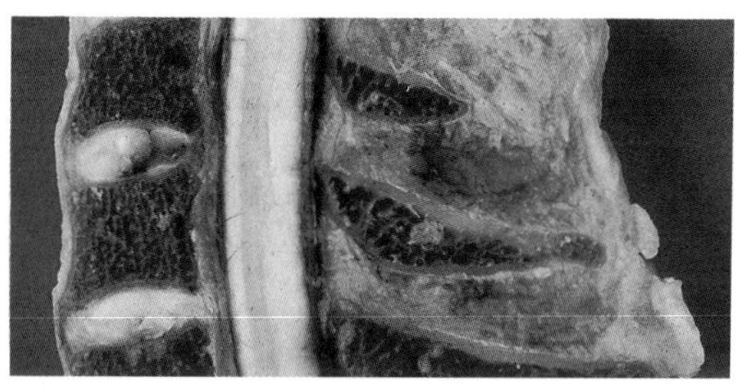

Abb. 11: Bandscheibenverletzung bei osteochondrotisch vorbestehenden dorsalen Spalten mit Änderung der Verlaufsrichtung an der Hülle des Nucleus pulposus

gerung der dorsalen Spalten zu umgreifender Teilablösung des Nucleus pulposus mit nachfolgender Einblutung kommen (Abb. 4, Segment C4/5; Abb. 11, mittleres Segment).

Sind bereits dorsale Anteile der Hülle des Nucleus pulposus regressiv verändert oder in das Spaltensystem einbezogen, können auch Horizontalrisse entstehen.

Sind vorbestehend nur noch die vorderen Anteile der Hülle des Nucleus pulposus erhalten, so reißen diese dennoch zumeist nicht mittig im Sinne einer Horizontalruptur weiter, sondern von Grund- oder Deckplatte ab.

Durchsetzen die osteochondrotischen Spalten die Bandscheibe komplett, dann ist aus der symphysären Junctur eine Diarthrose geworden. KUMMER (1980) spricht in diesem Zusammenhang von einem sekundären Anlagegelenk. Vorderes und hinteres Längsband stellen die Gelenkkapseln dar. Zerreißen in einem solchen Fall diese Gelenkkapseln, so besteht eine nachhaltige funktionelle Schädigung.

Deshalb sind zunächst keine Kriterien erkennbar, nach denen bei hochgradigen degenerativen Vorschädigungen der Schaden nach Festsetzung eines zeitlichen Intervalles als überholt von der Progression des degenerativen Vorschadens anzusehen ist.

Ob es zur Ruptur dieser neu entstandenen Gelenkkapseln kommt, hängt einmal von der Größe der Gewalteinwirkung, zum anderen aber von der Dimensionierung dieser Bänder ab. Und diese Dimensionierung ist unterschiedlich.

So finden sich einerseits kräftige Gelenkkapseln, die histologisch ohne nennenswerte regressive Veränderungen sind, andererseits schmale, ausgeprägt degenerativ veränderte. Letztere inserieren zumeist ventral an knöchernen Konsolen.

Zusammenfassung

Der vorliegende Überblick über die Verletzungsformen der verschiedenen Strukturen der Halswirbelsäule soll die Mannigfaltigkeit der Schädigungsmöglichkeit und die Grenzen ihrer Erfaßbarkeit aufzeigen.

Dargestellt werden die Verletzungen der Wirbelbogengelenke mit typischen Einblutungen in die Minisci, wobei letztere sicherlich zu einer Blockierung des Gelenkes führen dürften.

Erstmals beschrieben werden Mikrofrakturen des Wirbelbogengelenkes.

Eingegangen wird auf die Traumatologie der Bänder der C0/2-Region, und zwar unter Verweis auf die Sonderstellung der Membrana atlanto axialis posterior.

Einer ausführlichen Erörterung bedurfte die Bandscheibenverletzung. Denn in Abhängigkeit von der Richtung der Krafteinleitung und dem Ausmaß degenerativer Veränderungen ergeben sich klar abgrenzbare Verletzungstypen. Erst in Kenntnis dieser einzelnen Verletzungsformen des Bewegungssegmentes kann die klinische Diagnose gezielt verfeinert werden.

So soll es der Versuch dieser Enzensberger Gespräche werden, von der bisherigen pauschalen Diagnose «Schleuder»- oder «Beschleunigungstrauma» zur präzisen Benennung des eingetretenen Schadens beim Patienten zu gelangen.

Literatur

1. Böhler J (1981) Schraubenosteosynthese von Frakturen des Dens axis. Unfallheilk. 84:221–223
2. Delank HW (1976) Neurologische Diagnostik der Schleuderverletzung der Halswirbelsäule. Die Wirbelsäule in Forschung und Praxis, Bd 62. Hippokrates, Stuttgart, 23–35
3. Dihlmann W (1987) Gelenke – Wirbelverbindungen Klinische Radiologie einschließlich Computertomographie – Diagnose, Differentialdiagnose. 2. überarbeitete und erweiterte Auflage. Thieme Stuttgart, New York
4. Ecklin U (1960) Die Altersveränderungen der Halswirbelsäule. Springer Berlin, Göttingen, Heidelberg
5. Eckardt HU (1989) Verletzungsmuster der Kopf- und Wirbelbogengelenke der Halswirbelsäule bei direkter und indirekter Gewalteinwirkung. Dissertation, Göttingen
6. Erdmann H (1973) Schleuderverletzung der Halswirbelsäule. Erkennung und Begutachtung. Die Wirbelsäule in Forschung und Praxis. Bd 56. Hippokrates Stuttgart
7. Gay JR, Abbott KH (1953) Common whiplash injuries of the neck. J. Am. Med. Assoc. 152:1698–1704
8. Gögler E (1962) Schleuderverletzungen der Halswirbelsäule. Die Wirbelsäule in Forschung und Praxis, Bd 25. Hippikrates, Stuttgart, 159–163
9. Gutmann G (1985) Arteria vertebralis. Traumatologie und funktionelle Pathologie. Springer Berlin, Heidelberg, New York, Tokyo
10. Hinz P (1970) Die Verletzung der Halswirbelsäule durch Schleuderung und Abknickung. Die Wirbelsäule in Forschung und Praxis, Bd 47. Hippokrates, Stuttgart
11. Hohmann D, Kügelgen B, Liebig K, Schirmer M (1983) Halswirbelsäulenerkrankungen mit Beteiligung des Nervensystems. Springer Berlin, Heidelberg, New York, Tokyo
12. Kamieth H (1990) Das Schleudertrauma der Halswirbelsäule. Grundlagen, Röntgenologische Differentialdiagnostik und Röntgenfunktionsdiagnostik. Die Wirbelsäule in Forschung und Praxis, Bd 111 Hippokrates Stuttgart
13. Kubein-Meesenburg D, Nägerl H, Fanghänel J (1990) Elements of a general theory of joints. 1. BAsic kinematic and static function of diarthrosis. Anat. Anz., Jena 170:301–308

14. Kummer B (1982) Morphologie und Biomechanik der Halswirbelsäule 67. Tgg Dtsch. Ges. Orthopädie und Traumatologie, Münster 17.–20. 09. 1980
15. Kummer B (1983) Welchen Beitrag leisten die Wirbelbogengelenke zur Tragfunktion der Wirbelsäule? In: Biomechanik der Wirbelsäule. Hackenbroch MM, REfior HJ, Jäger M (Hrsg.) Thieme Stuttgart 19–24
16. Lob A (1976) A propos Schleudertrauma ein Expertengespräch. In Junghanns H (Hrsg.) Die Wirbelsäule in Forschung und Praxis, 62, Hippokrates, Stuttgart
17. Luschka H (1858) Die Halbgelenke des menschlichen Körpers. Reimer, Berlin
18. Magerl F (1981) zit. in Böhler J: Schraubenosteosynthese von Frakturen des Dens axis. Unfallheilk. 84:221–223
19. Saternus KS (1977) Das Schleudertrauma des Halses. Unfallchir. 3:11–17
20. Saternus KS (1979) Die Verletzungen von Halswirbelsäule und von Halsweichteilen. Die Wirbelsäule in Forschung und Praxis, 84 Hippokrates Stuttgart
21. Saternus KS (1981) Verletzungen der Occipito-Atlanto-Axis-Region. Z. Orthop. 662–664
22. Saternus KS (1982) Zur Mechanik des Schleudertraumas der Halswirbelsäule. Z. Rechtsmed. 88:1–11
23. Saternus KS (1982) Die Begutachtung des Schleudertraumas der Halswirbelsäule. Akt. Traumatol. 12:4–11
24. Saternus KS (1983) Dynamik versus Morphologie der HWS: Bedeutung und Wertigkeit von röntgenologischen Veränderungen; pathologische Bewegungsmuster: Versteifung, Hypermobilität, Kneifzangenmechanismus 119–126 In: Hohmann D, Kügelgen B, Liebig K, Schirmer M (Hrsg.) Neuroorthopädie 1. Springer Berlin, Heidelberg, New York, Tokyo
25. Saternus KS (1987) Bruchformen des Condylus Occipitalis. Z. Rechtsmed. 99:95–108
26. Saternus KS (1987) Die Wirbelsäulenuntersuchung im Rahmen der forensischen Obduktion. Beitr. gerichtl. Med. 46:489–495
27. Saternus KS, Oehmichen M (1984) Grundlagen der Bewertung eines Schleudertraumas. Unfall- und Sicherheitsforschung Straßenverkehr 47:76–82
28. Saternus KS, Thrun C (1987) Zur Traumatologie der Ligamenta alaria. Akt. Traumatol. 17:214–218
29. Saternus KS, Koebke J (1991) Experimentelle Ansätze zur Densfraktur und Densreposition. In: Delank HW, Schmitt E (Hrsg.) Zervikale Myelopathien. Die Wirbelsäule in Forschung und Praxis 113:113–120. Hippokrates Stuttgart
30. Schlegel KF (1976) Das frühe Beschwerdebild nach Schleuderverletzungen der Halswirbelsäule. Die Wirbelsäule in Forschung und Praxis 62:9–15 Hippokrates
31. Schmidt Gg, Kallieris D, Barz J, Mattern R (1974) Results of 49 cadaver tests simulating frontal collision of front seat passengers. Proc. 18th Stapp Car Crash Conference. SAE, New York pp 283–291
32. Schmitt HP, Gladisch R (1977) Multiple Frakturen des Atlas mit zweizeitiger tödlicher Vertebralisthrombose nach Schleudertraumata der Halswirbelsäule. Arch. Orthop. Unfall Chir. 87:235–244
33. Schmidt G (1989) Zur Biomechanik des Schleudertraumas der Halswirbelsäule. Vers. Med. 41:121–126
34. Töndury G (1958) Entwicklungsgeschichte und Fehlbildungen der Wirbelsäule. Die Wirbelsäule in Forschung und Praxis Bd 7, Hippokrates Stuttgart
35. Töndury G, Theiler K (1990) Entwicklungsgeschichte und Fehlbildungen der Wirbelsäule. Die Wirbelsäule in Forschung und Praxis Bd. 98, Hippokrates Stuttgart
36. Unterharnscheidt F (1986) Pathological and Neuropathological Findings in Rhesus Monkeys Subjected to -G_x and +G_x Indirect Impact Acceleration. 565–664 In: Sances A, Thomas DJ, Ewing CL, Larson SJ, Unterharnscheidt F (Hrsg.) Mechanisms of Head and Spine Trauma Aloray Goshen, New York
37. Veleanu C (1972) Remarques sur les caractéristiques morphologiques des vertébres cervicales. Acta Anat. 81:148–157

38. Zenner P (1987) Die Schleuderverletzung der Halswirbelsäule und ihre Begutachtung. Springer Berlin, Heidelberg
39. Ziffer D, Henn R (1967) Das Verhalten der Halswirbelsäule in Verbindung mit der Schädelbasis und der oberen Brustwirbelsäule bei schlagartiger Druckbeanspruchung (Stürze auf unnachgiebige Hindernisse – Stahlplatten -) und bei schlagartiger Zugbeanspruchung (Zerreißung). Zentralbl. Verkehrs Med. 13:193–217
40. Zukschwerdt L, Emminger E, Biedermann F, Zettel H (1960) Wirbelgelenk und Bandscheibe. Hippokrates Stuttgart 2. Auflage

Prof. Dr. med. K.-S. Saternus
Institut für Rechtsmedizin der
Georg-August-Universität Göttingen
Windausweg 2
3400 Göttingen

Diagnostik der frischen Verletzung

Röntgendiagnostik der Halswirbelsäule

A. Stäbler

Röntgenanatomie der unverletzten Halswirbelsäule

Aufnahmetechnik

Zusätzlich zu Übersichtsaufnahmen in 2 Ebenen sind Schrägaufnahmen zur Abbildung der Neuroforamina und Funktionsaufnahmen im seitlichen Strahlengang bei maximaler Ante- und Retroflexion röntgenologische Standardverfahren. Die Uncovertebralgelenke werden einsehbar auf a.p. Aufnahmen mit 15 bis 20 Grad nach kranial gekippter Röntgenröhre. Die Verwischungstechnik mit schnellem Öffnen und Schließen dse Mundes ergibt dann oft keine befriedigenden Ergebnisse, sodaß zwei Aufnahmen, eine durch den geöffneten Mund für die Atlantoaxialregion und eine zweite für die untere HWS erforderlich sind.

Bei der seitlichen Aufnahme ist die freie Darstellung des 7. HWK oft problematisch. Reichen Gewichte in beiden Händen bei kräftiger Nackenmuskulatur nicht, den 7. HWK überlagerungsfrei abzubilden, kann der cervicothorakale Übergangsbereich durch eine «Schwimmeraufnahme» dargestellt werden. Hierbei wird ähnlich dem «Kraulstil» ein Arm nach oben, der andere nach unten gehalten.

Funktionsaufnahmen können aktiv, durch den Patienten gehalten oder passiv, durch einen Untersucher gehalten, ausgeführt werden. Darüber hinaus ist die isolierte Darstellung der Beweglichkeit in den Kopfgelenken und den übrigen Zwischenwirbelgelenken möglich. Hierzu bewegt der Patient zunächst nur den Kopf, anschließend die gesamte HWS.

Röntgennormalbefund

Im a.p.-Bild sollen die Dornfortsätze eine harmonische Reihe bilden auch wenn sie geschwänzt oder zweigeteilt sind. Die Uncovertebralgelenke sind dornartig, spitz konfiguriert und zeigen keine degenerativen Deformierungen nach lateral. Die Atlantodentaldistanz ist seitengleich. Im seitlichen Bild sollte der Abstand zwischen vorderer Atlasspange und Dens (Atlantodentaldistanz) beim Erwachsenen 3 mm nicht überschreiten, beim Kind und Jugendlichen darf er bis 4 mm betragen. Eine basiläre Impression liegt nicht vor, wenn die Densspitze nicht mehr als 5 mm über der Palatosuboccipitallinie, auch Mc Gregor-Linie ge-

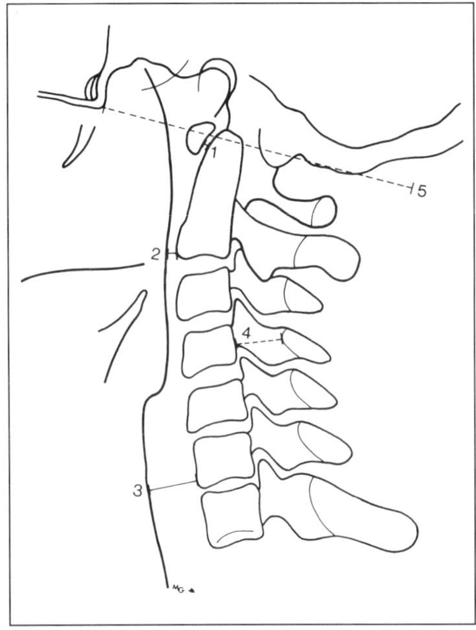

Abb. 1:
1 Atlantodentaldistanz. Bis 3 mm beim Erwachsenen, bis 4 mm bei Kindern und Jugendlichen normal.
2 Retropharyngealraum. In Höhe Grundplatte HWK 2 sind 2 mm bis 9 mm normal.
3 Retrotrachealraum. In Höhe Grundplatte HWK 6 sind 15 mm bis 22 mm normal.
4 Knöcherner Spinalkanal. Von Wirbelhinterkante bis Bogenabschlußlinie (Spinolaminarlinie) von C2 bis C7 15 mm bis 20 mm und mehr.
5 Mc Gregor-Linie: Verbindung von hartem Gaumen bis äußere Begrenzung des Hinterhaupts. Die Densspitze steht maximal 5 mm über dieser Linie.

nannt, steht. Dies ist die Verbindung zwischen hartem Gaumen und der Lamina externa der Hinterhauptsschuppe.

Der knöcherne Spinalkanal sollte von der Wirbelkörperhinterkante bis zur Bogenabschlußlinie, zwischen HWK 2 bis HWK 7 mehr als 15 mm weit sein, sogenannte Spinolaminarlinie. In der Regel ist der knöcherne Spinalkanal 2 cm und mehr weit (Abbildung 1). Die Verbindung der Spinolaminarlinien sollte harmonisch sein, ein Aufbrechen dieser Linie nach dorsal ist ein indirektes Zeichen für eine Wirbelbogenverletzung. Im seitlichen Bild ist das kleine Wirbelgelenk HWK 2/3 aufgrund des schrägen Öffnungswinkels nicht frei einsehbar. Im mittleren und unteren HWS-Abschnitt sollten diese kleinen Wirbelgelenke aber einsehbar sein.

Eine harmonische Lordosierung im seitlichen Bild gilt als physiologisch. Beim jüngeren Patienten ist aber auch eine Steilstellung, insbesondere wenn ein flacher Thorax mit nur geringer BWS-Kyphose vorliegt und sich im HWS-Bereich keine segmentale Knickbildung findet, ein Normalbefund.

Degenerative Veränderungen

Degenerative Veränderungen der HWS sind beim älteren Patienten ein Normalbefund. Die Problematik liegt darin, festzulegen wann degenerative Veränderungen das altersentsprechende Maß überschreiten. Andererseits besteht eine vollständige Korrelation von Beschwerden und knöchernen degenerativen Veränderungen. Patienten mit erheblichen Veränderungen können beschwerdefrei sein, andere Patienten mit geringgradigen degenerativen Veränderungen zeigen dagegen ein mit diesen degenerativen Veränderungen korreliertes ausgeprägtes Beschwerdebild.

Röntgenologisch werden unterschieden:
Spondylarthrotische Ausziehungen der Abschlußplatten nach ventral und dorsal.

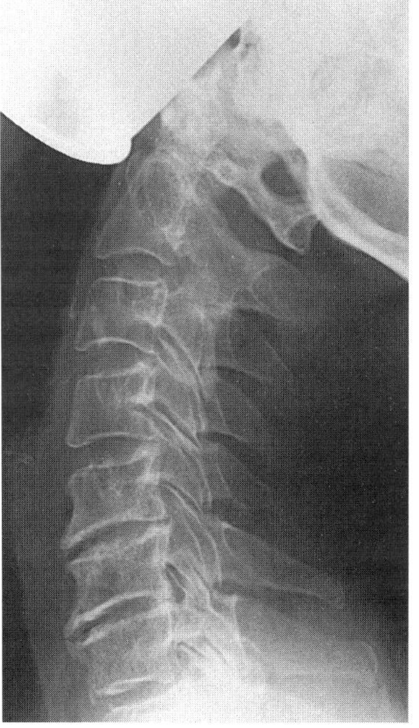

Abb. 2: Aktiv nach dorsal gehaltene Aufnahme. Spondylotische Ausziehungen der Grund- und Deckplatten, Bandscheibenverschmälerung HWK 5/6, HWK 6/7 und subchondrale Sklerose. Die Gaseinschlüsse ventral im degenerierten Discusgewebe zeigen die Desintegration der Bandscheibe an.

Uncovertebralarthrosen mit Deformierung des Uncovertebralgelenkes und meist resultierender knöcherner Einengung des Neuroforamens. Sie sind mit einer Degeneration des Discusgewebes korreliert.

Bandscheibendegenerationen, gekennzeichnet durch Höhenminderung der Bandscheibe. Häufig entstehen subchondrale Sklerosierungen und spondylotische Ausziehungen. Gaseinschlüsse bei Funktionsaufnahmen zeigen eine Desintegration des Bandscheibengewebes an (siehe Abb. 2).

Spondylarthrosen als Bezeichnung für degenerative Veränderungen der kleinen Wirbelgelenke, die häufig zu einer Anterolisthesis des kranialen Wirbelkörpers im betroffenen Segment führen wie dies auch bei entzündlichen Veränderungen der kleinen Wirbelgelenke z. B. bei rheumatoider Arthritis der Fall ist.

Degenerative Frühveränderungen sind an den Uncovertebralgelenken sowie an den Ansatzstellen und im Verlauf des vorderen Längsbandes an Verkalkungen und Verknöcherungen erkennbar. Dies darf nicht verwechselt werden mit einer Hypertrophie des ventralen Tuberculums des Querfortsatzes. Feine Ausziehun-

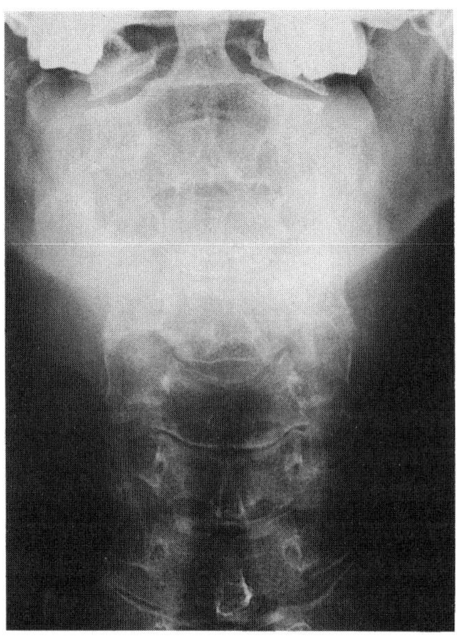

Abb. 3: Uncovertebralarthrose HWK 5/6. Abrundung und Umbiegung nach lateral, Gelenkspaltverschmälerung und vemehrte Sklerose.

gen an den Grund- und Deckplatten kommen auch als Dysspondylien vor und sind dann nicht Ausdruck degenerativer Bandscheibenveränderungen. In der Differenzierung helfen die Uncovertebralgelenke weiter, die in diesen Fällen degenerativ verändert sind.

Atlantoaxialregion

Degenerative Veränderungen zwischen Dens axis und vorderer Atlasspange haben selten ein nachweisbares Trauma als auslösende Ursache. Fehleinstellungen mit seitendifferenter Atlantoaxialdistanz und degenerative Veränderungen haben meist ihre Ursache in entzündlichen Bandläsionen wie bei rheumatoider Arthritis. Bei Jugendlichen kommen atlantodentale Asymmetrien mit inkongruenter Aufweitung der Atlantodentaldistanz auch ohne pathoanatomisches Korrelat vor.

Funktionsuntersuchung

Funktionsaufnahmen können aktiv durch den Patienten gehalten und passiv durch den Untersucher gehalten durchgeführt werden. Bei passiv gehaltenen Aufnahmen ist der Bewegungsumfang höher. Passiv gehaltene Aufnahmen sollten bei V.a. eine discoligamentäre Instabilität, die einer operativen Versorgung bedarf, durchgeführt werden. Hierbei wird unter Durchleuchtungskontrolle die Instabilität vom Arzt nachgewiesen oder ausgeschlossen.

Die interindividuelle physiologische Bewegungsbreite weist große Unterschiede auf (Tabelle 1). Die Beweglichkeit bei Ante-/Retroflexion zwischen Occiput und HWK 1 sowie zwischen HWK 1 und HWK 2 ist mit 25 bis 45 Grad sehr gut. Zwischen HWK 2 und HWK 3 hingegen besteht physiologisch nur eine geringe Beweglichkeit (5 bis 18 Grad). Dieses Segment gehört vom anatomischen Aufbau noch zum Teil zum Kopfgelenksbereich. Zwischen HWK 6 und HWK 7 ist die physiologische Beweglichkeit im Vergleich zu den darüber liegenden Segmenten geringer.

Tabelle 1: Beweglichkeit der HWS

Maximale Ante-Retroflexion	19°	-	54°
OKZ / HWK 1	25°	-	45°
HWK 1/2	25°	-	45°
HWK 2/3	5°	-	18°
HWK 3/4	12°	-	26°
HWK 4/5	15°	-	29°
HWK 5/6	16°	-	29°
HWK 6/7	6°	-	25°

Eine genaue Vermessung der segmentalen Beweglichkeit ist möglich, wenn die Ventralflexionsaufnahme auf einem 24 × 30 cm Film dokumentiert ist, die Extensionsaufnahme auf einem 18 × 24 cm Film. Werden dann nacheinander die einzelnen Wirbelkörper und Dornfortsätze zur Deckung gebracht und jeweils die Filmbegrenzung markiert, kann eine exakte Ausmessung der segmentalen Beweglichkeit erfolgen (nach Penning).

Belichtungsprobleme können durch eine digitale Aufnahmetechnik, die eine nachträgliche Fenstereinstellung und Kantenanhebung möglich macht, ausgeglichen werden.

Eine gleichförmige Stufenbildung von bis zu 2 mm kann bei Anteflexion und Retroflexion einen Normalbefund darstellen. Segmente mit degenerativen Veränderungen führen zu einer eingeschränkten Beweglichkeit, jedoch kann die Beweglichkeit auch bei ganz erheblichen degenerativen Bandscheibenveränderungen noch im Bereich des Normalen liegen.

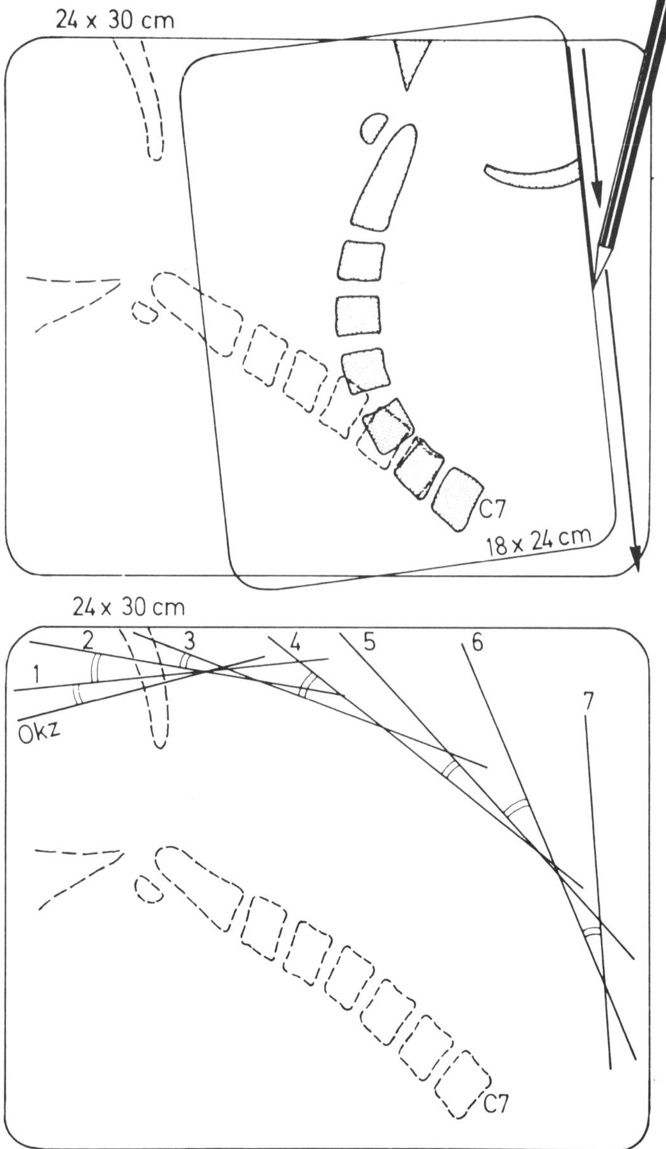

Abb. 4: Darstellung der segmentalen Beweglichkeit bei Funktionsaufnahmen der HWS nach Penning. Nachdem, beginnend bei HWK 7, Wirbelkörper und Dornfortsatz der Extensions- und Flexionsaufnahme zur Deckung gebracht wurden, wird jeweils die Filmkante der Extensionsaufnahme auf der Flexionsaufnahme markiert.
Belichtungsprobleme lassen sich durch digitale Aufnahmetechnik reduzieren.

Röntgenpathologie der HWS nach Beschleunigungsverletzung

Verletzungen der HWS nach Beschleunigungstrauma werden unterteilt in:
- Frakturen
- discoligamentäre Verletzungen
- Fehlstellungen, funktionelle Pathologie

Frakturen

Nur in sehr seltenen Fällen kommt es nach einer Beschleunigungsverletzung der HWS zu Frakturen. Bei diesen Frakturen handelt es sich aber in der Regel um instabile Verletzungen mit Gefahr der knöchernen Einengung des Spinalkanals. Frakturen im Bereich des Wirbelkörpers betreffen meist den kaudalen Vorderkantenabschnitt. Diese sogenannten «teardrop»-Frakturen sind häufig begleitet von discoligamentären Verletzungen. Frakturen im Bereich der Wirbelbögen verhindern im Falle der Luxation häufig eine akute Querschnittssymptomatik. Ein beidseitiger Wirbelbogenbruch an HWK 2 ergibt das Bild einer «hangman fracture».

Discoligamentäre Verletzungen

Es gibt zwei grundsätzlich unterschiedliche Erscheinungsbilder, abhängig von der initialen Beschleunigungsrichtung:

Retroflexion

Es besteht eine segmentale Knick-Lordose, der Zwischenwirbelraum ist nach ventral inkongruent erweitert, das vordere Längsband ist lädiert. Diese Verletzung entsteht bei plötzlichen und starken positiven Beschleunigungstraumen.

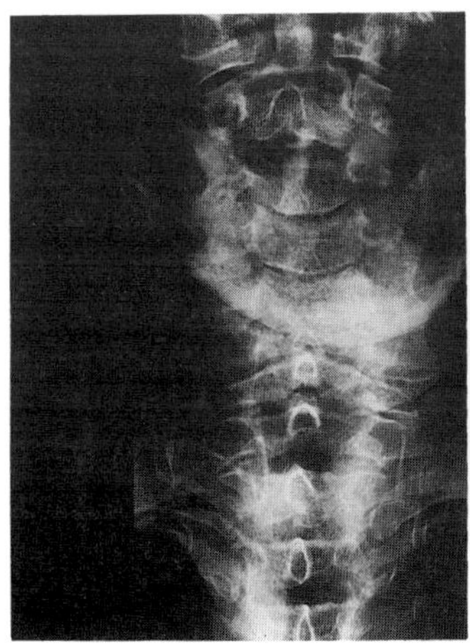

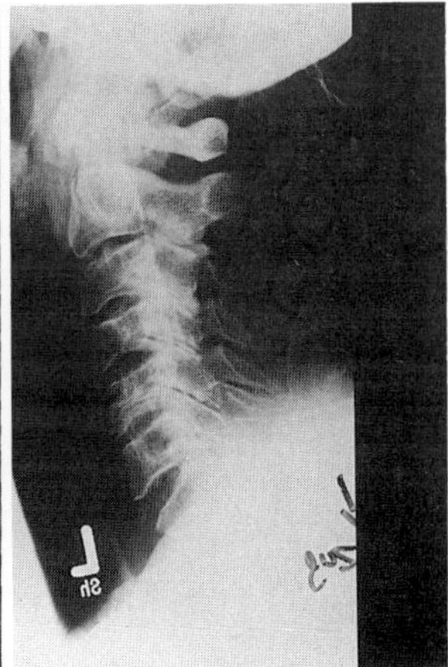

Abb. 5 a + b: Nach Beschleunigungsverletzung ist der Zwischenwirbelraum HWK 6/7 ventral erweitert. Vorbestehende Bandscheibenverschmälerung HWK 5/6 und Spondylarthrosen.

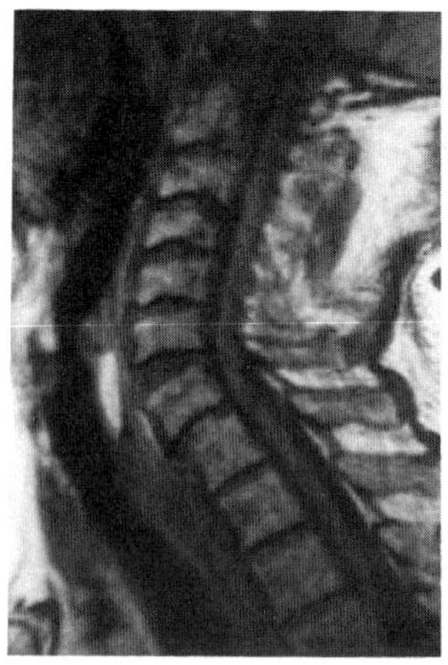
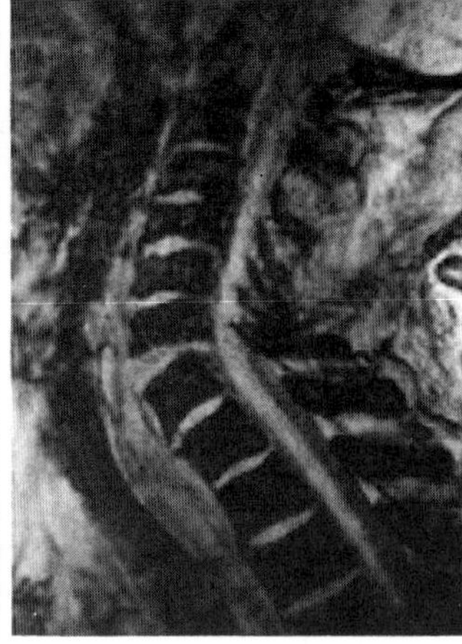

Abb. 5 c + d: T1-gewichtete Spinecho-Aufnahme (500ms/17ms). Das Bandscheibenfach HWK 6/7 ist ventral erweitert (c). Subtraktive Gradientenecho-Aufnahme (500ms/17ms/90°), das vordere Längsband und die Bandscheibe sind zerrissen, der knöcherne Spinalkanal eingeengt (d). Es besteht eine instabile discoligamentäre Verletzung von ventralen Typ.

Anteflexion

Der primäre Bandschaden liegt im Wirbelbogenbereich mit Ruptur der Ligamenta flava und des Ligamentum interspinosum. Die Ligamenta flava können knöchern am Wirbelbogen ausgerissen sein, der Dornfortsatzabstand ist segmental erweitert, es besteht eine Knick-Kyphose, die nur diskret ausgebildet sein kann.

Zusätzliche ventrale Wirbelkörperkompressionen (teardrop) kommen vor. Darüberhinaus ist die Bandscheibe verletzt. Diese Verletzungen entstehen, wenn es durch Auffahren auf ein Hindernis zu einem abrupten Stillstand des KFZ kommt.

Bemerkenswert ist, daß die discoligamentären Verletzungen mit Zerreißung der Bandstrukturen im Wirbelbogenbereich (Ventralflexion) gehäuft bei jüngeren Patienten diagnostiziert werden, während die Rupturen bei Dorsalflexion im

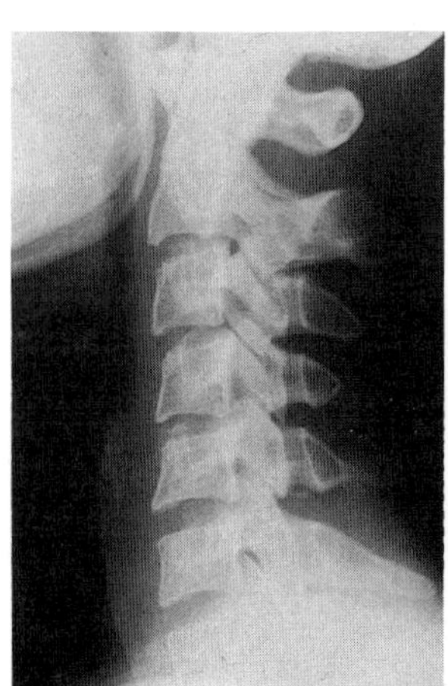
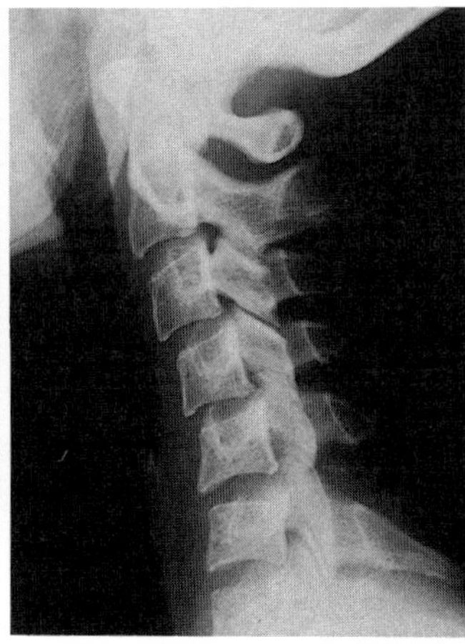

Abb. 6 a + b: Initial nach Beschleunigungsverletzung nur geringe Erweiterung des Dornfortsatz-Abstandes HWK 5/6, es ist eine kleine knöcherne Avulsionsfraktur am kaudalen Wirbelbogen HWK 5 erkennbar bei knöchernem Ausriß eines Lig. flavum (a). Bei einer Kontrolluntersuchung nach 3 Wochen ist es zu einer vermehrten Abkippung nach ventral bei dieser discoligamemtären Verletzung vom dorsalen Typ gekommen (b).

ventralen Abschnitt häufiger bei älteren Patienten mit vorbestehenden degenerativen Veränderungen gesehen werden. Möglicherweise wird diese Form der Verletzung durch eine schon vorbestehende Desintegration und Lösung der Bandscheibe vom Wirbel begünstigt.

Schwerste Verletzungen wie z.B. eine Atlanto-occipitale Luxation sind selten und haben häufig einen letalen Ausgang.

Fehlstellungen, funktionelle Pathologie

Frakturen und discoligamentäre Verletzungen geben sich meist bereits auf dem Übersichtsbild zu erkennen. Die Beurteilung von Funktionsaufnahmen, aktiv oder passiv gehalten, kann sich nicht auf solch eindeutige diagnostische Kriterien stützen. Nach unseren Beobachtungen kann man kurz nach dem Unfallzeitpunkt unauffällige Funktionsaufnahmen vorfinden, während sich im weiteren Verlauf eine segmentale persistierende Bewegungseinschränkung im Röntgenbild ergibt. In diesen Fällen muß davon ausgegangen werden, daß ein Bandscheibenschaden im Rahmen des Unfalls entstanden ist, der im Laufe von 6 Monaten bis zu 2 Jahren zu einer erkennbaren Bewegungsveränderung bei den Funktionsaufnahmen führt. Es gibt aber auch den entgegengesetzten Fall, daß zum Unfallzeitpunkt eine Knickbildung und segmentale Bewegungsstörung nachweisbar ist, die sich im Rahmen einer Kontrolluntersuchung nach Monaten bis Jahren wieder vollständig zurückbildet.

Eine segmentale Knickbildung mit Steilstellung oder Kyphosierung im seitlichen Bild und Vorliegen regelrechter Funktionsaufnahmen zum Unfallzeitpunkt sind Hinweis auf reflektorische Fehlstellungen bei Zerrungen im Weichteilmantel, die meist folgenlos ausheilen, aber auch zu segmentalen Bewegungsstörungen führen können. Daher sollte auch in diesen Fällen mit Fehlhaltungen, aber regelrechten Funktionsaufnahmen eine Röntgenkontrolle nach 3 bis 6 Monaten erfolgen, wenn Beschwerden persistieren.

In der Beurteilung von eingeschränkter oder vermehrter Beweglichkeit bei Funktionsaufnahmen ist ein grundsätzlicher Mechanismus zu berücksichtigen: Kommt es durch degenerative Veränderungen oder eine kongenitale Blockwirbelbildung zu einer verminderten oder aufgehobenen Beweglichkeit in einem Segment, erfolgt eine überphysiologische Kompensation, meistens im darüber liegenden Bewegungssegment. Dies führt zu Knickbildungen und Stufenbildungen mit segmentaler Hypermobilität im darüber liegenden Segment. Es handelt sich bei diesen Knickbildungen nicht um die primäre Pathologie sondern um eine sekundäre Kompensation, die den normalen Bewegungsumfang in den kleinen Wirbelgelenken über das physiologische Maß hinaus ausschöpft.

Häufig sind es diese sekundären Hypermobilitäten, die im Intervall im Stadium der Überkompensation zu entsprechenden klinischen Beschwerden führen.

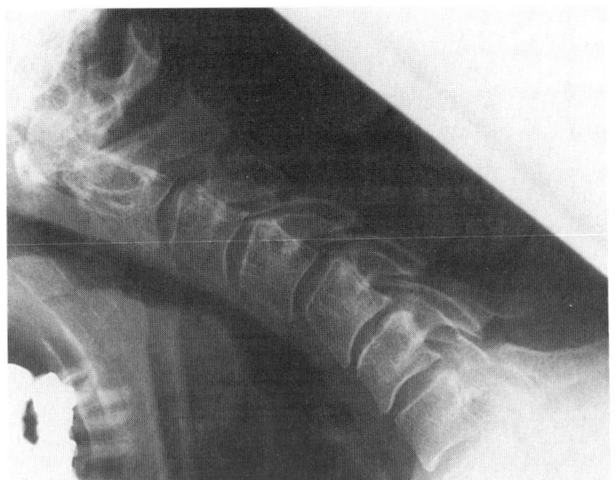

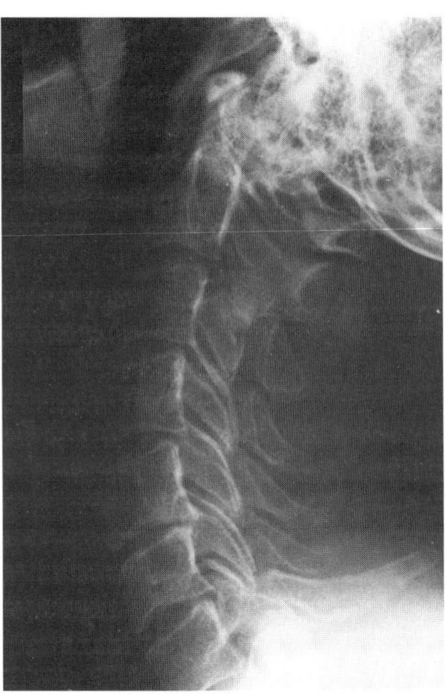

Abb. 7 a + b: Funktionsaufnahmen der HWS, Beschleunigungsverletzung vor einigen Jahren. Es besteht eine degenerative Bandscheibenverschmälerung mit Gaseinschluß HWK 5/6 mit eingeschränkter Beweglichkeit in diesem Segment. Kompensatorische Hypermobilität im Segment HWK 4/5.

Kernspintomographie bei Beschleunigungsverletzung der HWS

Im Rahmen einer kontrollierten Studie wurden 17 Patienten nach Beschleunigungsverletzung der HWS kernspintomographisch in Neutralstellung (leichte Retroflexion) und in Anteflexionsstellung untersucht. Alle Patienten gaben erhebliche Beschwerden an, die kein eindeutiges Korrelat in den Röntgenübersichtsaufnahmen fanden. Wir haben bei 5 dieser 17 Patienten pathologische Bandscheibenbefunde im Sinne eines Bandscheibenvorfalls oder Bandscheibenprotrusion erheben können.

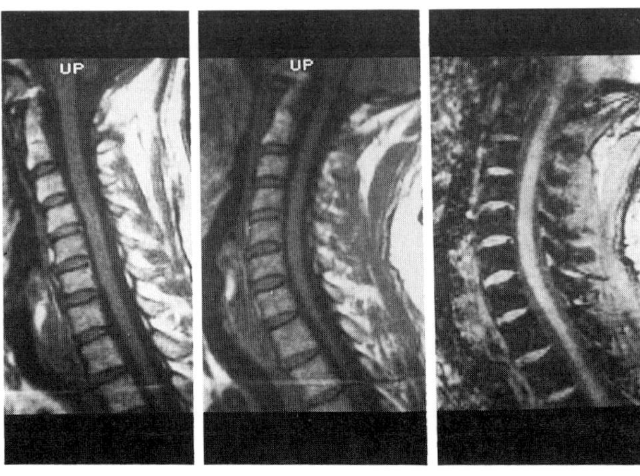

Abb. 8 a, b, c: Persistierende Beschwerden nach Beschleunigungsverletzung der HWS. Funktionskernspintomographie, T1-gewichtet in Anteflexion (a), T1-gewichtet in Retroflexion (b), subtraktive Gradientenechosequenz in Retroflexion (c). Eingeschränkte Beweglichkeit und Fehlhaltung bei Anteflexion. Zwischen HWK 4/5 und HWK 5/6 bestehen dorsale Bandscheibenprotrusionen bzw. kleine Bandscheibenvorfälle.

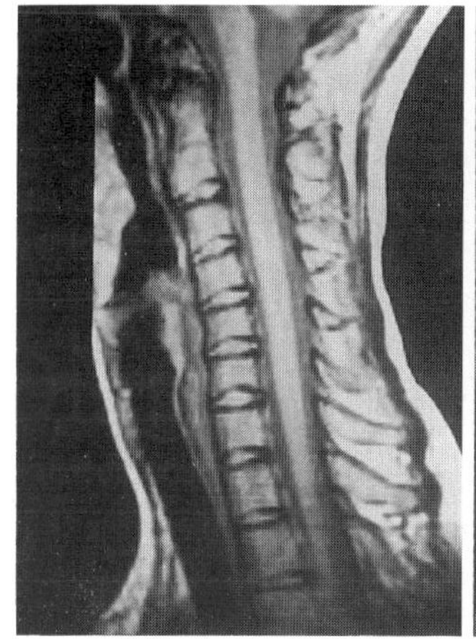

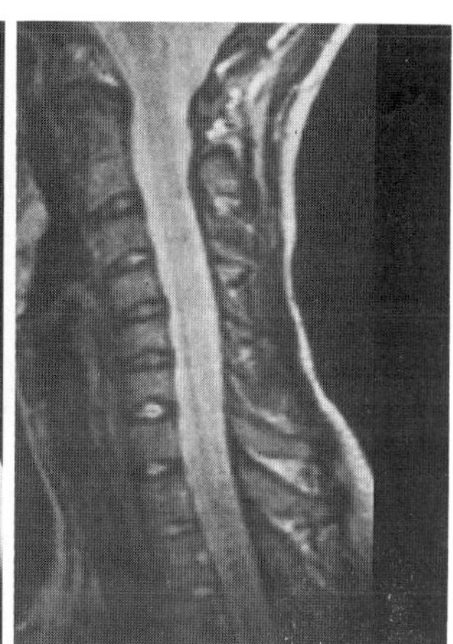

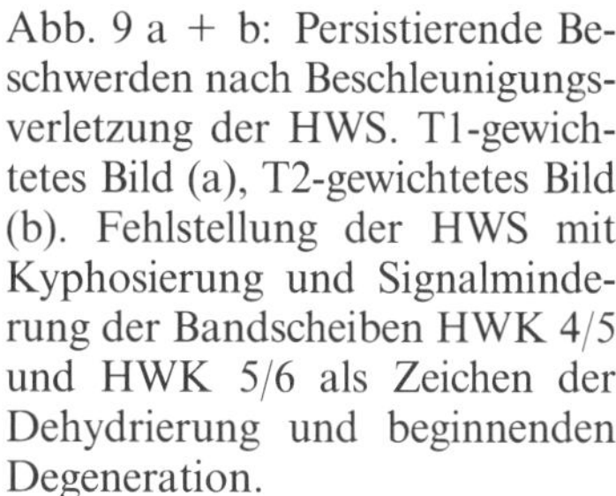

Abb. 9 a + b: Persistierende Beschwerden nach Beschleunigungsverletzung der HWS. T1-gewichtetes Bild (a), T2-gewichtetes Bild (b). Fehlstellung der HWS mit Kyphosierung und Signalminderung der Bandscheiben HWK 4/5 und HWK 5/6 als Zeichen der Dehydrierung und beginnenden Degeneration.

Darüber hinaus lassen sich durch T2-gewichtete Sequenzen beginnende Bandscheibendehydrierungen als Ausdruck eines beginnenden degenerativen Bandscheibenprozesses nachweisen.

Es liegen jedoch noch keine Angaben über die Prävalenz entsprechender Befunde bei einem gesunden Kollektiv vor.

Schlußfolgerungen

Zur röntgenologischen Beurteilung von HWS-Beschleunigungsverletzungen ist die Kenntnis der Variation normaler Röntgenbefunde erforderlich. Degenerative Veränderungen sind ein Normalbefund im Laufe des Alterns. Daher kann nicht jede degenerative Veränderung zwangsläufig als Traumafolge interpretiert werden. Nach Ausschluß einer knöchernen Verletzung sollten discoligamentäre Verletzungen durch passiv gehaltene Funktionsaufnahmen dargestellt werden. Verletzungen, die nicht zu einer eindeutigen röntgenmorphologischen Pathologie führen, können auch heute nur indirekt und häufig erst im Verlauf durch Funktionsaufnahmen der HWS dargestellt werden. Daher ist neben der Anfertigung initialer Funktionsaufnahmen eine Kontrolle nach 6 Monaten und gegebenenfalls nach einem Jahr bei persistierenden Beschwerden oder gutachterlichen Fragen erforderlich.

Die Kernspintomographie eröffnet eine neue diagnostische Dimension. Diese Untersuchung, die auch in den Funktionsstellungen Ante- und Retroflexion durchgeführt werden kann, ermöglicht die direkte, nicht invasive Darstellung von discoligamentären Verletzungen, Bandscheibendegenerationen und Bandscheibenvorfällen.

Dr. med. A. Stäbler, Oberarzt der
Radiologischen Klinik und Poliklinik, Klinikum Großhadern,
Ludwig-Maximilians-Universität München
(Direktor Prof. Dr. Dr. h.c. J. Lissner)

Radiologische Standard-Diagnostik nach frischer Verletzung

G. Zöllner

Einleitung

Die Halswirbelsäule ist immer noch eine der Regionen, die aufgrund ihrer anatomischen Komplexität und der Vielfalt des Beschwerdebildes für den Radiologen schwierig zu explorieren ist. Die Korrelation zwischen Beschwerden und bildgebenden Verfahren ist dadurch behindert, daß die schmerzauslösenden Strukturen nicht oder nur sehr schwer abzubilden sind.

Ziel der radiologischen Abklärung bei der Beschleunigungsverletzung der HWS ist:

Festzustellen, ob ein Schaden vorliegt. Falls dies der Fall ist, die Differenzierung eines endgültigen, sich nicht ausweitenden Schadens von einem Schaden, der sich durch eine Intervention beseitigen oder verkleinern läßt, oder von einem Schaden, der sich ohne Intervention verschlimmern würde. vorzunehmen. Notwendige Bedingung ist eine Darstellung der Weichteil- und Knochenläsion.

Um diese Frage zu klären, stehen folgende Untersuchungsmethoden zur Verfügung:
Standardröntgenaufnahmen
Röntgenschichtaufnahmen
dynamische Röntgenaufnahmen
Computertomographie
Myelo-CT und
Kernspintomographie

Dabei sollte das diagnostische Vorgehen der jeweiligen klinischen Situation angepaßt sein. Deshalb solle diese so genau wie möglich definiert sein.

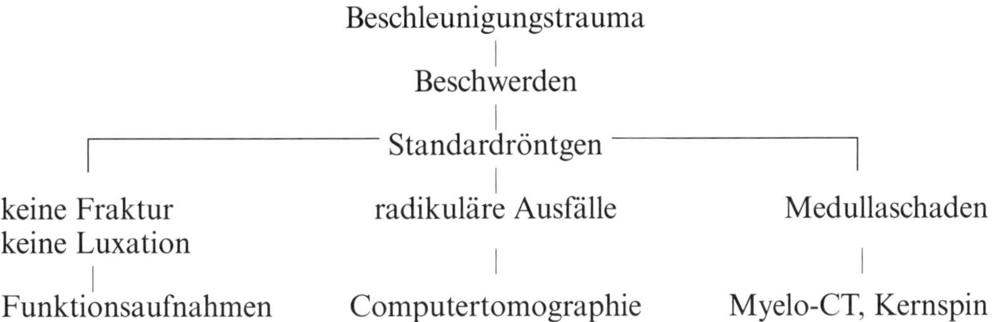

Radiologische Standarddiagnostik

Die Basisuntersuchung

Nach Beschleunigungstrauma ist immer noch die HWS-Röntgenuntersuchung mit Röntgenaufnahmen der HWS in zwei Ebenen und Schrägaufnahmen zur Beurteilung der Neuroforamina.

Die Standardröntgenaufnahme ist jeder weiteren Abklärung voranzustellen. Mit ihr wird vorabgeklärt, auf welcher Etage sich ein Schaden befindet und wo eventuell weiter abgeklärt werden muß. Zusammen mit den klinischen Zeichen wird hier die Weiche für den Einsatz der weiteren diagnostischen Verfahren gestellt.

Die genaue klinische Voruntersuchung ist dabei Vorbedingung zur Interpretation, da das Auge des Radiologen erheblich durch die klinische Information gelenkt wird. (Prinzip der fokalen Aufmerksamkeit, das auch bei der Modellisierung der visuellen Funktionen des Menschen auf dem Computer verwendet wird)

Die Notwendigkeit zu weiteren Verfahren ergibt sich daraus, daß die Standardröntgenaufnahmen immer eine Superposition verschiedener Strukturen zeigen, was die Interpretation erheblich erschwert und daß Strukturen, wie Bänder, Muskeln und Bandscheiben nicht abgebildet werden.

Bei der Standardröntgenaufnahme kann selten eine inadäquate Technik der Bildgebung zu einer inadäquaten Interpretation und fehlerhaften Diagnose führen.

Aufgrund der komplexen anatomischen Strukturen ist die Interpretation des Röntgenaufnahmen nicht immer einfach und selten können bei der Standardröntgenaufnahme übersehen werden:
- eine geringe Subluxation
- eine Densfraktur oder
- eine traumatische Spondylolisthesis.

Hilfreich als Hinweiszeichen auf eine schwere Verletzung ist die prävertebrale Weichteilschwellung.

Eine inadäquate Technik der Röntgenaufnahme (eventuell durch Wiederholung) bedeutet insbesondere eine unvollständige Abbildung:

Da Verletzungen in allen HWS-Abschnitten erlitten werden können, muß die radiologische Abklärung auch auf die Abbildung aller 7 Halswirbel, des Segments C7/Th1 und des craniocervicalen Übergangs abzielen.

Ein Beispiel spontaner Reduktion ist die Hyperextensionsdislokation (Edeiken-Monroe), die selten bei Kindern vorkommen kann.

Hierbei handelt es sich um einen relativ wenig verstandenen Mechanismus der Dislokation während der Beschleunigungseinwirkung und einer spontanen Reduktion. Es findet sich röntgenologisch ein Normalbefund bei gelähmten Patienten.

Schichtaufnahmen sind sensitiver als Standardaufnahmen bei der Frakturdiagnostik, es bleibt jedoch das Problem der kontrastarmen Darstellung und der fehlenden Weichteilabbildung. Dies hat dazu geführt, daß an vielen Zentren, falls die Computertomographie zur Verfügung steht, keine Röntgenschichtaufnahmen mehr durchgeführt werden.

Funktionsaufnahmen dienen der Abklärung der Distorsion. Diese soll zunächst definiert werden:

Die Distorsion ist ein schmerzhafter posttraumatischer Zustand bei dem es nicht zu einer Schädigung des Knochens, sondern «nur» von Weichteilen, also von Bändern, Knorpel, Muskulatur usw. gekommen ist. Eine Fraktur oder eine persistierende Dislokation sind nicht nachzuweisen. Symptome einer Schädigung des Halsmarkes liegen nicht vor. Auf den Traumamechanismus wird nicht Bezug genommen. Das Standardröntgenbild ist normal.

Die Standardmethode zur Abklärung einer Distorsion stellt auch heute noch die Funktionsröntgenaufnahme dar.

Deshalb die Empfehlung

Je nach Schmerzzustand sind nach Ausschluß knöcherner und/oder Luxationsverletzungen frühestmöglich **gehaltene** Funktionsaufnahmen in maximaler Flexion und Extension der HWS vorzunehmen.

Hierbei sollte der diagnostizierende Arzt mitwirken und durch beruhigendes Eingehen auf den Patienten die Aufnahme erleichtern.

Warum frühestmöglich

Die schwere Distorsion, die nur durch Funktionsaufnahmen diagnostiziert werden kann, bedarf einer frühen aufwendigen Therapie und muß also frühest möglich diagnostiziert werden.

Der französische Sprachraum kennt zwei Begriffe

L'entorse benigne = benigne Distorsion und
L'entorse grave = schwere Distorsion

Kennzeichen der schweren Distorsion ist ihr progredienter Verlauf, denn sie führt mit Sicherheit zu einer Dislokation oder Luxation: Ohne erhebliche therapeutische Maßnahmen kommt es sofort oder nach Wochen oder Monaten zu einer Dislokation mit entsprechenden neurologischen Konsequenzen. Deshalb ist als Therapie entweder die konsequente Ruhigstellung mit halo-cast oder die operative Stabilisierung notwendig, wobei in Frankreich der operativen Intervention der Vorzug gegeben wird.

Die benigne Distorsion dagegen führt im Verlauf zu keiner signifikanten Dislokation.

Sichere Zeichen der schweren Distorsion (die bei uns zur Operationsindikation herangezogen werden), sind:
1. Reduktion der Überdeckung der Intervertebralgelenke um mehr als 50%
2. Ein Auseinanderklaffen der Dornfortsätze im Bereich des Kanalhinterrandes (spinolaminäre Linie)
3. Die Verschiebung eines Wirbels gegenüber seinem Nachbarn um – mehr als 2 mm (oberhalb C4)- mehr als 4 mm (unterhalb C4) oder die Neigung eines Wirbels gegenüber seinem Nachbarn um mehr als 11 Grad.

Für die Operationsindikation muß mindestens das Zeichen 3 **und** eines der Zeichen 1 oder 2 vorliegen (ROY CAMILLE).

Technisch aufwendige Untersuchungen

Die folgenden Tabellen geben eine Übersicht über die Strukturen, die mit den einzelnen Verfahren abgebildet werden. Daraus wird klar, daß die Röntgentechnik zur alleinigen Abklärung des akuten Beschleunigungstraumas nicht ausreicht.

Zusammenfassend werden die anatomischen Strukturen mit den folgenden Verfahren am besten erfaßt:

Tabelle 1:

Knochen:	Röntgenaufnahme, CT, Myelo-CT
Diskus:	CT, Myelo-CT, Kernspintomographie
Ligamente:	
– direkt:	Kernspintomographie (mit Ausnahmen)
– indirekt:	dynamische Röntgenaufnahmen
Medulla:	
– direkt:	Kernspintomographie
– indirekt:	Myelo-CT
Andere Weichteile, Muskulatur, Fettgewebe:	CT, Kernspintomographie
Gefäße:	Angiographie

Tabelle 2:

Rö:	Knochen, Weichteile flau
Rö funk.:	Bandläsionen (indirekt)
CT:	Knochen, Bandscheibe (Hämatom)
KST:	Bandscheibe, Band/Muskelläsionen (direkt), Hämatom

Die Computertomographie

Im Licht vergleichender Untersuchungen zur Sensitivität der Röntgenaufnahme im Vergleich zur Computertomographie sollte allerdings ein unauffälliges Röntgenbild nicht als vollständiger Beweis einer intakten Knochenstruktur angesehen werden. Manche Fraktur verbirgt sich zunächst hinter dem Bild einer Distorsion und deshalb ist im Einzelfall die Abgrenzung zu Frakturen nicht leicht.

Dies erklärt die folgende Empfehlung

Zeigt die Röntgenstandardabklärung einen Hinweis auf eine nicht genügend abgebildete Verletzung, oder legt die klinische Untersuchung eine Nervenwurzelbeteiligung nahe, sollte dies durch die Computertomographie weiter abgeklärt werden.

In unserem Zentrum wird die Computertomographie nach i.v. Kontrastmittelgabe (wegen der Darstellung des cervicalen Venenplexus) mit einer Schichtdicke von 1,5 oder 2 mm durchgeführt.

Die Beschleunigungsverletzung der HWS ist in der Regel multisegmental.

Daraus folgt, daß die Diagnoseverfahren multisegmental orientiert sein müssen: Bei der Computertomographie eher eine Etage zuviel abbilden, als eine zuwenig!

Falls aufgrund fortbestehender Schmerzen, Schwindel oder vegetativer Symptome Funktionsaufnahmen nicht erstellt werden können, ist ohne Abwarten eine Computertomographie oder gegebenenfalls eine Kernspintomographie durchzuführen. Insbesondere für die Computertomographie wäre idealerweise eine solide manualmedizinische segmentale Diagnostik vorzuschalten, um radiologisch gezielt untersuchen zu können.

Die hohe Sensitivität der Computertomographie für Frakturen, läßt sie als das beste Verfahren zur Abbildung der knöchernen Läsion erscheinen, falls man nur weiß, auf welcher Etage man untersuchen muß.

Die CT hat eine hohe Sensitivität für instabile Läsionen im HWS-Bereich, aber ligamentäre Läsionen des cervico-occipitalen Überganges werden übersehen (atlano-occipitale Subluxation). Weiterer Nachteil der CT ist, daß die Medulla oblongata nicht ausreichend kontrastreich abgebildet wird.

Die Myelo-CT, das heißt die Computertomographie nach Myelographie hat gegenüber der Nativ-CT den Vorteil einer zusätzlichen Abbildung der Medulla, deren Innenstruktur jedoch auch hier nicht sichtbar wird (außer bei einem ausgeprägten Hämatom). Ihre Indikation betrifft also die seltenen Fälle mit klinischen Zeichen einer Markläsion.

Kernspintomographie und Beschleunigungstrauma

Das beste Verfahren zur kontrastreichen Medullaabbildung ist die Kernspintomographie, die den Kanalinhalt klar darstellt und Medullaläsionen artefaktarm und spezifisch darstellen kann. Wichtig ist, daß das Medullaödem vom Hämatom zu trennen ist, was mit der Schwere der Symptome korrelliert und damit für die Prognose wichtig ist.

Das Medullahämatom ist im allgemeinen mit einer schlechten Prognose behaftet, dagegen ist die Prognose beim Medullaödem gut.

Im einzelnen kann die Kernspintomographie nachweisen:
- Transsektion der Medulla
- Medulladeformation aufgrund einer Kompression
- Medullaödem, -schwellung
- Medullaeinblutung, posttraumatische akute Medullacysten,
- posttraumatische Discushernien,
- ligamentäre Läsionen (indirekt, durch Hämatom)

Die Kernspintomographie kann nicht oder nur schwer unterscheiden:
- Knochenfragment und Bandscheibe
- epidurales Hämatom und dilatierte epidurale Venen.

Trotz aller Fortschritte der Weichteildiagnostik mit der Kernspintomographie ist die Frage der Bandläsion auch mit der Kernspintomographie, insbesondere bei niedriger Feldstärke nicht sicher zu klären. Um Bänder hochauflösend ausreichend darzustellen, reicht nach unserer Erfahrung ein 0,5 T supraleitender Magnet nicht aus. Das Potential der Kernspintomographie insbesondere bei hohen Feldstärken ist hier jedoch noch nicht ausgereizt.

Im Moment gilt jedoch noch, insbesondere im HWS-Bereich:

Die Kernspintomographie ist mit hohen Kosten und Aufwand verbunden. Außerdem ist es technisch nicht einfach, einen akuten Traumapatienten in der langen Röhre des Gerätes zu untersuchen. Die Ligamente der HWS sind an der Auflösungsgrenze der Geräte und das wichtige Ligamentum posterius ist nicht kontrastreich abzubilden. Die Sensitivität für Frakturen ist gering.

Vergleich der Modalitäten (Beschleunigungstrauma)

	Knochen		
	Element	Achse	Medulla
Standardröntgen	+ +	+ + +	–
Computertomographie (2D, 3D)	+ + +	+	+
Kernspintomographie	+	+ +	+ + +

Aufwendige funktionelle Untersuchungen

Die Funktionscomputertomographie (in Rotation)
wird für die obere HWS in der Akutdiagnostik nicht angewandt.

Die Funktionskernspintomographie
ist schwer durchzuführen, aufwendig und teuer. Ihr Vorteil ist die direkte Abbildung des Halsmarkes.

Nach der Akutabklärung ist jedoch nicht zu vergessen

Klinische und radiologische Nachuntersuchung innerhalb eines Monates zum Ausschluß einer späteren Instabilität (nach Normalisierung des Muskeltonus).

Zusammenfassung:

Das ideale alleinige bildgebende Verfahren für die Akutdiagnostik der Beschleunigungsverletzung der Wirbelsäule gibt es nicht.

Die Indikation der verschiedenen Verfahren muß der jeweiligen klinischen Situation angepaßt werden und im Kontext der akuten Probleme des Patienten gesehen werden.

Grundpfeiler der Diagnostik ist und bleibt die Standardröntgenaufnahme.

Die funktionelle Röntgendiagnostik leistet wertvolle Dienste bei der Differenzierung der Distorsion.

Unter dem Gesichtspunkt der Kürze der Untersuchung im Akutfall, bei radikulären Ausfallserscheinungen ist es die Computertomographie, die oft am schnellsten erlaubt, therapeutische Konsequenzen zu ziehen.

Myelo-CT, Kernspintomographie sind zusätzliche Untersuchungen, deren Indikation im Einzelfall zu klären ist (Medullaschaden?) und die wichtige Gesichtspunkte beitragen können. Die Kernspintomographie hat ein hohes diagnostisches Potential aufgrund der Abbildung von Medulla, Muskel, Bandscheiben und Bändern, das allerdings noch zu definieren ist.

Prof. Dr. med. G. Zöllner
Service de Radiologie B,
Pavillon Clovis Vincent
Hospice Civils de Strasbourg
Boite Postale 426
F-67091 Strasbourg-Cedex

Schwierigkeiten bei der Diagnosefindung beim Akutverletzten

C.-W. Siegling und M. Rudolph

Wie wir wissen, kann ein Beschleunigungstrauma alle Segmente der Halswirbelsäule betreffen. Ist eine eindeutige Anamnese vorhanden, finden sich eventuell als Hinweiszeichen Hämatome und ist ein typischer Röntgenbefund nachweisbar, so ist die Diagnose Luxation, Fraktur oder Kombinationsverletzung klar zu stellen. Dementsprechend kann – abhängig vom klinischen sowie neurologischen Befund – der Zeitpunkt und die Methodik der Operation festgelegt werden.

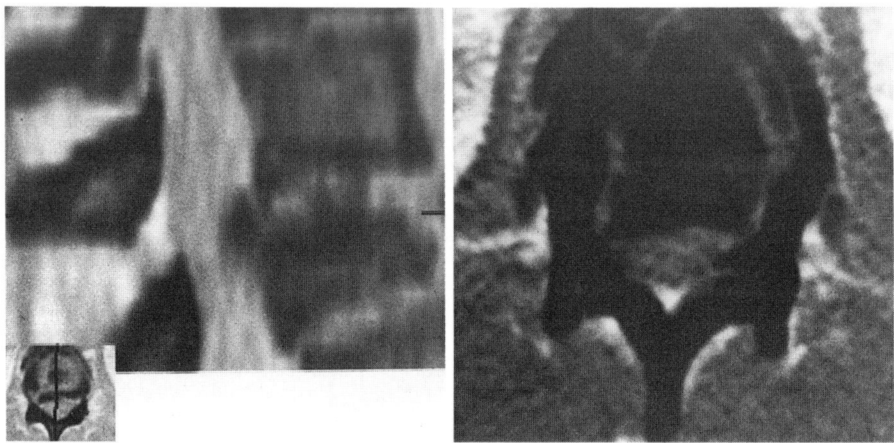

Abb. 1 a + b: Dislozierte HWK-Fraktur mit Verlegung des Spinalkanals im Computertomogramm.

Wir demonstrieren Röntgenbilder der Halswirbelsäule mit typischer Anamnese, ohne neurologische Störungen bei Halswirbelkörper (HWK)-Frakturen. Die weiteren Abbildungen zeigen, daß bei exakter Lagerung röntgenologisch kein sicherer Befund nachweisbar ist. Was wäre wohl aus dieser Patientin geworden, wenn man bei der fehlenden Neurologie das Röntgenbild mit exakter Lagerung durchgeführt hätte?

Röntgenbilder einer Halswirbelsäule von einer 46-jährigen Patientin mit Zustand nach Beschleunigungstrauma. Es werden Kopfschmerzen und bei Flexionsstellung Parästhesien angegeben. Die Traumaanamnese war eindeutig, die übrige Anamneseerhebung zunächst unauffällig. Eine nochmalige Befragung ergab dann erst eine chronische Polyarthritis (c. P.).

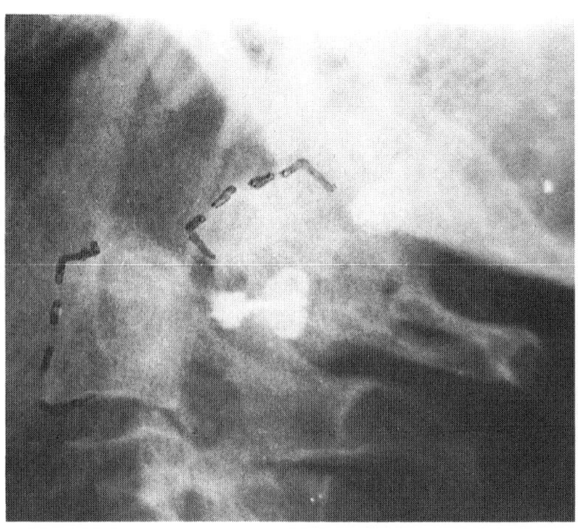

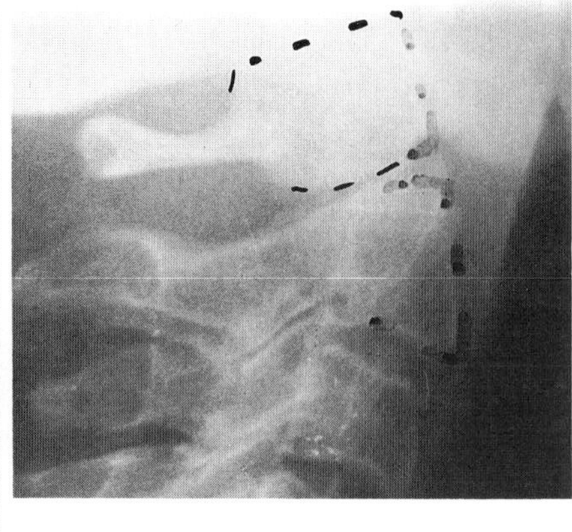

Abb. 2 a + b: C1/C2-Fraktur mit erheblicher Dislokation; bei entsprechender Lagerung ist röntgenologisch die Fraktur nicht sicher zu erkennen.

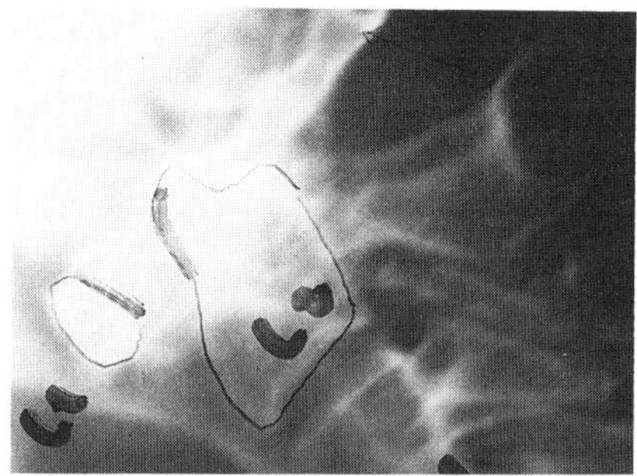

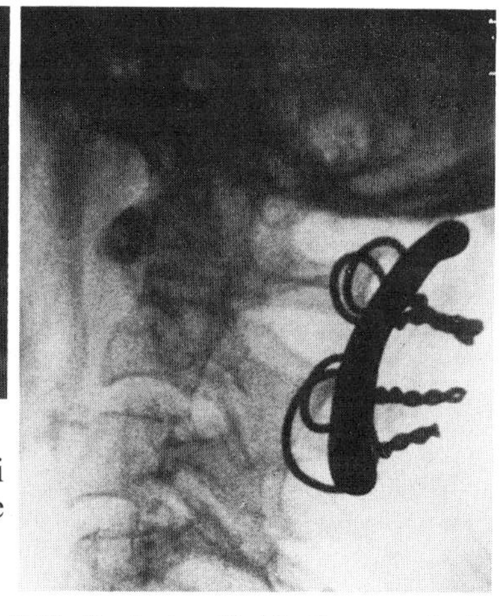

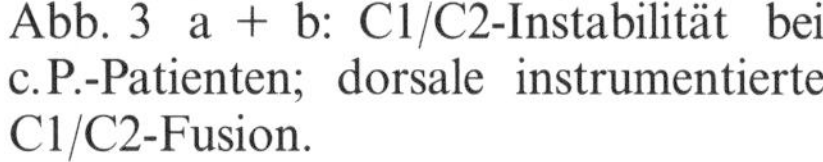

Abb. 3 a + b: C1/C2-Instabilität bei c.P.-Patienten; dorsale instrumentierte C1/C2-Fusion.

Nachuntersuchungen in unserer Klinik bei c-P.-Patienten haben ergeben, daß alle Halswirbelsäulensegmente betroffen sein können.

Man sollte also bei Instabilitäten ohne Frakturnachweis an die c-P. denken. Nicht in allen Fällen wird die Instabilität von einer typischen «Rheumahand» begleitet.

Man sollte auch berücksichtigen, daß ein relatives Bagatelltrauma bei einer derartigen Vorschädigung erhebliche Folgen haben kann.

Die folgenden Abbildungen werden mit der Frage demonstriert, wie lautet wohl die Diagnose, wenn man einen Akutverunfallten mit dieser Dislokation – C1 über C2, z. T. C2 über C3 – nachts stationär eingewiesen bekommt? Bei genauer Betrachtung fällt erst die Osteolyse C2 auf, und es erfolgte in diesem Fall die Verbundosteosynthese zwischen C0 und C5. Also auch an einen destruierenden Prozeß sollte man trotz Beschleunigungstrauma denken.

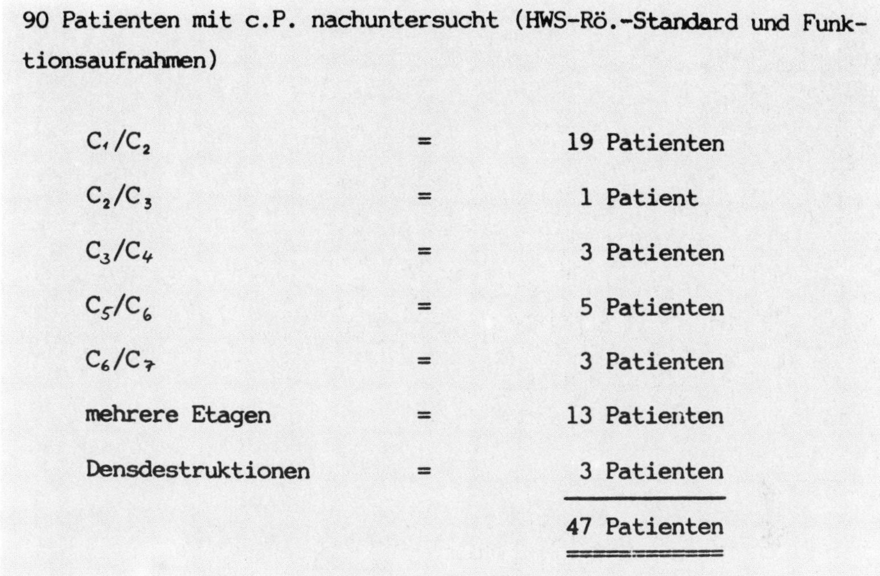

90 Patienten mit c.P. nachuntersucht (HWS-Rö.-Standard und Funktionsaufnahmen)

C_1/C_2	=	19 Patienten
C_2/C_3	=	1 Patient
C_3/C_4	=	3 Patienten
C_5/C_6	=	5 Patienten
C_6/C_7	=	3 Patienten
mehrere Etagen	=	13 Patienten
Densdestruktionen	=	3 Patienten
		47 Patienten

Abb. 4: Verteilung der Instabilitäten auf die einzelnen Bewegungssegmente bei rheumatischer Grunderkrankung.

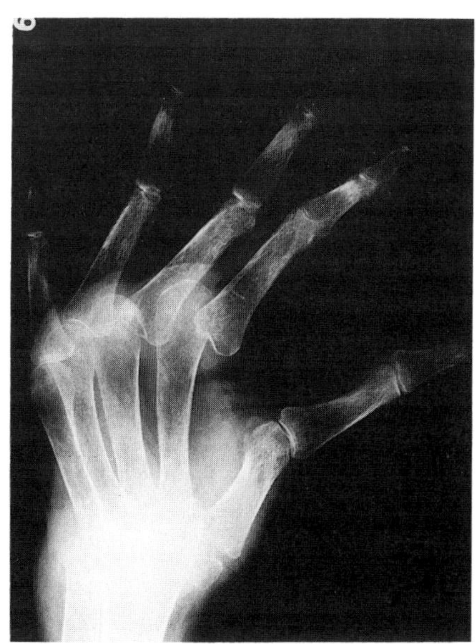

Abb. 5: Typische Destruktionen an der Hand bei c.P.

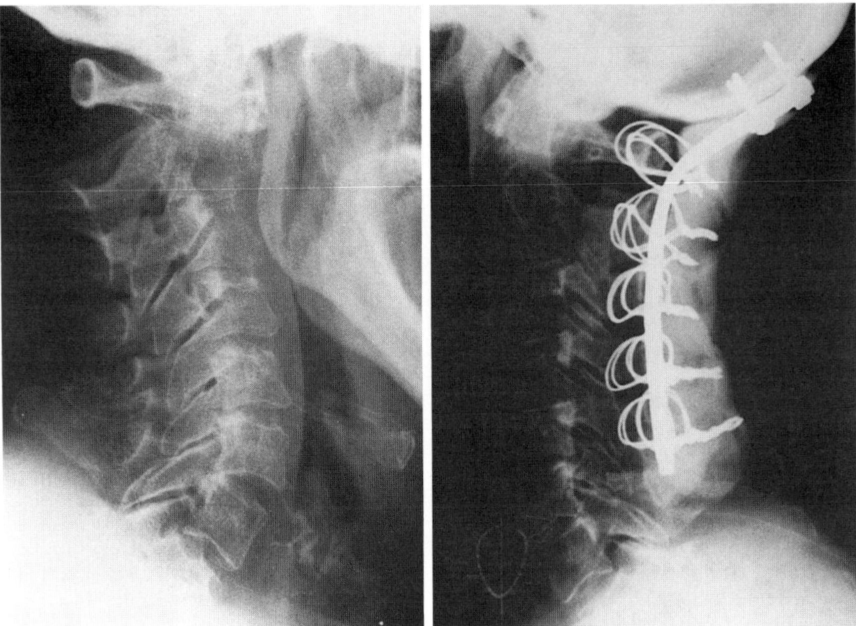

Abb. 6 a + b: Beschleunigungstrauma mit erheblicher Dislokation C1 über C2; erst später wurde die Osteolyse im 2. HWK diagnostiziert. Dorsale C0/C5-Verbundosteosynthese bei ausgeprägter Osteoporose und möglicherweise weiteren osteolytischen Herden.

Wie die folgenden Röntgenbilder aufzeigen, kann ein weiteres Problem bei der Auswertung osteoporotischer oder erheblich degenerativ veränderter Halswirbelsäulen entstehen. Gleiches trifft auf technisch schlechte Aufnahmen zu.

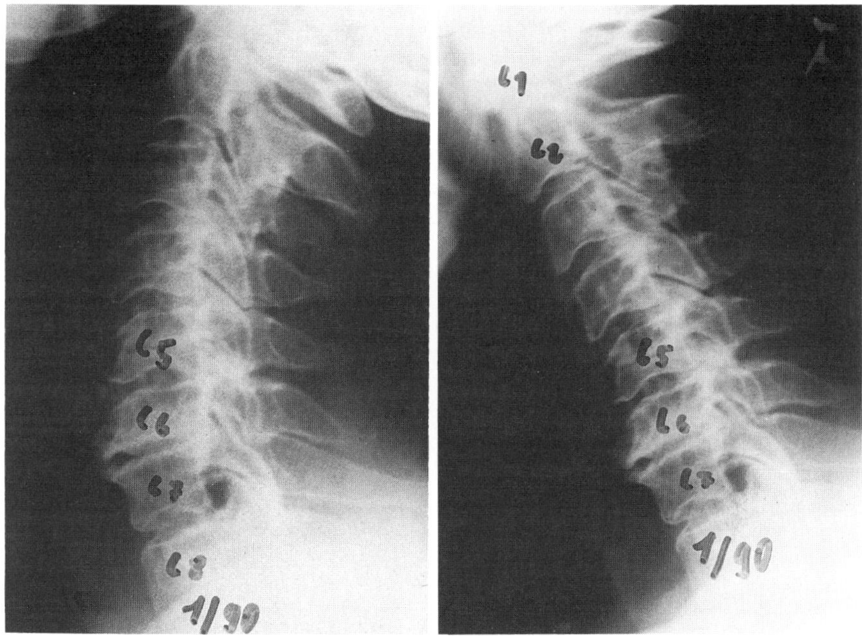

Abb. 7: Fortgeschrittene degenerative Veränderungen an der gesamten Halswirbelsäule mit geringgradig mobilen Segmenten.

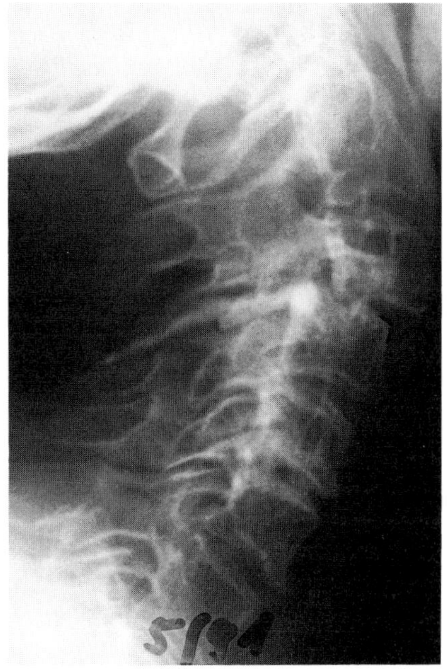

Abb. 8: Fortgeschrittene Strukturstörungen im gesamten Halswirbelsäulenbereich und geringgradiger Hypermobilität.

Nicht selten findet man an der degenerativ veränderten Halswirbelsäule aber auch oberhalb oder unterhalb von Blockwirbelbildungen hypermobile/instabile Segmente.

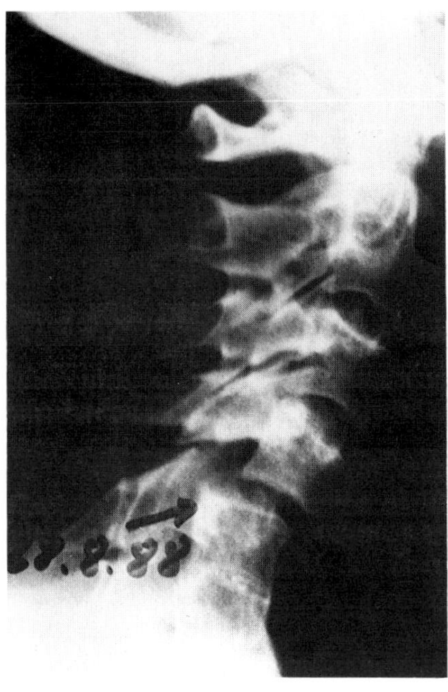

Abb. 9: Blockwirbelbildung zwischen 5. und 6. HWS; Dislokation des 4. HWK über den 5.

Nach wie vor häufige Fehler sind zu kurze Röntgenaufnahmen. Die Schultern werden ungenügend heruntergezogen und gerade die bedeutsame cervico-thorakale Region kommt nicht zur Darstellung. Ähnliches trifft auch für Bewegungseinschränkungen im Schultergürtel oder kurze gedrungene Nackenpartien zu. Einige Beispiele übersehener Frakturen beweisen die Aussage. Sie sind kein Einzelfall!

Der Patient wurde mit Parästhesien in die Klinik eingewiesen. Die kurzen Röntgenaufnahmen ergaben keine Auffälligkeiten. Nach 3 Tagen Bettruhe deutliche Besserung. Man mobilisierte den Patienten mit Wattekragen. Unter der Mobilisation entstanden später erhebliche neurologische Ausfallserscheinungen. Die jetzt exakt durchgeführten Röntgenaufnahmen führten schließlich zur dringenden Verlegung in unsere Abteilung.

Die Bedeutung von Funktionsaufnahmen. Das Beschleunigungstrauma wurde zunächst nicht erkannt. Das Computertomogramm ergab bei exakter Lagerung bis auf die bekannten degenerativen Veränderungen ebenfalls keine pathologischen Befunde.

Anamnese sowie klinisch-neurologische Befunde spielen für die Diagnostik eine große Rolle; es folgt die Röntgenkontrolle in 3 Ebenen. Ohne pathologische Befunde sollte man die Funktionsaufnahmen veranlassen. Wir ergänzen stets

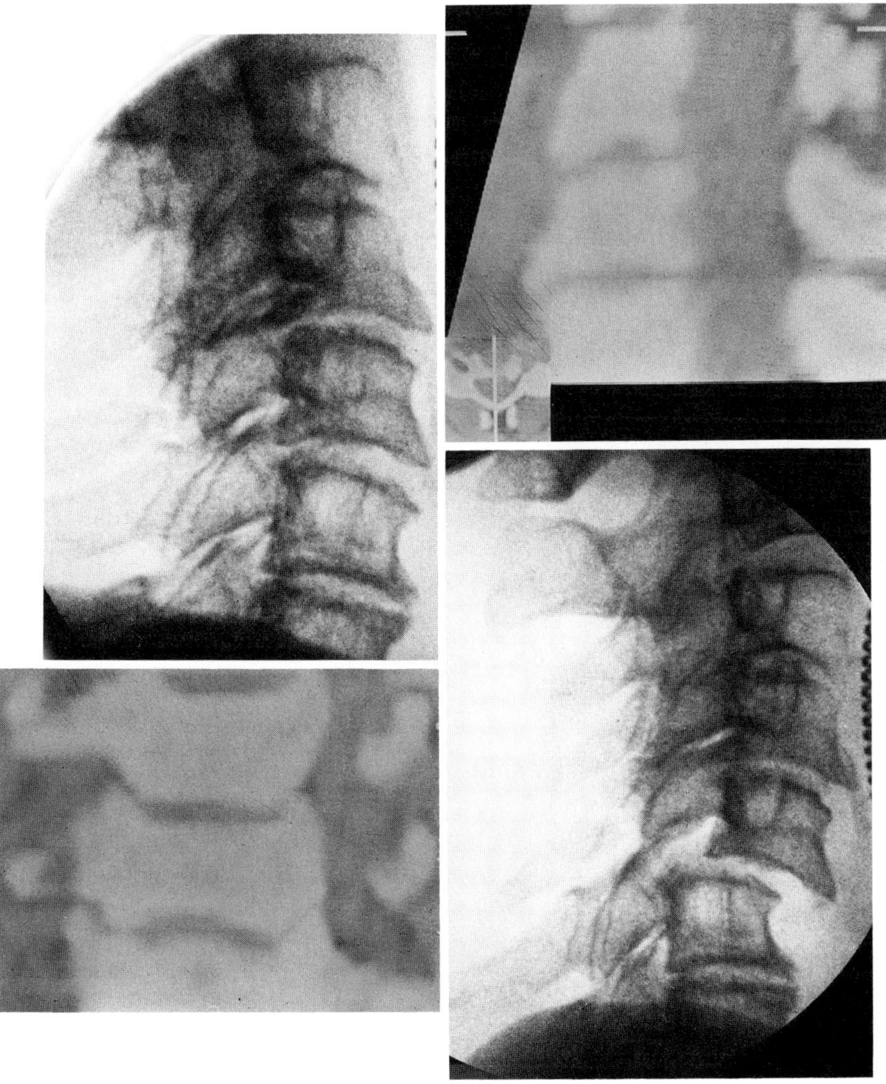

Abb. 10 a–d: Halswirbelsäule mit leicht atrophischer Struktur bei regelrechter Lagerung; im Computertomogramm zeigen sich degenerative Veränderungen, sichere Hinweise für eine Dislokation liegen nicht vor; die Funktionsaufnahme ergibt eine discoligamentäre Instabilität zwischen dem 5. und 6. Halswirbelkörper.

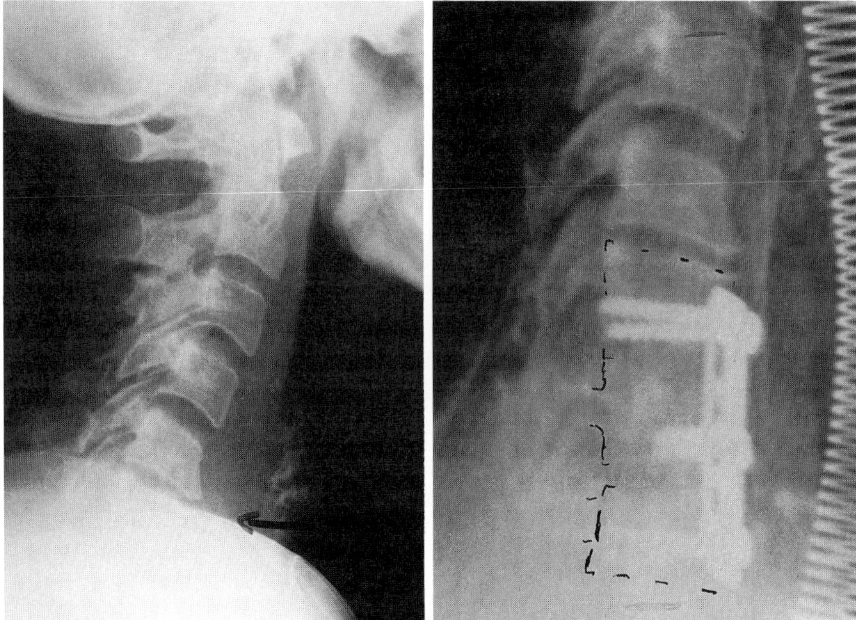

Abb. 11 a + b: Zu kurze Röntgenaufnahme; die Luxationsfraktur zwischen dem 5. und 6. HWK kommt nicht zur Darstellung; intraoperative Röntgenkontrolle mit Fusion zwischen 5. und 7. Halswirbelkörper.

die bildgebenden Verfahren durch ein Computertomogramm. Der Spinalkanal kann eingesehen werden und eventuell übersehene Frakturlinien kommen zur Darstellung. Mit dem MRT haben wir selbst keine größeren Erfahrungen. Sicherlich ist von Vorteil, daß man die kraniale Halswirbelsäule umfassender beurteilen kann. Nachteilig sehen wir das lange Ruhigliegen für den frisch Verunfallten und den zusätzlichen Zeitverlust bei neurologischen Ausfallserscheinungen an.

Prof. Dr. sc. C.-W. Siegling
Leiter des Bereiches Wirbelsäulenorthopädie/Chirurgie
am Willibrordus Spital,
4240 Emmerich/Rhein

Der Neurochirurg als Mitdiagnostiker

A. Montazem

Zusammenfassung

Nach einer HWS-Beschleunigungsverletzung wird der Neurochirurg dann zugezogen, wenn neurologische Ausfälle oder eine Halbseitensymptomatik vorliegen. In diesen Fällen muß an eine Halsgefäßdissektion gedacht und entsprechende diagnostische sowie therapeutische Maßnahmen eingeleitet werden.

Liegt die HWS-Beschleunigungsverletzung mehr als sechs Wochen zurück und es wurden keine traumatischen Veränderungen an der HWS mit üblichen Methoden festgestellt und bei den Betroffenen bestehen massive Beschwerden fort, so muß an eine segmentale Gefügelockerung gedacht und entsprechende diagnostische sowie therapeutische Maßnahmen eingeleitet werden.

Problemstellung der HWS-Beschleunigungsverletzten mit Halsgefäßdissektion

Bereits 1972 hat Engelhardt aus der Neurologischen Klinik Hannover berichtet, daß Thrombosen als mittelbare oder unmittelbare Folgen einer stumpfen Gewalteinwirkung auf die Arteria carotis interna verhältnismäßig selten sind. Rechtzeitige Erkennung und therapeutische Chancen werden daher leicht versäumt. Die Diagnose wird außerdem dadurch erschwert, daß Traumen sehr unterschiedlichen Ausmaßes, einschließlich sogenannter Bagatelltraumen, den Gefäßverschluß auslösen können und dieser erst nach mehr oder weniger langem Intervall klinisch in Erscheinung tritt.

Vor der CT-Ära haben Neurochirurgen sehr häufig bei schweren Polytraumen, insbesondere bei Schädel- und HWS-Traumen, angiographieren müssen. Nicht selten fanden wir unerwartet bei Carotis-Angiographien, die unter dem Verdacht eines intracraniellen Hämatoms durchgeführt wurden, eine Carotis- oder Vertebralis-Dissektion.

Auf traumatische Carotis-Thrombosen, speziell bei Kindern, noch dazu mit ungewöhnlichen Verletzungsmechanismen, hat Isler im Rahmen einer Studie über akute Hemiplegien im Kindesalter hingewiesen.

Hart und Eastorn berichteten 1986 über 45 Fälle mit einer extracraniellen Carotis-Dissektion nach Trauma. Sie beschreiben in dieser Arbeit die anatomischen Besonderheiten des Schildknorpels und die enge Nachbarschaft der Carotis. Die selben Autoren berichten über Dissektion im vertebro-basilären System, wobei hier eine abrupte rotatorische Beschleunigung des Kopfes für die Intima-Verletzung der A. vertebralis durch seinen besonderen Verlauf an C1 verantwortlich gemacht wird.

Aus den letzten zwei Jahren können wir von fünf eigenen Fällen berichten. Bei zwei Patienten mit Intima-Riß und kleiner aneurysmatischer Veränderung kam es zur Spontanheilung (Kontroll-Angiographie nach acht Wochen). In zwei Fällen mußten wir Antikoagulantien einsetzen, ein Fall mit schwerem Polytrauma endete letal.

Zur Verifizierung solcher traumatischer Veränderungen in einer Akutklinik ergibt sich aus der Verdachtsdiagnose zunächst die Notwendigkeit der Durchführung einer dopplersonographischen Untersuchung. Zuverlässig und beweisend ist jedoch die angiographische Untersuchung.

Problemstellung von Patienten mit therapieresistentem Cervicalsyndrom und Cervicocephalgie nach einem HWS-Beschleunigungstrauma:

Nach einer HWS-Beschleunigungsverletzung ohne Beteiligung fester Strukturen wie Knochen, Bandscheiben, Gelenke und Bänder liegt meist eine Weichteilverletzung im Sinne von einer Zerrung oder Hämatombildung vor, woraus meist Nacken-, Hinterhaupt- sowie Schulterschmerzen, meist einen Tag nach dem Unfall, resultieren. Die beschriebene Beschwerdesymptomatik, die auch mit Schwindel und Schmerzausstrahlung in Ohr und Kiefer einhergehen kann, verschwinden in der Regel in den ersten Wochen nach Einleitung entsprechender konservativer Maßnahmen. Für die Beurteilung der HWS-Strukturverletzung stehen konventionelle Röntgenuntersuchungen sowie Funktionsaufnahmen und CT zur Verfügung. Liegt keine größere traumatische Veränderung in den angefertigten Röntgenaufnahmen vor und die Patienten haben über die 6. Woche hinaus immer noch massive Beschwerden, so wird in erster Linie automatisch an Simulation, Rentenbegehren oder sonstige funktionelle Zutaten gedacht. J. Dvorak hat 1987 1100 Fälle in einer Fragebogenaktion aufgearbeitet. Er fand, daß 12,6% aller Verletzungen der Halswirbelsäule mit einer Fraktur einhergingen. Von 87,4% der Patienten mit reinen HWS-Weichteilverletzungen wurden nur 1% berentet. 1/4 bis 1/3 aller nichtberenteten Patienten leiden auch vier bis sieben Jahre nach der HWS-Verletzung an in kausalem Zusammenhang stehenden Beschwerden.

Somit werden Patienten mit persistierendem Cervicalsyndrom sowie Cervicocephalgie manchmal Wochen, gelegentlich erst Jahre nach dem Unfall einem operativ tätigen Arzt vorgestellt. Meist haben diese Patienten bereits normale Untersuchungsergebnisse von HNO-, Augenärzten, Neurologen und Röntgenologen vorzuweisen. In einem großen Prozentsatz dieser Fälle muß an eine nicht verifizierte Gefügelockerung eines bestimmten Segments der HWS gedacht werden. Es handelt sich dabei um Bandläsionen im Augenblick des HWS-Beschleunigungstraumas, die später als Gefügelockerung sowohl in horizontaler als auch in vertikaler Richtung imponieren kann. J. Dvorak (1987) berichtet, daß die axiale Rotation nur indirekt über die gekoppelten Bewegungen mit üblicher Röntgenuntersuchung erfaßt werden können. Bei gezielter Fragestellung und Verdacht auf Instabilität im Bereich der HWS, insbesondere der oberen, ist die funktionelle Computertomographie eine aussagekräftige Technik und ergänzt die konventionelle Radiologie.

In unserer Klinik untersuchen wir diese Gruppe von Patienten dynamisch mit gehaltenem Kopf unter dem Durchleuchtungsgerät. Dabei werden sowohl in seitlichem als auch im a.p.-Strahlengang unter Durchleuchtung die Beweglichkeit der HWS in allen Abschnitten und das Bewegungsspiel unter Durchleuchtung beobachtet und registriert.

Bei gleichzeitig bestehender bisegmentaler Gefügelockerung unter Durchleuchtung muß genauestens geprüft werden, welcher der beiden Segmente für die geklagten Beschwerden verantwortlich ist. Hierzu benutzen wir kleinste Mengen (0,2 ml) von Xylonest, wobei unter Durchleuchtung die kleinen Wirbelgelenke gezielt monosegmental infiltriert werden. Somit kann nacheinander festgestellt werden, welches Segment tatsächlich für die geklagten Beschwerden verantwortlich ist. In den letzten zwei Jahren haben wir in der Neurochirurgischen Klinik des ZK Augsburg 22 Patienten mit reinen Cervicocephalgien ohne sonstige neurologischen Ausfälle operativ behandelt. Bei all diesen Patienten ist eine genaue diagnostische und klinische Beobachtung über mehrere Sitzungen vorausgegangen. Bei 20 dieser Patienten haben wir monosegmental und in einem Fall bisegmental eine Spondylodese und Verschraubung mit Titan-Platten vorgenommen. Bis auf einen Fall (in 19 Fällen) waren die Patienten prompt beschwerdefrei und hatten bereits sofort postoperativ keine Kopfschmerzen mehr. Der früheste Operationstermin nach einem HWS-Trauma war acht Wochen und die längste Zeitdauer zwischen Trauma und Operation betrug acht Jahre.

Zusammenfassung und Schlußfolgerung

Aufgrund der Bandscheibenchirurgie sind Operationen an der HWS in einer Neurochirurgischen Abteilung als Routine-Eingriff zu bezeichnen. Bei Patienten mit Polytrauma und HWS-Beteiligung sowie isolierten Schädel-Hirn- und HWS-Verletzungen werden sofort bei der Einlieferung die Neurochirurgen zugezogen. Im Rahmen der Akutdiagnostik sollte bei Vorliegen einer Halbseitensymptomatik und negativ ausfallender CT-Untersuchung des Schädels unbedingt an eine Halsgefäßdissektion gedacht werden. Die klinische Verdachtsdiagnose (auskultatorischer Befund) sollte durch Dopplersonographie ergänzt und durch angiographische Untersuchung schließlich belegt werden. Durch einen Gefäßchirurgen sollte bei Vorliegen eines Pseudoaneurysmas oder langstreckiger Gefäßdissektion die operative Indikation geprüft werden. Derzeit ist in den meisten Fällen die Anwendung von Antikoagulantien und strenge Beobachtung die Methode der Wahl. Intima-Einrisse mit flüchtiger neurologischer Symptomatik können Wochen später zur Ausbildung einer ausgedehnten Thrombose führen.

Patienten mit HWS-Beschleunigungstrauma können Wochen, aber auch Jahre nach dem Trauma aufgrund einer Gefügelockerung mono- oder bisegmental an einem lästigen, therapieresistenten Cervicalsyndrom und Cervicocephalgien leiden. Bei Vorliegen eines klinischen Verdachts und entsprechender Anamnese sollte bei solchen Patienten eine operative Intervention an der HWS erwogen werden. Mit einer dynamischen Prüfung des HWS-Bewegungsablaufes unter Durchleuchtung mit gehaltenem Kopf ist in den meisten Fällen der Nachweis einer Gefügelockerung möglich. Es sollte auf jeden Fall die vertikale und auch die rotatorische Gefügelockerung mitgeprüft werden.

Bei Nachweis einer solchen Gefügelockerung ist die Spondylodese des betroffenen Segments die einzige Maßnahme, wodurch eine sofortige Beschwerdefreiheit erzielt werden kann.

Literatur

1. Barnett H, Henry JM, Benett M, Stein M (1986) Stroke, Pathophysiologie, diagnosis and management. Churchill-Livingston New York, Edinburgh, London, Melburne
2. Buetti-Baeumel C (1954) Funktionelle Röntgendiagnosik der Halswirbelsäule. Thieme-Verlag, Stuttgart
3. Davis JM, Zimmermann RA (1983) Injury of the carotid and vertebral arteries. Neuroradiologie 25:55–69, Springer-Verlag
4. Dvorak J, Vallach L, Schmid S (1983) Orthopäde, Springer-Verlag
5. Dvorak J (1987) Manuelle Medizin 25:111–115
6. Engelhardt P (1972) Über traumatische Carotis-Thrombosen, Nervenarzt 43:527–530, Springer-Verlag 1972
7. Erdmann J (1973) Schleuderverletzung des Halswirbelsäule, Erkennung und Begutachtung. Hipokrates, Stuttgart
8. Hinz P: Die Verletzung der Halswirbelsäule durch Schleuderung und durch Abknickung. Junghans (Hrsg.) Hipokrates-Verlag Stuttgart Band 47
9. Walz F (1987) Das Schleudertrauma der Halswirbelsäule im Straßenverkehr: Biomechanische und gutachterliche Aspekte. Schweiz. med. Wschr. 16:619–623
10. Wiesner H, Mumenthaler M (1974) Schleuderverletzung der Halswirbelsäule. Mechanismus, Diagnostik, Therapie und Begutachtung. Therap. Umschau, Monatsschrift für praktische Medizin 31/9

Dr. A. Montazem
Leitender Oberarzt der Neurochirurgischen Klinik
im Zentralklinikum (Chefarzt Prof. Dr. Th. Grumme)
Krankenhauszweckverband Augsburg
Postfach 10 19 20
8900 Augsburg

Beschleunigungsverletzungen der HWS und Neurologische Diagnostik

U. Thoden

Mit den direkten Folgen von HWS Beschleunigungsverletzungen sind bisher üblicherweise Unfallchirurgen, Orthopäden sowie Radiologen befaßt. Initial wird der Neurologe meist nur zu schwereren Verletzungen hinzugezogen, nämlich dann, wenn auch dem Nichtneurologen periphere Nervenschäden oder Schäden am Rückenmark oder dem Gehirn offensichtlich werden.

In der Begutachtung von Spätfolgen dieser Verletzungen spielt der Neurologe meist aber eine wesentliche Rolle, wobei die Spätfolgen nicht selten eine solche Intensität und Form annehmen, daß sogar nach dem Psychiater verlangt wird.

Einen Überblick über die Vielfalt der in der Literatur diskutierten Störmöglichkeiten nach diesem zunächst banal erscheinenden Verletzungstyp vermittelt die Tabelle I.

Tabelle 1:

Beschwerden nach HWS-Beschleunigungsverletzungen
Kopf-Gesichtsschmerzen
Schwindel-Gleichgewichtsstörungen bis zu 62,5% pathologische ENG-Befunde
Sehstörungen Akkomodations- und Konvergenzstörungen Pupillenreaktion
Hörstörungen Tinnitus/Hypakusis Akustisch evozierte Hirnstammpotentiale in über 10% pathologisch
Encephale Störungen auffällige EEG-Befunde bei über 70% Gedächtnis-Konvergenzstörungen erhöhte Reizbarkeit rasche Ermüdbarkeit Alkohol-/Nikotinunverträglichkeit Depression Schlafstörungen Libido-/Potenzverlust Angst/Furcht sozialer Rückzug

Zum Pathomechanismus

Die Liste der in der Literatur mitgeteilten Spätfolgen auch nach banalen HWS-Verletzungen ist umfangreich und spricht für komplizierte pathophysiologische Zusammenhänge unter Beteiligung psychischer Mechanismen, die bis zum heutigen Tage umstritten sind.

Die Beschleunigungskräfte, die sich in Rotationsstellung des Schädels besonders ungünstig auswirken, haben eine Auswirkung zunächst auf die direkten Nachbarschaftsstrukturen der HWS, so die Wirbelkörper und -gelenke, den Bandapparat und die Muskeln, was zu Schmerz und Bewegungseinschränkung führt. Weiter können die Gefäße, hier insbesondere die A. vertebralis, lädiert werden, was Schwindel und weitere Hirnstammsymptome erklären kann. Eine Verletzung von Nervenwurzeln führt zu Schmerzen und segmentalen neurologischen Defiziten (Tabelle II).

Strukturen die bei Beschleunigungsverletzungen der HWS lädiert werden können mit zugeordneten Symptomen:

Tabelle 2:
Strukturen die bei Beschleunigungsverletzungen der HWS lädiert werden können mit zugeordneten Symptomen:

Strukturen	Symptome
Wirbelkörper Wirbelgelenke Bänder Muskel	Schmerz, Bewegungseinschränkung
A. vertebralis	Schwindel, Hirnstammsymptome Schmerz
Nervenwurzeln	Schmerz, segmentale neurologische Störungen
Rückenmark	Querschnittverletzungen
Hirnstamm	Hirnstammsymptome
höhere Zentren	zentralnervöse Störungen

Schmerzen können bei diesem Verletzungstyp auf verschiedenen Wegen entstehen: Zum einen durch nozizeptive Mechanismen, d.h. am Verletzungsort werden durch Gewebsschädigung Nozizeptoren erregt, die einen lokalen Schmerz melden, zum anderen führt eine Verletzung von Nervenwurzeln zu einem dem Versorgungsgebiet entsprechenden Schmerz, darüberhinaus kann jeder nozizeptive Fokus aber auch übertragene Schmerzen verursachen, hier seien insbesondere die typischen Schmerzen im Gesicht und Kopf erwähnt.

Verletzungen des Rückenmarks sind bei Bagatellverletzungen sehr selten. Zweifellos kommt es nach einem HWS-Beschleunigungstrauma auch im Bereich des Kopfes zu erheblichen Rotationsbeschleunigungen, die im Mittelpunkt aller Betrachtungen über cervico-encephale Störungen stehen. Diese Mechanismen ergeben sich bei Betrachtung der auf den Schädel einwirkenden Kräfte während einer solchen Verletzung. Dabei wird immer wieder auf die gegenläufigen Beschleunigungen von Schädelinhalt und Kalotte, den möglichen Anprall des Gehirns an den knöchernen Schädel aber auch auf die Zugkräfte im Hirnstammbereich hingewiesen.

Klinische Symptome

Die Unfallfolgen nach HWS-Verletzungen können, wie schon erwähnt, sehr vielfältig sein. Die häufigsten Beschwerden sind Schmerzen, was direkt verständlich ist. Schmerzen können durch Gewebsverletzung an der Stelle der Verletzung selbst entstehen und lokalisiert bleiben. Bei Reizung der Nervenwurzeln strahlen die Schmerzen je nach dem Verletzungsort aus, so bei Verletzungen im Bereich der oberen HWS in den Kopf oder das Gesicht, bei Verletzungen der unteren HWS mehr als Cervicobrachialgien in Schultern und Arme.

Mit den Schwindel- und Gleichgewichtsstörungen wird die Deutung pathophysiologisch komplizierter, denn Schwindel wie auch Seh-, Hör- und zerebrale Störungen sind ja nicht direkt aus der Wirbelsäulenverletzung abzuleiten.

Bei Schwindel nach HWS-Verletzung muß immer ausgeschlossen werden, daß es sich um eine Schädigung handelt, die sich auf den Hirnstamm bezieht, verständlich vielleicht aus der Gefäßversorgung oder durch eine direkte Verletzung des Hirnstammes. Gleichzeitig können aber auch Störungen im peripher-vestibulären Apparat ablaufen. Daher finden sich bei HWS-Beschleunigungsverletzungen unterschiedliche Schwindelsymptome, die direkt mit der HWS nicht zu tun haben. Allerdings sind die Nackenmuskeln reichlich mit Rezeptoren versorgt, die wiederum mit dem zentralvestibulären System verschaltet sind. Dennoch findet sich, kein pathognomonischer «zervikaler Nystagmus», der eine bestimmte Verletzung der Wirbelsäule beweisen würde.

In der Abklärung des Syndroms Schwindel und Gleichgewichtsstörungen lassen sich mit der Methode der Elektronystagmographie objektivierbare Aussagen machen.

Auch bei Sehstörungen ist es von der Pathophysiologie her eigentlich umstritten, wie es so weit entfernt von der Wirbelsäule zu Auswirkungen kommen kann.

Hörstörungen sind ein eher seltenes Symptom. Man soll in akustisch evozierten Potentialen bei etwa 10% der Patienten pathologische Befunde erheben können.

Für den Gutachter ist der Begriff der cervico-encephalen Störungen eine Crux. Hierunter lassen sich verschiedenartige Beschwerden subsummieren, die einerseits organisch erklärbar sind, für die sich andererseits aber auch psychopathologische Erklärungsmöglichkeiten anbieten. Hier seien depressive Syndrome, Reizbarkeit, Gedächtnis-, Konzentrations-, Schlafstörungen usw. genannt. Wenn man aber nach Literaturangaben davon ausgeht, daß sich bei Patienten mit HWS-Verletzungen bis zu 70% pathologische EEG-Befunde finden, ist zu fragen, was bei banalen HWS-Traumen an der Hirnrinde passieren kann.

Beachtenswert ist, daß auch bei kleineren Bagatelltraumen im Halsbereich gelegentlich Gefäßverletzungen mit Dissektionen auftreten können, die über Thromboembolien fortgeleitete Störungen verursachen mögen.

Wie soll man bei den Verletzten am einfachsten diagnostisch vorgehen. Es empfiehlt sich nach den Leitsymptomen Schmerz, Schwindel sowie Störungen des Hörens, Sehens und neurophsychologischen Auffälligkeiten zu fahnden und sie schon bei Aufnahme direkt zu erfragen. Die nachgeschaltete Diagnostik richtet sich dann nach den angegebenen Beschwerden.

Der Neurologe sollte in die Diagnostik von Beschleunigungsverletzungen der HWS bei den in Tabelle III aufgeführten Beschwerden eingeschaltet werden. Diese sind vom Aufnahmearzt am besten per Fragebogen bei jedem Verletzten möglichst genau festzuhalten. Neben einer gründlichen klinisch-neurologischen Untersuchung können dabei in der Analyse der Unfallfolgen von neurologischer Seite je nach Schädigungssyndrom neben neuroradiologischen Methoden die in Tabelle IV aufgeführten neurophysiologischen und vaskulären Untersuchungsmethoden angewandt werden.

Beschwerden, bei denen ein neurologisches Konsil erforderlich ist:

Tabelle 3:

1. Schwindel	
Differentialdiagnose	– peripherer vestibulärer Schwindel
	– zentral vestibulärer Schwindel
	– zervikaler Schwindel
	– vertebrobasiläre Störungen bei Verletzung der A. carotis oder A. vertebralis
Untersuchung	– Frenzelbrille, Lagerungsprüfungen
	– Elektronystagmogramm
	– Dopplersonographie der A. carotis und A. vertebralis
2. Hörstörungen	
Differentialdiagnose	– periphere/zentrale Hörstörung
Untersuchung	– akustisch evozierte Hirnstammpotentiale
3. Schluckstörungen	
Differentialdiagnose	– muskuläre Verspannungen
	– neurogene Schluckstörungen
Untersuchung	– kaudale Hirnnervenfunktion

Tabelle 3: Fortsetzung

4. Schmerzen in Nacken, Gesicht, Kopf	
Differentialdiagnose	– Verletzung der oberen HWS «Kopfgelenke oder des cerebrums»
Untersuchung	– Röntgen – Elektroencephalographie
5. Schmerzen in Nacken und Armen	
Differentialdiagnose	– Verletzung der unteren HWS
Untersuchung	– Elektromyographie – Elektroneurographie – Somatosensibel evozierte Potentiale – Kortikale Magnetstimulation
6. Zentral neurologische Störungen	
Rückenmark	
Untersuchung	– Somatosensibel evozierte Potentiale – Kortikale Magnetstimulation
Hirnstamm und Kortex	
Untersuchung	– Elektroencephalographie – Elektronystagmographie – Akustisch evozierte Potentiale – Dopplersonographie – Somatosensibel evozierte Potentiale – Kortikale Magnetstimulation

Tabelle 4:

Fragebogen bei Beschleunigungsverletzungen der HWS

Beschwerden	nein	ja	Beschreibung
Schmerzen			Kopf Gesicht Nacken Arme
Schwindel			Drehschwindel unsystematisch
Sehen			
Schlucken			schmerzhaft nicht schmerzhaft
Rückenmark			
Hirnstamm			
Cortex			

Prof. Dr. med. U. Thoden
Neurologische Klinik
Klinikum Landshut
Robert-Koch-Straße 1
8300 Landshut

Therapie der frischen Verletzung

Manualmedizinisches Konzept in der Therapie

V. Dvorák

Die Halswirbelsäulenverletzung infolge des Beschleunigungstraumas stellt ein diagnostisches – aber auch therapeutisches Problem dar. Es handelt sich um einem Komplex von Weichteilverletzungen im Rahmen einer indirekten HWS- oder direkten Schädelverletzung.

Die therapeutische Aufgabe und Mitwirkung des manualmedizinisch tätigen Arztes ist in der akuten Phase eingeschränkt und eher bescheiden.

In der **Akutphase** klagt der Patient bei Funktionsstörungen der oberen Halswirbelsäule über zwei Hauptsymptome, nämlich über

Schmerz und Bewegungseinschränkung.

Der Patient vermeidet zur Schmerzlinderung jegliche aktive und passive Bewegung von Kopf und Halswirbelsäule.

In der **subakuten und chronischen Phase** steht eine

Bewegungsverminderung

als Ausdruck der langdauernden Dysfunktion im Vordergrund.

Schmerz ist eher Begleitsymptom.

Im akuten Stadium klagen die Patienten oft umschriebene Schmerzen und Bewegungseinschränkungen im Suboccipitalbereich oder distal davon im mittleren Cervicalbereich. In chronischen Stadien treten bei längerdauernder Störung Ausstrahlungsschmerzen auf, manchmal ist diese Ausstrahlung in der pathogenetischen Beziehung zur HWS nicht ohne weiteres offensichtlich.

Entsprechend der Krankheitsphasen wird auch die therapeutische Strategie des Manualmediziners bestimmt.

In der Schweiz hat sich in den letzten Jahren folgende Strategie etabliert:

1. Akute Phase: Zeitspanne vom Unfall bis ca. 2–3 Wochen danach

Die Therapie entspricht weitgehend den anerkannten Strategien wie sie durch andere Fachärzt befürwortet wird, nämlich Ruhigstellung mittels Halskragen; zu beachten: Je steifer der Hals desto schwerer die Verletzung, desto steifer soll der Halskragen sein.

Darauf zu achten ist, daß der Halskragen etwa eine Flexion von 8–10 Grad gewährleistet, Extension soll vermieden werden. Zur Schmerzlinderung Analgetikagabe. Der Patient kann selber eine Kryotherapie durchführen.

In diesem Stadium besteht jedoch die wichtigste Aufgabe des manuellen Mediziners in der diagnostischen Tätigkeit. Dem ausgebildeten manual-medizinischen Arzt stehen zahlreiche Untersuchungstests zur Verfügung um das Maß der Funktionsstörungen festlegen zu können und um somit wesentlich zur weiteren gezielten Diagnostik beizutragen, v.a. gezielte radiologische Untersuchungen (CT, MRI etc.), insbesondere bei persistierenden Schmerzen nach 2–3 Wochen. Diese diagnostische Aufklärungsmöglichkeit durch funktionelle Untersuchung ist meines Erachtens die wichtigste Aufgabe des Manualmediziners in der Akutphase.

2. Subakute Phase: Zeitspanne zwischen der 2./3. bis 5./6. Woche

Im Vordergrund steht eher eine von Schmerzen begleitete funktionelle Bewegungseinschränkung. Falls gravierende Knochen- oder Bänderverletzungen ausgeschlossen worden sind, steht dem Manualmediziner eine breitere Palette von Therapiemöglichkeiten zur Verfügung.

Klinisch handelt es sich meistens um hypomobile Funktionsstörungen, welche durch die segmentale funktionelle Untersuchung recht zuverlässig zu diagnostizieren sind.

Im Rahmen der passiven Behandlung stehen uns die Methoden der neuromuskulären Therapie (NMT) zur Verfügung. In erster Linie die sogenannte MMT3 oder passive Mobilisation, unter Ausnutzung der reziproken Hemmung der Muskelantagonisten der limitierten Bewegung. Diese Technik ist schonend, verlangt keine große Kraftwirkung und ist therapeutisch wirksam. Als zweite Möglichkeit steht uns die MMT2-Technik, nämlich Ausnutzung der postisometrischen Relaxation der Muskelantagonisten der limitierten Bewegung zur Verfügung.

Als gezielte Behandlung könnte eine Mobilisation des entsprechend eingeschränkten Bewegungssegmentes mittels Mobilisation ohne Impuls vorgenommen werden, womit man die Beweglichkeit und Verbesserung der Bewegungsgrenze erreichen will. Diese Mobilisation kann der Patient selbst erlernen und zu Hause aktiv durchführen.

Die isometrische Muskelkräftigung der Nackenmuskulatur ist wichtig, um die Entwicklung einer muskulären Dysbalance zu vermeiden.

Wärmeapplikation als passive Maßnahme oder als Vorbereitung zur MMT2.

3. Chronische Phase: ab 5./6. Woche

Sie ist charakterisiert durch Schmerzabnahme und Verbesserung der Beweglichkeit, jedoch oft mit diagnostizierter segmentaler Hypomobilität. Die meisten Patienten sind arbeitsfähig oder mindestens teilweise.

Im Vordergrund steht wiederum die neuromuskuläre Therapie, v.a. MMT2, durch Muskelkraft bedingte neuromuskuläre Reflexmechanismen werden zur

Verbesserung der segmentalen Beweglichkeit eingesetzt. Das Segment kann während der postisometrischen Relaxation der Antagonisten mobilisiert werden. Es handelt sich in erster Linie um die Dehnung der verkürzten paravertebralen Rotatoren. Diese Technik entspricht weitgehend der Muskelenergietechniken der amerikanischen Osteopathen. In Europa wurde diese Technik v.a. durch Levit und Caymans entwickelt.

Bei diagnostizierter segmentaler Funktionsstörung kann in dieser Phase eine Mobilisation ohne Impuls, durch geübte Hände auch eine Mobilisation mit gezieltem Impuls, die sogenannte Manipulation eingesetzt werden.

Beim Auftreten von ungewohnten Reaktionen, insbesondere Schmerzen, Schwindelgefühlen, Benommenheit, Übelkeit oder anderen cervicoencephalen Symptomen im Rahmen einer Mobilisationsbehandlung muß die Diagnose neu überdacht und insbesondere nach Störungen der Stabilität gesucht werden.

Die Erfahrungen zeigen, daß gezielt eingesetzte manualmedizinische Behandlungen die Rehabilitationsphase und auch die Arbeitsunfähigkeit verkürzen können. In der Literatur finden sich dazu leider keine Hinweise. Meines Wissens existieren wenige Studien, welche die Effektivität der manualmedizinischen Techniken bei der Behandlung der akuten und subakuten Phasen von HWS-Verletzungen belegen würden. Eine Studie publiziert im British Medical Journal (Juli 1986) zeigt jedoch bei der Gruppe von Patienten, die durch aktive frühzeitige Mobilisation behandelt wurden, eine Verbesserung der Beweglichkeit und auch eine signifikante Schmerzreduktion. Jetzt und in Zukunft wäre es wünschenswert, vermehrt solche Vergleichsstudien durchzuführen.

Dr. med. V. Dvorák
Praxis für Innere Medizin
Lehrer der Schweizerischen Ärzteschaft für Manuelle Medizin
Obere Bahnhofstr. 10
CH-7402 Bonaduz/Schweiz

Die äußere Ruhigstellung bei Weichteilverletzungen der HWS

U. Bötel

Analysiert man Unfälle mit Verletzungen der Halswirbelsäule von PKW-Insassen, werden eine Reihe von zum Teil erheblichen Halswirbelsäulenverletzungen gefunden, deren Kenntnis auch konsequente therapeutische Maßnahmen nach sich ziehen müssen. Bestimmten Unfallmechanismen können auch ganz bestimmte Verletzungsmuster zugeordnet werden. Allen Verletzungen der Halswirbelsäule sind mehr oder weniger stark ausgeprägte Zerrungen und Dehnungen der Halsmuskulatur gemeinsam.

Bei Frontalauffahrunfällen mit Krafteinleitung von vorn reicht das Verletzungsmuster über die Muskelzerrung hinaus von der einfachen Wirbelkörperimpressionsfraktur bis hin zur bilateralen Facettenluxation mit Beteiligung des Rückenmarkes. Der Hauptstreß liegt auf der Säule der Wirbelkörperreihe im Sinne von Kompression bei gleichzeitiger Zugbelastung der hinteren Strukturen. Umgekehrt erfolgt bei Krafteinleitung von hinten eine Zugbelastung im vorderen Längsbandbereich mit Druckbelastungen von Wirbelbögen und den Gelenkfortsätzen. Erhebliche Bandbelastungen, vor allem im atlanto-dentalen Bereich werden durch rotatorische Krafteinflüsse verursacht. Alle therapeutischen Maßnahmen müssen daraufhin überprüft werden, ob Stabilität gegen Flexion, Extension, Rotation oder Translation geschaffen werden kann.

Je nach Aufgabenstellung ist die äußere Ruhigstellung der Halswirbelsäule mit sehr einfachen Stützen oder auch differenzierten Haltesystemen möglich. Es bieten sich an:

1. Schaumstoffkragen
2. Formstütze
3. Plastikstütze
4. Reponastütze
5. Diademgips
6. Halo-Weste

Die Leistung eines Schaumstoffkragens kann naturgemäß nicht sehr hoch sein, während die Halo-Weste ein hohes Maß an Stabilität gewähren kann, gleichzeitig jedoch auch sehr aufwendig ist. Der unbequeme und wenig zuverlässige Diademgips ist heute zugunsten der Halo-Weste weitgehend verlassen worden.

Selbstverständlich ist, daß jedes benutzte Hilfsmittel auch korrekt angewendet werden muß. Dies bedeutet für Form- und Plastikstützen, daß der vordere Anteil der Manschetten eine genügende Höhe mit Abstützung an Kinn und oberem Brustbein aufweisen muß, während sich die hintere Schale in Hinterhaupt und den Dornfortsätzen der oberen BWS abstützt. Auch Schaumstoffkragen müssen eine genügende Höhe aufweisen mit gutem Sitz unter dem Unterkieferast, um einen ausreichenden Ruhigstellungseffekt zu bewirken.

Reponastützen lassen sich vorne und hinten in der Höhe gut individuell einstellen, so daß mit derselben variablen Orthese sowohl Einstellungen in Kyphose als auch in Hyperextension durchgeführt werden können, eine sichere Fixation des Kopfes erfolgt jedoch nicht. Nicht vergessen werden darf, daß auch in der Halo-Weste trotz sicherer Fixierung des Kopfes im Haloring und starrer Verbindung mit dem Brustpanzer ein translatorisches Shifting möglich ist, die Rotation jedoch nahezu vollständig ausgeschlossen werden kann.

Eine Gefahr der Halo-Weste besteht auch darin, daß bei hochinstabilen Verletzungen axiale Überziehungen erfolgen können.

Gegenüber der recht stabilen äußeren Fixation durch Halo-Weste erlauben alle anderen am weitest verbreiteten kragenförmigen Halswirbelsäulenstützen ein mehr oder weniger großes Bewegungsspiel der Halswirbelsäule, besonders deutlich beim Schaumstoffkragen, bei dem immer noch eine nicht unbeträchtliche Vorbeugung auf der einen Seite, jedoch auch deutliche Seitneigungen und auch rotatorische Bewegungsmöglichkeiten durchaus möglich sind. Analysiert man das Bewegungsausmaß in der Schaumstoffkrawatte durch Röntgenfunktionsaufnahmen, ergibt sich durch den Kinnausschnitt schon eine leichte Flexion in Mittelstellung. Die Kyphosierung der Halswirbelsäule wird zwar verhindert, eine beträchtliche Vorneigung ist jedoch durchaus möglich.

Flexions- und Extensionsbewegungen sind auch in der Formstütze und der Plastikstütze mit Kinnauflage möglich, mehr jedoch im Hinblick auf eine Rückkippbewegung des Kopfes vor allem bei der Plastikstütze. Seitneigungen sind deutlich reduziert, auch Drehbewegungen des Kopfes sind nur eingeschränkt möglich, jedoch nicht ausgeschlossen.

Die Formstütze führt zu einer deutlichen Aufrichtung der Halswirbelsäule, trotzdem lassen sich noch deutliche Winkeländerungen zwischen Vorbeugung und Rückstreckung ausmessen. Dasselbe gilt für die Plastikformstütze, bei der über die Mittelstellung hinaus eine Vorbeugung, die sich in Winkelgraden dokumentieren ließe, zwar nicht mehr erfolgt, jedoch gegenüber Vorbeugung und Mittelstellung eine deutliche Rückstreckbewegung.

An einem Individualfall zusammengefaßt, ergibt sich für:
die Schaumstoffkrawatte ein Gesamtbewegungsausmaß von Flexion und Extension von 15 Grad,
bei der Formstütze von 16 Grad,
bei der Plastikstütze nur von 9 Grad
gegenüber einem Gesamtbewegungsausmaß von 56 Grad ohne äußere Ruhigstellung. Alle Krawatten verhindern eine Kyphosierung, auch wird bei keiner Krawatte das normale Extensionsmaß erreicht.

Liegt eine Weichteilschädigung der Halswirbelsäule mit Kapsel-Bandverletzung vor, wird eine Schaumstoffkrawatte keine ausreichende Ruhigstellung gewährleisten, weshalb zur Behandlung nur steifere Stützen in frage kommen, wie die Form- oder Plastikstütze, besser noch die Reponastütze und bei gleichzeitiger stärkerer Instabilität auch die Halo-Weste. Kein Zweifel besteht daran, daß instabile disco-ligamentäre Verletzungen heute bei standardisierten Techniken als Behandlungsmethode der Operation bedürfen.

Disco-ligamentäre Verletzungen lassen sich zwar meist korrekt reponieren, das Repositionsergebnis bei mangelhafter Ausheilung der Zerreißung von Bandscheibe und Bandapparat jedoch häufig nicht aufrechterhalten. Als Operationsmethoden werden einsegmentige Stabilisierungstechniken verwandt, wenn auch nur einsegmentige Verletzungen vorliegen. Auch bei knöchernen Begleitverletzungen darf nicht vergessen werden, daß bei Verrenkungsbrüchen auch gleichzeitig Zerreißungen im disco-ligamentären Komplex vorhanden sind.

Bei reinen Distorsionsverletzungen ohne Beteiligung des Bandapparates, jedoch auch nach operativen Stabilisierungen, die eine vordem instabile Situation in eine stabile überführt haben, ist eine Ruhigstellung der Halswirbelsäule mit Schaumstoffkragen, Form- oder Plastikstütze ausreichend, da lediglich eine Entspannung des muskulären Halteapparates erzielt werden soll. Hierbei darf nicht vergessen werden, daß die Halsstütze oft mehr noch die Psyche des Patienten stützt, als den cervicalen Bewegungsapparat. Das Anlegen einer Halswirbelsäulenstütze signalisiert dem Patienten, abrupte und unkoordinierte Bewegungen zu vermeiden.

Unbedingt erforderlich ist es, das Benutzen der Halswirbelsäulenstütze mit Ausnahme der Ruhigstellung als therapeutisches Mittel bei diagnostizierten Kapsel-Bandverletzungen zeitlich zu limitieren. Ständiges Tragen Tag und Nacht ist erforderlich bis zum Abklingen der akuten Muskelverspannung, in der Regel also höchstens bis 14 Tage. Danach muß mit dem Abtrainieren der Krawatte in Form einer Intervallruhigstellung begonnen werden, wobei zusätzlich auch physikalische Maßnahmen zur Muskellockerung Anwendung finden und ein isometrisches Muskelkräftigen, das der Patient auch eigenverantwortlich neben den krankengymnastischen Verordnungen täglich durchführen muß. Massagen haben in diesem Therapiekonzept keinen Raum.

Unter einer Intervallruhigstellung, die nur etwa vier Wochen lang durchgeführt werden sollte, verstehen wir krawattenfreie Behandlung über den Tag, wobei auftretende schmerzhafte Muskelverspannungen das zwischenzeitliche Tragen über 30 bis 60 Minuten bis zum Abklingen akuter Beschwerden erlauben, um so unbewußten schmerzhaften Blockierungen entgegenwirken zu können. In dieser Phase ist auch die Benutzung der Krawatte bei Teilnahme am öffentlichen Straßenverkehr noch zweckmäßig.

Dr. med. U. Bötel
Leitender Arzt der Abteilung für Rückenmarkverletzte,
Berufsgenossenschaftliche Krankenanstalten Bergmannsheil
der Universitätskliniken Bochum
Gilsinger Str. 14
4630 Bochum

Akutbehandlung des Akzelerationstraumas – Physikalische Therapie –

E. Senn

Ich beschränke mich in meinen Ausführungen auf diejenigen Maßnahmen, die wir in der akuten Phase zur Zeit physiotherapeutisch durchführen. Was ich berichte ist in einer Arbeitsgruppe entstanden, wobei nur Erfahrungen im Sinne von Analogien zu anderen Zuständen des Bewegungsapparates umgesetzt wurden.

Zur Diagnostik sei betont, daß die physikalische Therapie, respektive die Reaktion auf verschiedene physikalische Therapeutika ebenfalls zu einer «gewissen Diagnostik» beitragen kann. Wir sind von Anfang an bemüht, die Zeichen einer Instabilität aktiv zu suchen, um allenfalls auf einer ganz bestimmten Segmenthöhe, weitere diagnostische Maßnahmen einleiten zu können. Weiter haben wir vor zwei Zuständen Angst, die sich entwickeln können:

1. die Radiculopathie mit neurogenem Schmerz und
2. die sogenannte «allgemeine Gewebsüberempfindlichkeit», die langsam aber sicher irradiiert und einer Art «reflexdystrophem» Zustand oder zu einer Art Algodystrophie führt. Bei der physikalischen Therapie, die am Anfang einsetzt, sind wir der Meinung, daß es am günstigsten ist, wenn sich einige Physiotherapeuten auf dieses Krankheitsbild spezialisieren würden. Es geht uns dabei nicht um Techniken, sondern es geht um Konzepte. Zu den nachfolgenden Punkten möchte ich klar Stellung nehmen:

1. Die Frage der Bettruhe ist nicht geklärt. Es ist aber möglich und auch begründbar, während der ersten Tage eine Bettruhe einzuhalten, um eine allgemeine Beruhigung zu erreichen.
2. Halsorthese. Wir unterscheiden, ob keine Instabilitätszeichen vorhanden sind oder ob wir Instabilitätszeichen befürchten oder gefunden haben. Wenn keine Instabilität vorhanden ist, verschreiben wir eine Schanz'sche Krawatte für vier Wochen. Sie soll tagsüber intermittierend getragen werden. Wenn möglich auch nachts und es wird frühzeitig Entwöhnung angeordnet. Sind Instabilitäten vorhanden, wird zwischen Instabilitäten der mittleren und unteren und der oberen Halswirbelsäule unterschieden. Bei der oberen Halswirbelsäule verschreiben wir eine Schanz'sche Krawatte für 8 Wochen um eine Hypomochlionwirkung zu vermeiden. Bei den mittleren und unteren Instabilitäten eine Kamm'sche Kopfstütze für 8 Wochen. Von Anfang an wird in der physikalischen Therapie eine Kissenberatung vorgenommen. Diese «Kissenberatung» muß absolut individuell durchgeführt werden. Der Patient muß verschiedene Möglichkeiten ausprobieren können. Wichtig ist, daß mit der sogenannten Schmitt'schen Atmungstechnik von Anfang an

versucht wird, eine reflektorische Entspannung im oberen Thoraxbereich und im Schultergürtel zu erlangen. Indirekt wird dabei auch die Halswirbelsäulenbasis sowie die erste Rippe stets miteinbezogen.
3. Von Anfang an soll der Patient versuchen, zuerst im Liegen, später auf dem Hüpfball in einem kleinen Bewegungsradius mit seinem Kopf zu wackeln.
4. Von Anfang an sind die Kopf- und Schulterretraktionen häufig und wiederholt durchzuführen. Das kann bereits im Liegen geschehen, später wird dies in die Haltungsschulung eingebaut.
5. Die assistiv geführten Kopfbewegungen sind außerordentlich wichtig und sollen außer in die Extension in alle Richtungen durchgeführt werden. Sie können im Liegen haltend durchgeführt werden, später auf dem Hüpfball mit ganz leichtem Widerstand. Der Sinn solch geführter Bewegungen ist sicher ein Wiedererlernen der Sensomotorik, also der Führung der Bewegung, das Wiederfinden der Körpermitte, das Erarbeiten eines Vertrauens in die eigenen Möglichkeiten, um später mit einer leichten postisometrischen Relaxationstechnik anzufangen.
6. Die Kopfstabilisierung wird nicht statisch, sondern dynamisch mittels Gleichgewichtsreflexen durchgeführt. Sie wird vor allem auf dem Hüpfball ausgeführt. Der Rumpf ist also labil und der Kopf soll dabei im Raum aktiv stabilisiert werden. Die Hände berühren den Kopf nicht.
7. Es geht dabei hauptsächlich um ein rhythmisch-dynamisch-aktives Arbeiten, nicht mit dem Hals, sondern mit dem Schultergürtel. Dabei können verschiedene Geräte eingesetzt werden um so indirekt auf den Hals zu wirken. In den ersten Wochen sind Traktionen mit äußerster Vorsicht durchzuführen. Eine segmentale Mobilisierung gehört bei uns nicht in die Akutbehandlung.
8. Bei uns hat sich, im Gegensatz zu vielen anderen Berichten, die Kälte nicht bewährt. Wir vermeiden jedes Eis am Hals. Kalte Wickel werden nur bei ganz akuten cervicovertebralen Syndromen, allenfalls bei Ausstrahlungen in die Arme eingesetzt. Eisabreibungen sind möglich im Schultergürtelbereich, wenn dort detonisierende Massagen indiziert sind.

Zwecks Wärmezufuhr genügt meistens die Krawatte am Hals. Wärmepackungen sind für den Schultergürtelbereich oft gut. Muskelmassagen sollen sich auf den Schultergürtel beschränken. Eine elektrotherapeutische Methode spielt bei uns keine Rolle.

Ich fasse nochmals die Behandlungsprinzipien zusammen:
1. Während der Therapie aktives Suchen nach Instabilitäten wie Ausweichbewegungen, sogenannte «Hinkmechanismen» oder schmerzhafte Bewegungskomponenten.
2. Indirektes Arbeiten. Beschränkung der Arbeit auf den Schultergürtel, weg vom Hals.
3. Die Bewegungen führen, nicht großen Widerstand geben. Sensomotorisch aktivieren statt kräftigen.
4. Vorsicht mit Eis.

5. Frühzeitiges Erarbeiten des Vertrauens in die eigenen Möglichkeiten wie sofortige Haltearbeit.

Ganz allgemein nicht zuviel «Action», sondern eher die Gewebesituation beruhigen, anstatt biomechanisch zu aktivieren.

Prof. Dr. med. E. Senn,
Direktor des Instituts für Physikalische Medizin
Klinikum Großhadern der LMU
Marchioninistr. 15
8000 München 70

Behandlungsstrategie der frischen HWS-Schleuderverletzung und Erfahrungen an einem begrenzten Patientenkollektiv

R. Gelardi und H.R. Siebert

Während Definition und Abgrenzung der HWS-Schleuderverletzung sowie gutachterliche Beurteilung der Verletzungsfolgen in den letzten Jahren häufiger im Schrifttum diskutiert werden, sind die Hinweise für die Akutbehandlung derartiger Verletzungen und Verletzungsfolgen in der einschlägigen unfallchirurgischen Literatur kurz abgehandelt.

Im folgenden wollen wir Ihnen ein Konzept der Behandlung des HWS-Schleudertraumas vorstellen, wobei wir die Definition und Einteilung in Schweregrade, wie sie in dem von dem Veranstalter dieses Symposiums zusammengestellten Konsenspapier und in den vorausgegangenen Sitzungen bereits diskutiert wurde, verwenden. Somit muß es sich um eine Verletzung mit Schleuderbewegung des Kopfes ohne Kontakt des Kopfes beim Unfallgeschehen handeln, die Stoßrichtung ist dabei von untergeordneter Bedeutung.

Eine sorgfältige Erhebung des Unfallherganges, körperliche Symptome bzw. Beschwerden wie Übelkeit, Erbrechen, Schwitzen, Schwindelgefühle, Unwohlsein, Mißempfindungen, Schmerzsymptomatik, Schluckbeschwerden etc. müssen ebenso subtil bemerkt werden, wie das Feststellen eines eventuell bestehenden Vorschadens im Bereich der Wirbelsäule. Die körperliche Untersuchung des Patienten umfaßt die aktive wie passive Beweglichkeitsüberprüfung der Extremitäten, das Ausmaß der Beweglichkeit der Halswirbelsäule aktiv und vorsichtig passiv-geführt, die Stellung des Kopfes zum Hals, das Vorliegen von Hautkontusionsmarken im Bereich des Thorax aber auch des HWS/BWS-Überganges, der Palpationsbefund wie Muskelhartspann oder wesentliche Druckschmerzhaftigkeit und die grob neurologische Überprüfung auf sensible oder motorische Ausfälle. Nach der körperlichen Untersuchung wird dem Unfallverletzten eine vorgefertigte HWS-Orthese angelegt. Danach führen wir am Unfalltag die Röntgenaufnahme der Halswirbelsäule in zwei Ebenen durch, unter dem Versuch, möglichst alle Halswirbelkörper, insbesondere HWK6 und HWK7 in toto abgebildet zu haben. Bei klinischem Verdacht auf eine schwerere Verletzung der Halswirbelsäule wird am Unfalltag ein CT durchgeführt. Zeichnen sich radiologische Zeichen einer Fraktur, einer Subluxation oder ein unklarer Befund ab, wird zusammen mit dem Radiologen das weitere Vorgehen (Zielaufnahme, Schichtung, CT) besprochen und durchgeführt. Funktionsaufnahmen haben wir grundsätzlich erst nach vier bis sechs Tagen durchführen lassen.

Bei typischer Anamnese und den entsprechenden druckschmerzhaften Muskelansätzen sowie der eingeschränkten Beweglichkeit der Halswirbelsäule wird eine Halswirbelsäulenstütze angelegt. Diese Stütze kann bei mäßiger Symptomatik bzw. erst zu erwartender Symptomatik aus einer sogenannten Schanz'schen Krawatte oder bei ausgedehnterem klinischem Befund aus eine Thorax-Kopf-Stütze bestehen. Ausführlich wird mit dem Patienten am Unfalltag von dem erstbehandelnden Kollegen das individuelle Beschwerdebild, die festgestellten Verletzungsfolgen und die zu erwartende Beschwerdesymptomatik wie auch Dauer der Beschwerden und notwendige Behandlung besprochen. Als klinikinterne Anregung wird den Kollegen in der Unfallaufnahme empfohlen, diese Aufklärung und Erklärung doppelt so lange zu betreiben, wie die Zeit der körperlichen Untersuchung in Anspruch nimmt.

Bei bestehenden Schmerzen wird enteral oder parenteral ein reines Analgetikum gegeben, bzw. ein Rezept dem Patienten mitgegeben. Mit der Maßgabe, sich sofort bei Verschlechterung der Beschwerdesymptomatik – insbesondere bei Auftreten von Mißempfindungen oder Schluckbeschwerden – vorzustellen, wird der Patient zu einer Verlaufskontrolle 24 Stunden später einbestellt. Bei der 24 Stunden nach dem Unfall erfolgten Kontrolle wird der Patient nochmals körperlich untersucht, erneut Beschwerdebild sowie die Diagnose besprochen und je nach vorhandenen Beschwerden die Stütze schon entfernt oder ein intermittierendes Tragen der Stütze empfohlen. Bei unklarem, primärem Röntgenbild erfolgt nun eine eventuelle nochmalige Röntgenzielaufnahme. Der Unfallverletzte wird an den weiterbehandelnden Hausarzt verwiesen. Dieser bekommt einen Kurzbrief durch den Patienten zugestellt. In aller Regel wird von uns das Tragen der HWS-Orthese bis acht Tage je nach muskulärer und vegetativer Symptomatik empfohlen, wobei die Orthese ca. viermal in 24 Stunden, anfänglich in kürzeren, später in längeren Intervallen, abgenommen werden sollte, um eigenständige Bewegungsübungen mit dem Schultergürtel und dem Kopf durchzuführen. Die Analgetika-Gabe sollte reduziert, doch nicht gestoppt werden. Bei zunehmender Beschwerdesymptomatik oder Persistenz über acht bis 14 Tage sollte eine erneute Vorstellung bei einem entsprechenden Unfallarzt erfolgen. Eine krankengymnastische Übungsbehandlung wird dem weiterbehandelnden Kollegen als weiteres therapeutisches Mittel nach Ablauf von acht bis 14 Tagen, je nach Ausmaß der dann noch bestehenden Symptomatik, zur Verordnung vorgeschlagen.

Wir haben vereinbart, bei Beschwerdepersistenz über vier Tage hinaus, die Patienten erneut in unserer Unfall-Ambulanz zu sehen, um dann eine Röntgenfunktionsaufnahme der Halswirbelsäule durchführen zu lassen. Der Aussagewert dieser Aufnahme richtet sich nach der tatsächlichen Bewegungsfähigkeit, so daß häufig ein Kollege den Patienten zur Diagnostik begleitet, um dem Patienten die korrekte Durchführung zu erleichtern.

Werteten wir früher eine «Subluxationsstellung» eines Segmentes auf den Röntgenaufnahmen bei ansonsten unauffälliger HWS als Zeichen einer discoligamentären Verletzung, so sind wir heute sehr viel vorsichtiger und bewerten die radiologisch feststellbare Hypermotilität nicht unbedingt als Unfallfolge und empfehlen eine Verlaufskontrolle nach vier bis sechs Wochen. Aus der festgestellten Hypermotilität ziehen wir primär keine weitere therapeutische Konsequenz. Lediglich grobe Subluxationsstellungen, die bei HWS-Funktionsaufnahmen auftreten, bedürfen einer sofortigen weiterführenden Abklärung durch ein CT, um eventuell eine ligamentäre Verletzung bzw. Inkongruenz durch Subluxation sicher feststellen zu können und dann entsprechende therapeutische Schritte, wie Reposition und äußere Fixation, durch Halo-Fixateur, durchzuführen.

In der Gruppe der «non-responder» auf die oben angeführte Therapie sind unserer Erfahrung nach meistens Patienten mit Vorschädigung oder bestimmten psychischem Stigmata, die einer besonderen Führung durch den behandelnden Arzt wie auch den Physiotherapeuten bedürfen. Als «non-responder» werten wir alle Patienten, die innerhalb von 14 Tagen nach dem Unfallgeschehen und Einsetzen der Behandlung keine deutliche Linderung der Beschwerdesymptomatik feststellen, Voraussetzung es erfolgte eine adäquate primäre Behandlung. Grundsätzlich werden bei diesen Patienten die primär angefertigten Röntgenbilder von erfahrenen Kollegen nochmals angeschaut und eventuell eine stationäre Behandlung bis zu acht Tagen mit Ruhigstellung, anschließender schrittweiser Mobilisierung und Krankengymnastik mit Unterstützung durch Analgetika und Muskelrelaxantien durchgeführt. Eine Funktionsdiagnostik, sollte sie bis dato nicht durchgeführt worden sein, muß unbedingt zu diesem Zeitpunkt erfolgen.

Im folgenden stellen wir Ihnen Teile der Ergebnisse unserer prospektiven Studie vor. Vom 01.01.91 bis 30.09.91 haben wir 102 Patienten mit einer HWS-Verletzung untersucht und behandelt, darunter wurden entsprechend unserer Definition 50 Patienten als typische Beschleunigungsverletzungsfolge erkannt und behandelt. Das Durchschnittsalter dieser Patienten betrug 30 Jahre (4 bis 81 Jahre).

Tabelle 1: HWS-Verletzungen in der UC SHA vom 01. 01. 91–30. 09. 91

HWS-Verletzung (Distorsion)	102 Patienten
HWS-Beschleunigungsverl.	50 Patienten
Durchschnittsalter	30 Jahre (4–81 Jahre)

Häufigste Unfallart ist der Auffahrunfall. Bei «anderer PKW-Unfall» konnte trotz Sensibilisierung des Erstuntersuchers kein typischer Verletzungsmechanismus wie Auffahrunfall festgestellt werden. Sturz- oder Sportverletzung waren lediglich bei fünf Patienten als Unfallart dokumentiert.

Im Vordergrund der Primärsymptomatik war die schmerzhaft eingeschränkte Beweglichkeit der Halswirbelsäule, wobei mehr Patienten einen lokalen Druck-

Tabelle 1a: Unfallarten

– Auffahrunfall (Fahrer, Beifahrer)	38%
– andere (Sturz, Ringkampf)	10%
– »anderer« PKW-Unfall	46%

Tabelle 1b: Zeitspanne zwischen Unfall und ersten Beschwerden

Sofortige Beschwerden	44%
freies Intervall	28%
nicht dokumentiert	28%

schmerz im Bereich der oberen Halswirbelsäule C1 bis C3 angaben. Neurologische Ausfälle, Tinnitus oder ähnliche Symptome wurden in diesem Krankengut nicht festgestellt. Nahezu die Hälfte der Patienten klagte sofort über Beschwerden, ein Drittel über Beschwerden, die erst nach vier bis acht Stunden auftraten und deshalb erst den Patienten zur ärztlichen Untersuchung führten.

Tabelle 2: Lokalbefund

Schmerzhaft eingeschränkte HWS-Beweglichkeit	70%
Lokaler Druckschmerz HWS (oben	60%
Lokaler Druckschmerz HWS (unten)	40%
«Muskelverspannung»	22%
Neurologische Anfälle	0%
Tinnitus oder ähnliche	0%

Funktionsaufnahmen wurden in 30% der Fälle durchgeführt, CT-Untersuchungen lediglich in vier Fällen.

Tabelle 3: Radiologische Diagnostik:

HWS in zwei Ebenen	95%
Funktionsaufnahmen	30%

Die führende Akut-Behandlung war in 64% die Orthese durch eine formangepaßte Kunststoffhartschale, in 26% wurde ein Stützverband in Form einer sogenannten Schanz'schen Krawatte angelegt. 10% wurden ohne eine Orthese behandelt. Die Analgetika-Gabe erfolgte direkt in unserer Klinik bei insgesamt 12%, bei 6% wurde zusätzlich eine Muskelrelaxans gegeben. Alle Patienten erhielten ein Rezept über ein Analgetikum am Unfalltag verordnet.

Tabelle 4: Akuttherapie

HWS-Stütze	64%
Schanz'sche Krawatte	26%
Analgetika i.m.	4%
Analgetika oral od. Supp.	8%
Muskelrelaxans	6%

Wir haben 32 Patienten nach fünf Wochen nochmals nachuntersuchen können. Es ergab sich eine mittlere intermittierende Tragedauer der Orthese von 9,3 Tagen. Nach 28 Tagen waren über 90% der Patienten beschwerdefrei. Die mittlere Arbeitsunfähigkeitsdauer betrug 14,5 Tage. Ein radiologischer Vorschaden fand sich bei 28% der Patienten. In stationäre Behandlung mußten zwei Patienten übernommen werden, die mit deutlicher Vorschädigung der Halswirbelsäule sowie wegen zusätzlicher Thoraxkontusion einer kurzfristigen stationären Behandlung bedurften.

Tabelle 5: Nachuntersuchung nach 5 Wochen (32 Patienten = 64%)

Tragedauer der Orthese	9,3 Tage
Beschwerdefrei nach 14 Tagen	19 Patienten (38%)
Beschwerdefrei nach 28 Tagen	28 Patienten (56%)

Tabelle 6:

AUF (durchschnittlich)	14,5 Tage
CT Abklärung	4 Patienten (8%)
radiologischer Vorschaden	14 Patienten (28%)
stationäre Behandlung	2 Patienten (4%)

Auffallend ist, daß es sich bei unseren 50 Patienten mit typischem Halswirbelsäulenschleudertrauma um Verletzte mit leichterer und mittlerer Symptomatik handelte. Der häufig in der Literatur angegebene Symptomkomplex (vegetative Beschwerden und Schluckbeschwerden) fand sich in unserem Patientengut trotz entsprechender primärer Suche in verschwindend geringer Anzahl. Die durchgeführte Behandlung führte in über 90% zur «Ausheilung». Die Bewertung (traumatisch-degenerativ?) radiologischer Veränderungen wie segmentale Hypermobilität, Verkalkungen im Bereich des Längsbandes macht uns bei gutachterlichen Stellungnahmen manchmal Probleme.

Weiterhin erscheint uns ungeklärt, bei welchem «Parameter» und ab welchem Zeitpunkt eine funktionelle Behandlung mit Krankengymnastik und aktiver Bewegungstherapie erfolgen sollte. Oder sollte die Behandlung nur bei den Patienten eingesetzt werden, die Zeichen eines cervicocephalen Beschwerdebildes, und/oder radiologische Zeichen der Endblockaden auf dem Unfallbild oder in Spätkontrollen nach vier Wochen aufweisen?

Zusammenfassend können wir aufgrund einer noch nicht abgeschlossenen prospektiven Studie bei bislang 50 Patienten mit typischer Halswirbelsäulenschleuderverletzung I. bis II. Grades feststellen, daß bei früh einsetzender funktioneller Behandlung mit kurzfristiger Entlastung durch stützende Verbände, Analgetikagabe und Schonung sowie früher, selbsttätiger wie fremdtätiger Bewegungstherapie in über 90% nach vier Wochen Beschwerdefreiheit eingetreten ist. Die bei Funktionsaufnahmen feststellbare segmentale Hypermobilität muß nicht Zeichen einer Verletzungsfolge sein, kann – bei der Primärdiagnostik festgestellt – auf das Vorliegen eines degenerativen Bandscheibenschadens hinweisen. Als weitere wesentliche unterstützende Maßnahme werten wir die mindestens zu zwei verschiedenen Zeitpunkten durchzuführende intensive Aufklärung des Patienten über seine erlittenen Verletzungen und deren Behandlung.

Die seltener auftretende dritt- und viertgradige Stufe der HWS-Beschleunigungsverletzung bedarf dagegen einer primär stationären Behandlung, sowie eines frühzeitigen Abwägens eventueller operativer Stabilisierungsverfahren.

Prof. Dr. med. H.R. Siebert
Chefarzt der Abteilung für Unfall-, Hand- und Wiederherstellungschirurgie
Diakonie-Krankenhaus
Postfach
7170 Schwäbisch Hall

Therapie des akuten HWS-Akzelerationstraumas

E. Ludolph

Die Diskussion zur Therapie der sogenannten Beschleunigungsverletzung der Halswirbelsäule leidet unter dem «Röhrenblick» der Experten. Problematisch in Therapieansatz und Verlauf sind nur Beschwerdebilder ohne morphologisches Substrat. Nicht die Erfahrungen aus der Behandlung schwerer, objektivierbarer Halswirbelsäulen-Verletzungen bestimmen das Therapiekonzept, auch nicht die Erfahrungen aus der großen Zahl regelrechter Verläufe rein subjektiver Beschwerdebilder. Die Diskussion wird allein bestimmt durch ein kleines Kollektiv mit unerklärlichen Verläufen. Der Kreislauf der pessimistisch iatrogenen Beeinflussung führt von den Autoritäten über den Praktiker zum Patienten und als Rückmeldung, als scheinbare Bestätigung der «bekannt schlechten Prognose» zurück zum Spezialisten.

Die Überprüfung von mehr als 300 Fremdbehandlungen zu unerklärlich verzögerten Verläufen ergab ex post folgende Behandlungskomponenten:
- Pessimistischer Therapieansatz,
- Übertherapie und
- Arztwechsel, gefolgt von einem Crescendo der Diagnosen.

Es ergeben sich folgende Konsequenzen für die Behandlung, deren Kernpunkte Selbstbeschränkung und Bescheidenheit sind:
1. Die Diagnose «Schleudertrauma» ist unbedingt zu vermeiden. Dieser oder ähnliche Begriffe, die möglicherweise den Verletzungsmechanismus, nicht aber das morphologische Substrat benennen, führen begriffsnotwendig zu einer Sonderrolle des Beschwerdebildes und sind nicht heilungsorientiert.
2. Die Irritation durch Unfall und Verletzung ist auf einen Vorgang zu beschränken, der naturwissenschaftlichen Gesetzen folgt. Die sachliche Argumentation, also die Aufklärung über die verletzte Struktur, die Prognose, den Wiedereintritt der Arbeitsfähigkeit – dies ist die Überzeugungsstrategie, die es dem in seiner Lebensplanung und in seinen Rechtsanprüchen irritierten Patienten erlaubt, wieder gesund zu werden. Voraussetzung sind aber möglichst umfassende Informationen zum Unfallmechanismus, zum Verhalten des Patienten am Unfallort und zu den Erstbefunden. Nur diese Informationen geben dem Patientengespräch einen ernstzunehmenden Hintergrund.
3. Möglichst unverzüglich zu veranlassen ist eine nervenärztliche Untersuchung mit folgender Fragestellung: Liegen auf Ihrem Fachgebiet objektivierbare krankhafte Befunde vor? Wenn ja, welche? Die bewußte Beschränkung auf Befunde unter Ausschluß von Diagnose und Prognose erklärt sich mit der Zielsetzung einer konsequenten Patientenführung und einer eindeutigen Verantwortung für den Behandlungsablauf. Obwohl in aller Regel auf nerven-

ärzlichem Fachgebiet krankhafte Befunde nicht zu objektivieren sind, empfiehlt sich die Abklärung zur Absicherung der Behandlungs- und Argumentationsgrundlagen. Eine über die reine Befunderhebung hinausgehende Mitwirkung des Konsiliarius führt erfahrungsgemäß bei verzögerten Abläufen zu einem gegenseitigen Zuschieben von Verantwortung und damit zum Führungsverlust des Behandlers.

4. Die Behandlungsaktivitäten sind auf ein Minimum zu reduzieren. Was in den 50er Jahren der Eisbeutel beim Schädel-Hirn-Trauma war, ist heute die Halskrawatte beim sogenannten Schleudertrauma der HWS. Frei nach dem Motto «Autorität statt Argumente» zitiere ich Lorenz Böhler: «Wenn die Verletzten mit eingreifenden Methoden untersucht und behandelt werden, müssen sie glauben, daß sie einen schweren Unfall erlitten haben.»
5. Nach einem Arztwechsel sind therapeutisches Bemühen und diagnostische Aussagen abhängig von der vollständigen Kenntnis der Vorbefunde. Der Arztwechsel zieht sich wie ein roter Faden durch die verzögerten Verläufe und zwar stets zu einem Zeitpunkt, zu dem ein Behandlungserfolg vermeintlich absehbar ist, so, als ob der Patient durch den Arztwechsel einer Heilung vorbeugt. Der Arztwechsel ist der Verlaufsschnittpunkt mit Dramatisierung des Unfallablaufes, des Erstschadens und der Einschleusung weiterer Beschwerden. Möglich ist dies nur, weil behandelt wird, ohne Kenntnis der Vorbefunde und ohne Kenntnis der Vorbehandlungen.

Dr. E. Ludolph
Leitender Arzt der Berufsgenossenschaftlichen Unfallklinik
(Direktor: Prof. Dr. G. Hierholzer)
Großenbaumer Allee 250
4100 Duisburg 28

Die operative Therapie des Beschleunigungstraumas

C.-W. Siegling

Die Therapie bei cervicalen Luxationen, Frakturen oder Kombinationsverletzungen wird in unserer Abteilung sehr individuell durchgeführt, so wie dies auch der Literatur zu entnehmen ist. Faktoren für Therapiezeitpunkt und die Methodik sind:
- Alter und Allgemeinzustand des Patienten,
- Art der Traumafolgen sowie eventuell zusätzlich vorhandene degenerative Veränderungen oder Strukturstörungen,
- Neurologisches Defizit
- Progredienz oder Rückbildung eventuell vorhandener neurologischer Störungen,
- Entscheidung des Patienten zu einem Therapievorschlag usw.

Densfrakturen werden in typischer Weise von ventral im Zugschraubenprinzip therapiert. Pseudoarthrosen haben wir bisher von dorsal zwischen C1/C2 fusioniert. Dies hat den Nachteil, daß ein Bewegungssegment geopfert werden muß. Der Vorteil ist die technisch einfache Methode, und daß bei älteren Patienten mit Strukturstörungen eine Stabilität durch zusätzliche Spondylodese erzielt werden kann.

Mehrfachfrakturen von C1 und/oder C2 können – abhängig von den genannten Faktoren – auch mittels Halo-System konservativ therapiert werden. Älteren Menschen mit reduziertem Allgemeinzustand würden wir eher die Fusion – eventuell unter Einbeziehung des Os occipitale – empfehlen. Das Halo-System wird im höheren Alter oft schlecht toleriert.

Bei den sehr selten traumatisch bedingen C1/C2-Instabilitäten ist die dorsale Fusion indiziert, wobei verschiedene Methoden zur Verfügung stehen.

Mit der C2-Bogenverschraubung nach Judet und der transarticulären C1/C2-Verschraubung haben wir keine Erfahrung. Der Vorteil dieser Methoden ist, daß nur wenige Bewegungssegmente bzw. bei der C2-Bogenverschraubung kein Segment geopfert werden muß. Dies ist besonders an der Halswirbelsäule von großer Bedeutung. Jedoch sind diese Eingriffe technisch schwieriger.

Luxationen von C2 bis Th1 können nach Reposition sowohl von ventral als auch von dorsal erfolgreich therapiert werden. Zusatzbefunde (Bandscheibenschäden), Mobilität und Erfahrungen des Operateurs spielen dabei eine Rolle.

Mehrfachfrakturen, Tear drop-fractures und das Vorhandensein von neurologischen Störungen sind für uns Indikationen zur ventralen Plattenosteosynthese, wobei möglichst wenig Bewegungssegmente einzubeziehen sind. Ob man den

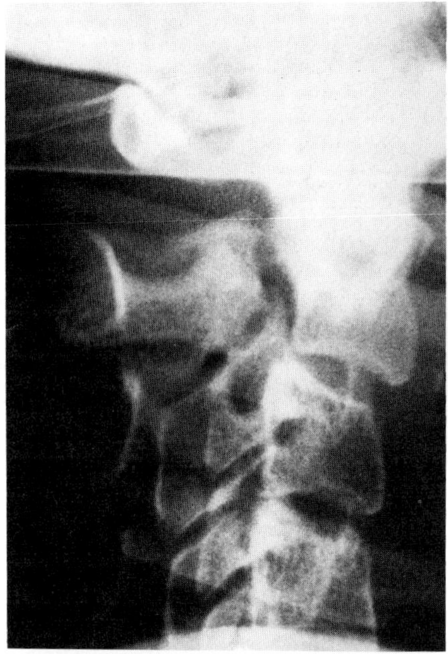

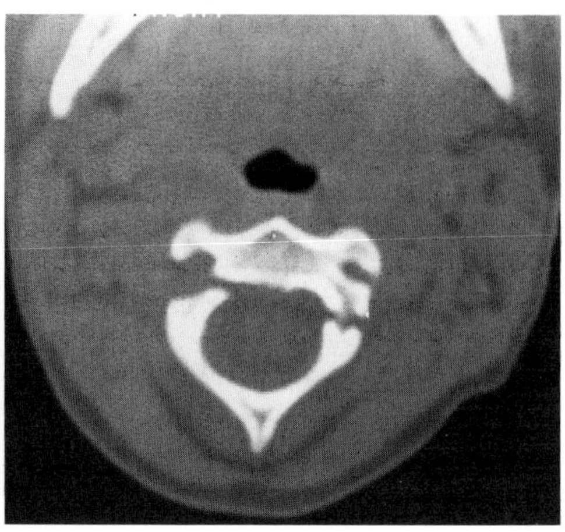

Abb. 1 a + b: Bogenfraktur des 2. HWK im Röntgen- und CT-Bild.

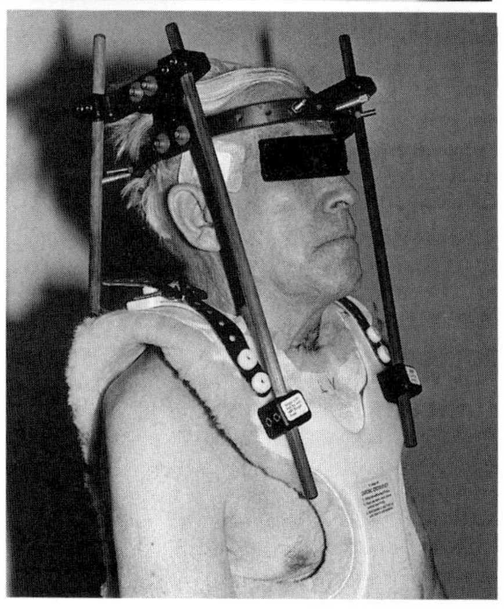

Abb. 1 c: Therapie mit Halo-Weste

gesamten Wirbelkörper mit den angrenzenden Bandscheiben oder nur Teile entfernt und dann die Fusion mittels autogenem Spanmaterial durchführt, ist vom individuellen Befund abhängig.

Eine Vorextension mittels Crutchfield-Klammer oder im Halo-System ist bei erheblicher Fehlstellung, veralteten Luxationsfrakturen und weiteren Traumafolgen, die den operativen Zeitpunkt beeinflussen – besonders bei fehlendem neurologischem Defizit – möglich.

Die Zugbehandlung mittels Glissonschlinge, auch für einen kurzen Zeitpunkt, sollte unbedingt der Vergangenheit angehören. Eine stärkere Extension ist

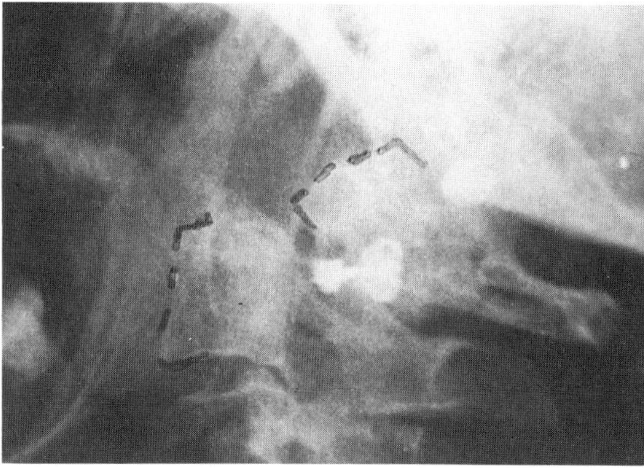

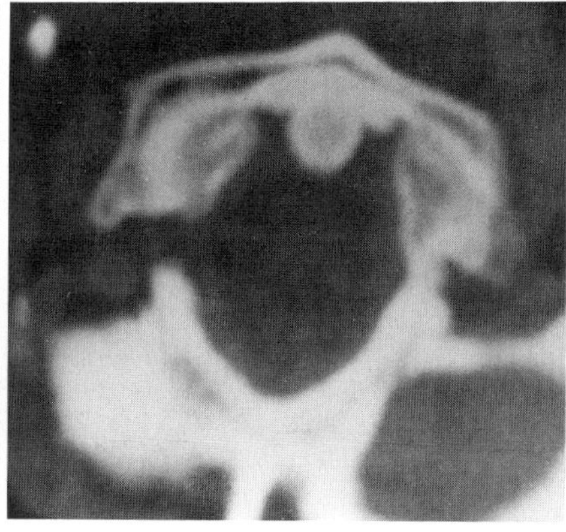

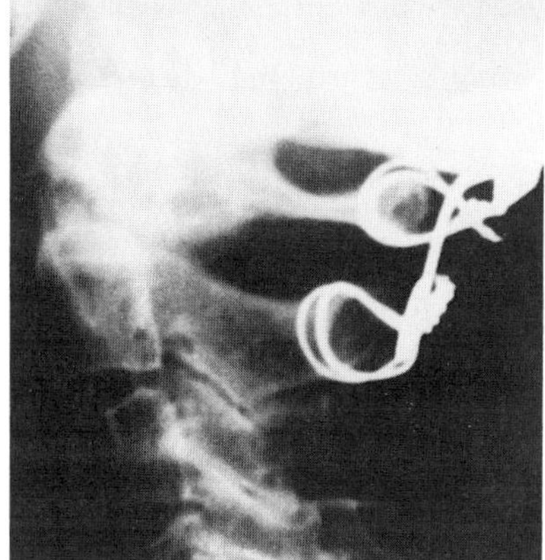

Abb. 2 a–c: C1/C2-Fraktur mit erheblicher Dislokation. Kein neurologisches Defizit (!); Fusion C0/C2 mit gutem Ausheilungsergebnis

damit nicht möglich, die Bewegungsfreiheit des traumatisierten Patienten, besonders im Mundbereich erheblich reduziert, der Patient kann nachts den Zug wegen Beschwerden selbst entfernen und Druckgeschwüre können am Kinn entstehen.

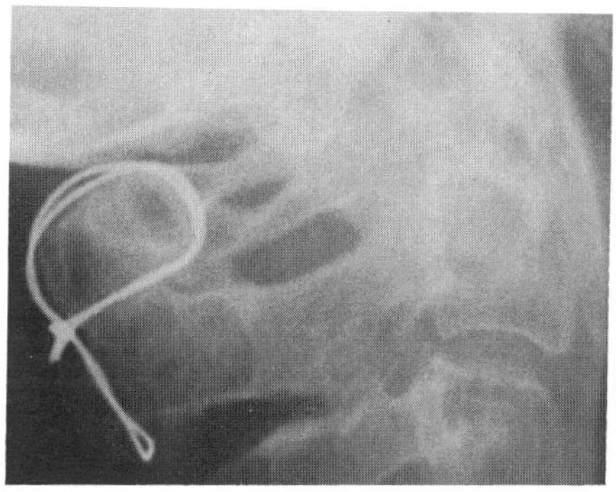

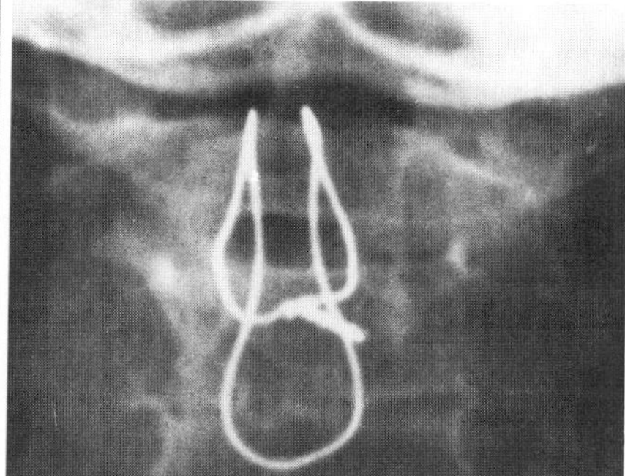

Abb. 3a–b: C1/C2-Fusion in der modifizierten Gallie-Technik

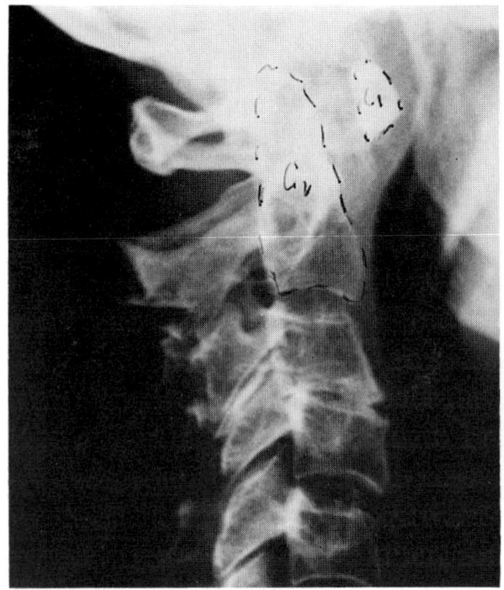

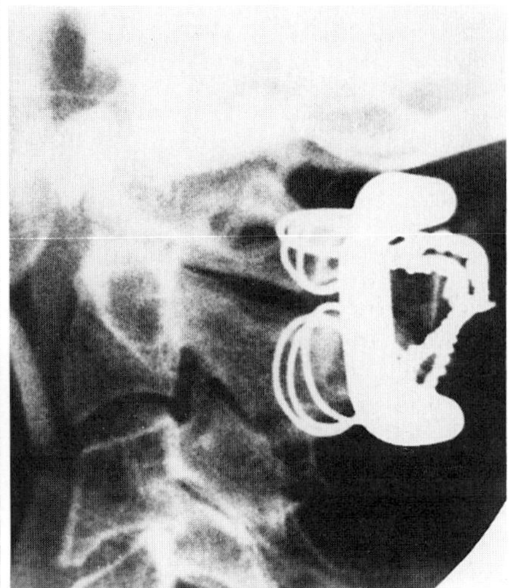

Abb. 4 a–c: C1/C2-Instabilität bei rheumatischer Grunderkrankung und zusätzlichem Trauma; C1/C2-Fusion mit Instrumentation

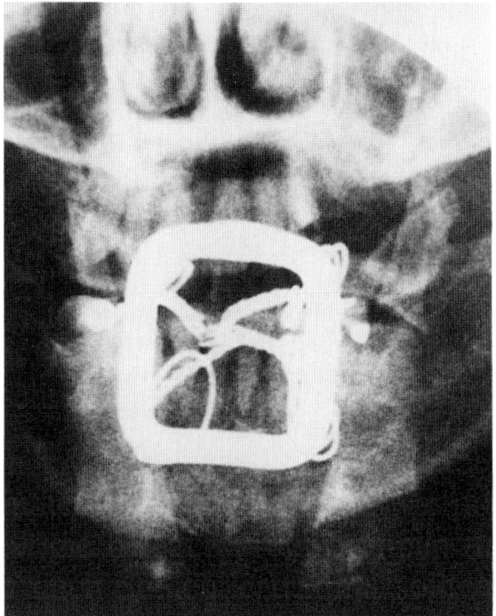

Neben den bekannten Indikationen zur Sofortoperation sollte man auch bei planbaren Halswirbelsäulenoperationen nicht lange zu warten, denn nur in den seltensten Fällen verbessert sich die Situation für den Patienten.

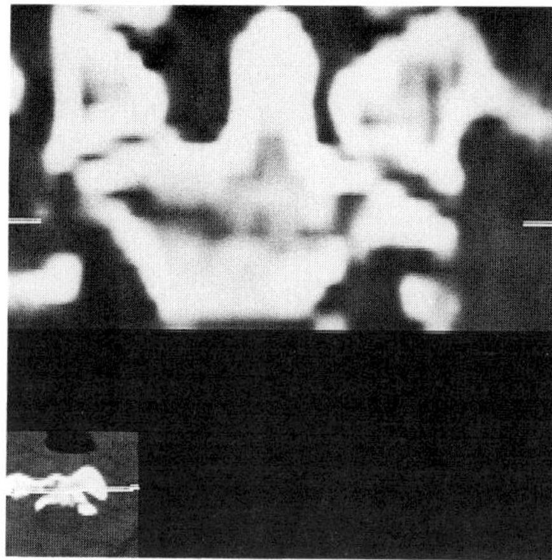

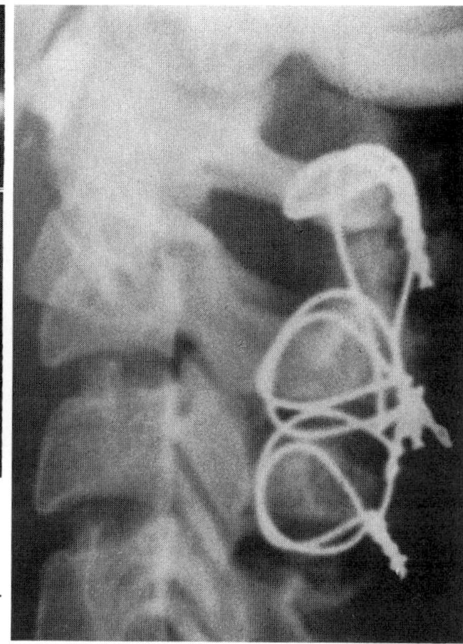

Abb. 5 a + b: C1/C2-Fraktur ohne neurologisches Defizit; C1–C3-Fusion

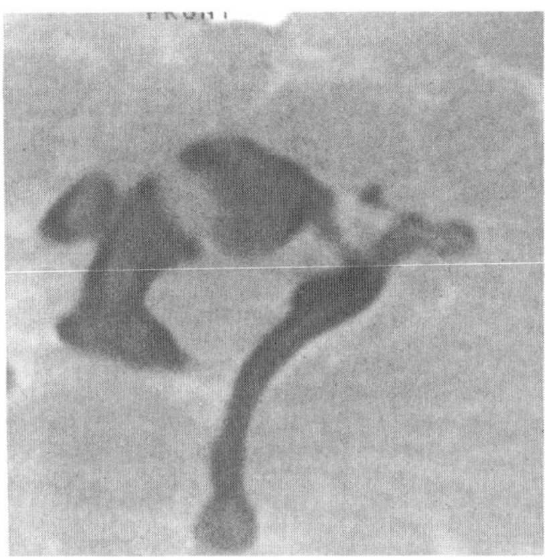

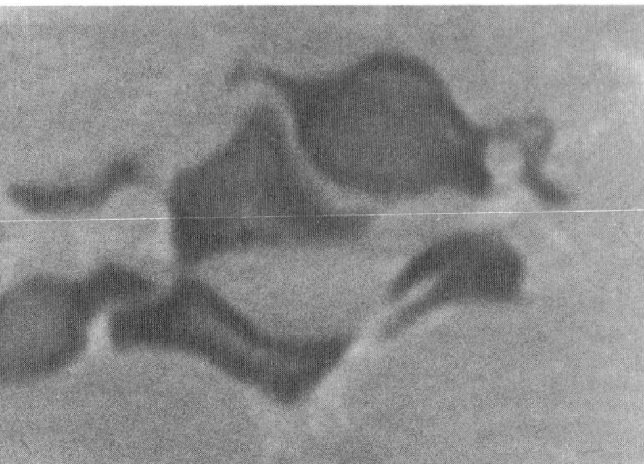

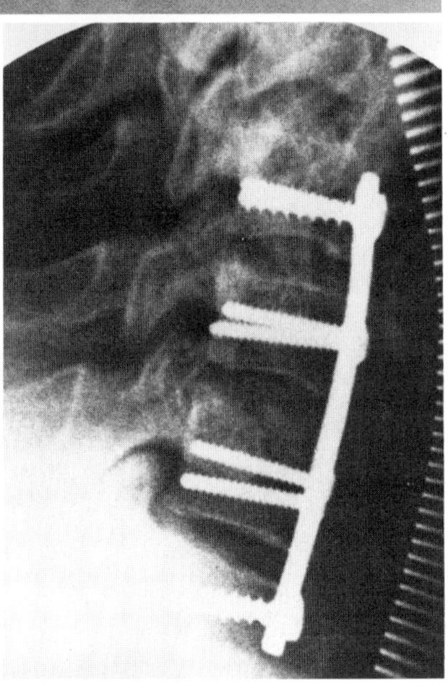

Abb. 6 a–c: Mehrfragment-Fraktur mit neurologischem Defizit; mehrsegmentale Fusion mit ventraler Plattenosteosynthese

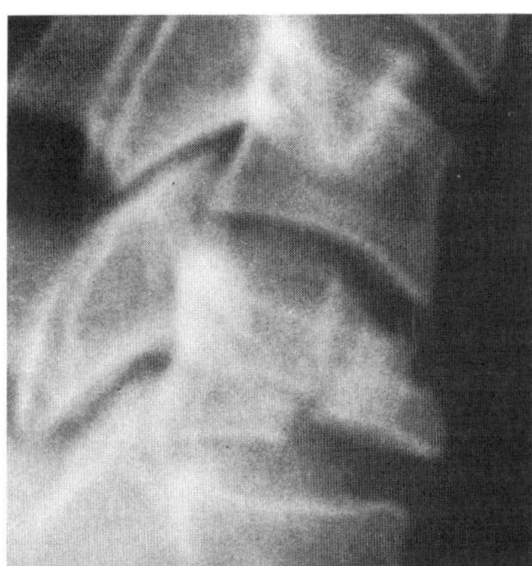

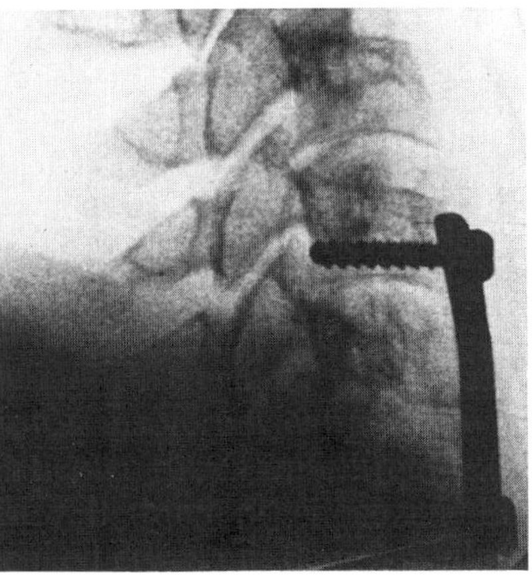

Abb. 7 a + b: Tear drop-fractures; ventrale Plattenosteosynthese

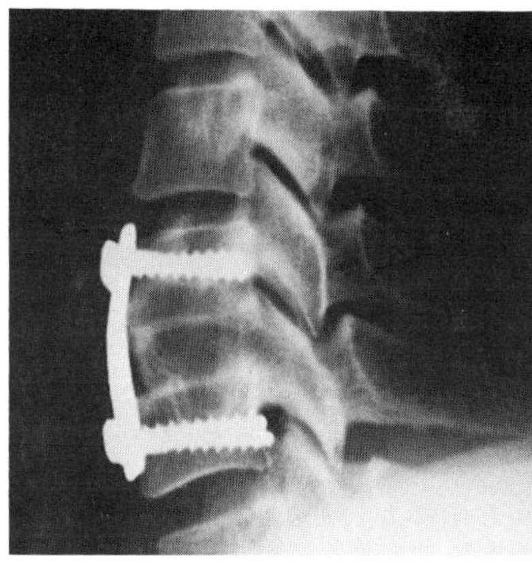

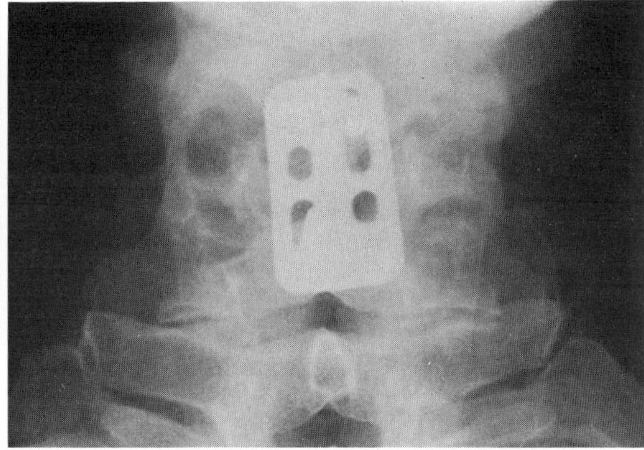

Abb. 8 a + b: Verhakte Luxationsfraktur; ventrale Fusion C5/C6 mit Plattenosteosynthese

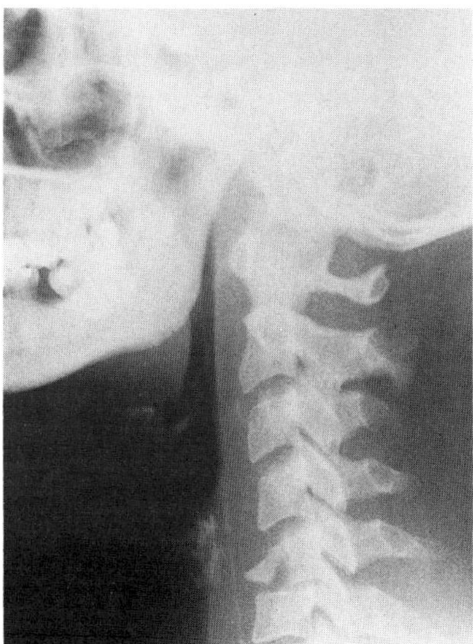

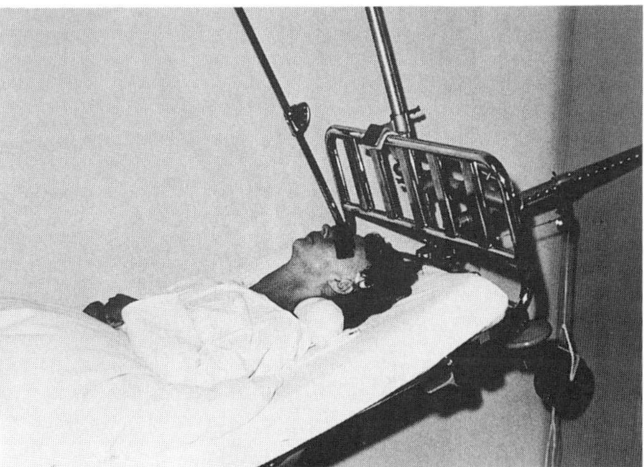

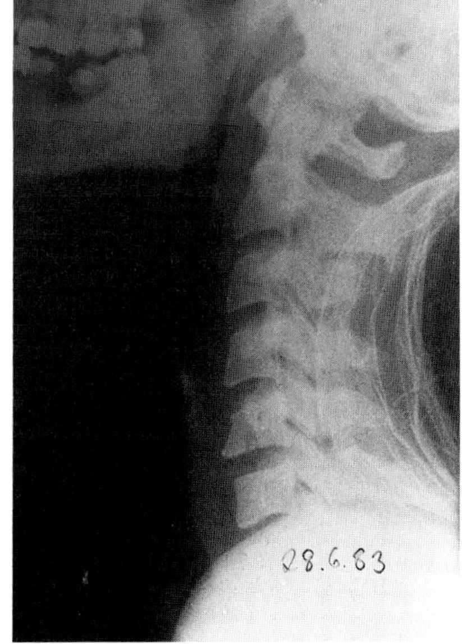

Abb. 9 a–c: Tear drop-fractures; aus technischen Gründen Vorextension mit gutem Repositionsergebnis

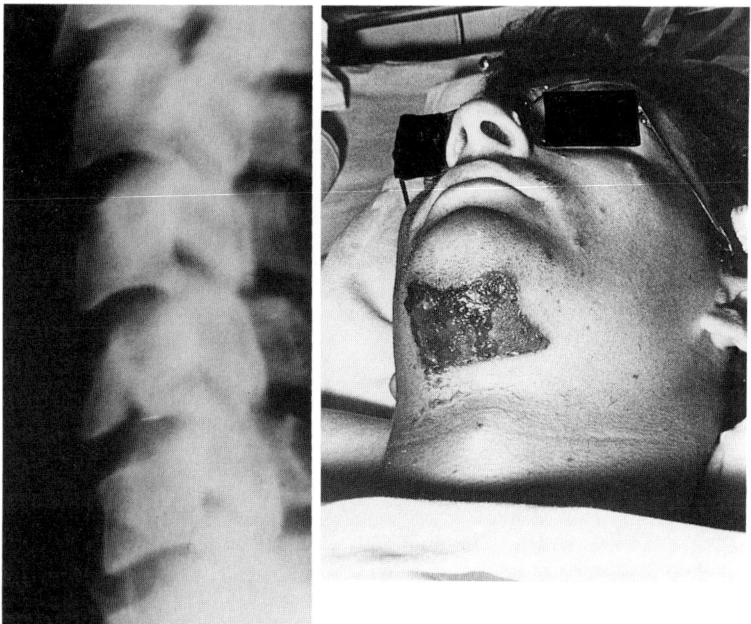

Abb. 10 a + b: Tear drop-fractures mit Tetraplegie; Zustand nach Vorextension über 24 Stunden mit Glissonschlinge

Prof. Dr. sc. C.-W. Siegling
Leiter des Bereiches Wirbelsäulenorthopädie/Chirurgie
am Willibrordus Spital
4240 Emmerich/Rhein

Die Bedeutung des HWS-Akzelerationstraumas beim Mehrfachverletzten

M. Richter-Turtur

Beim Mehrfachverletzten, insbesondere comatösen Patienten muß der Verdacht auf das Vorliegen einer Wirbelsäulenverletzung vor allem einer Halswirbelsäulenverletzung einbezogen werden. Dies gilt bereits bei der Erstversorgung. Neben den üblichen lebensrettenden Erstmaßnahmen zur Sicherung von Atmung und Kreislauffunktion muß eine sofortige orientierende Untersuchung Auskunft über die neurologische Funktion, das heißt Motorik und Sensibilität geben.

Bei ansprechbaren Patienten erfolgt hierzu die Aufforderung zum Bewegen aller vier Extremitäten und die Befragung nach Veränderungen der Sensibilität. Beim comatösen Patienten ist die Schmerzreaktionsprüfung aller vier Extremitäten obligatorisch.

In unserem Notarztwagen hat sich die prophylaktische Verwendung des sogenannten «Stiff-Necks» bewährt, eines harten und gut abstützenden Cervicalbraces, der noch vor Intubation angelegt werden kann.

Die klinische Versorgung von Mehrfachverletzten orientiert sich am Stufenplan, der von SCHWEIBERER 1978 vorgeschlagen wurde.

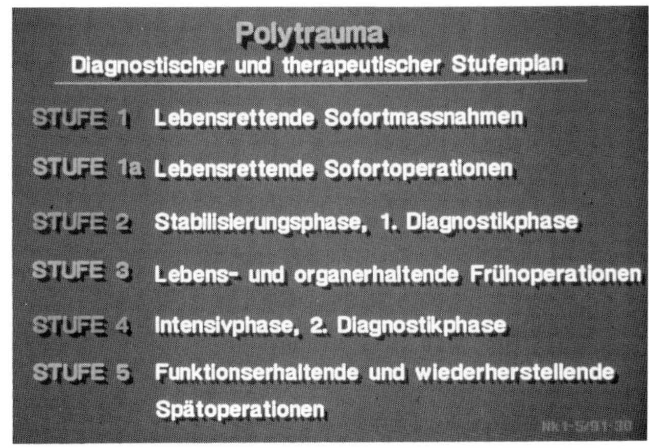

Abb. 1: Diagnostischer und therapeutischer Stufenplan zur Versorgung von mehrfachverletzten Patienten (SCHWEIBERER 1978).

Das diagnostische Menü enthält immer Übersichtsaufnahmen der HWS, wobei nicht oft genug darauf hingewiesen werden kann, daß alle sieben Halswirbel abgebildet sein müssen. Ist dies nicht der Fall, so können die häufigen Verletzungen des cervico-thorakalen Überganges übersehen werden.

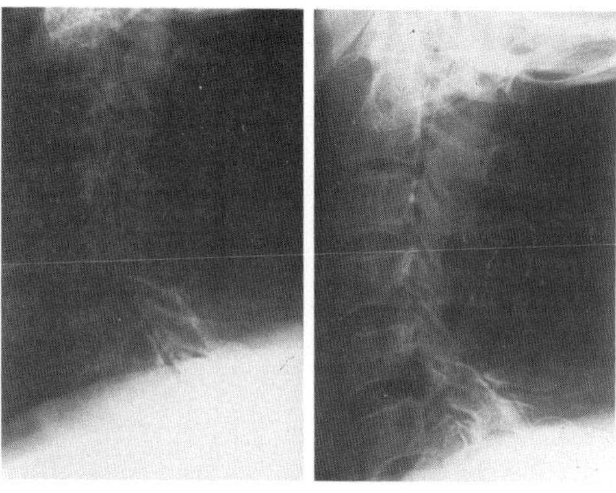

Abb. 2: HWS-Nativaufnahmen eines 42-jährigen polytraumatisierten Patienten mit unvollständiger Darstellung der unteren HWS.

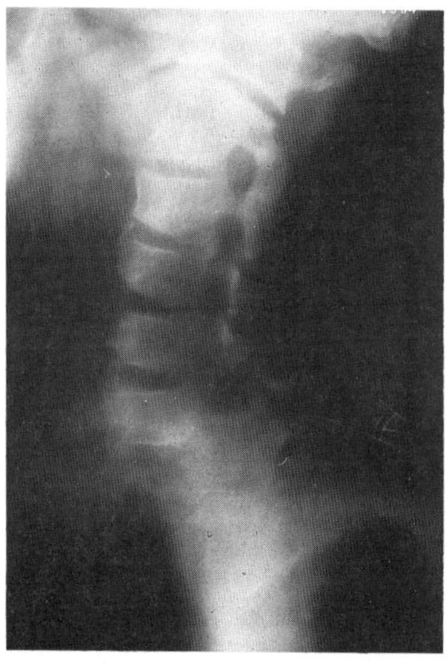

Abb. 3: Schichtaufnahme des gleichen Patienten. Erst hier wird das Ausmaß dieser C7/Th1-Luxationsfraktur erkennbar.

Bei den HWS-Aufnahmen muß daher auf die Extension beider Schultern nach caudal geachtet werden. Sollte dies nicht ausreichen, z.B. bei adipösen oder sehr muskelkräftigen Patienten, so müssen seitliche Diagonalaufnahmen oder Tomogramme angefertigt werden.

Abhängig vom Gesamtverletzungsmuster und vom lokalen Verletzungsausmaß muß die ergänzende bildgebende Diagnostik eventuell einschließlich Kernspintomogramm vorgenommen werden. Besonders gut kommen die traumatischen Veränderungen der Bandscheiben im Kernspin zur Darstellung.

Bei der operativen Versorgung müssen folgende Grundsätze beachtet werden:

Zuerst hat die geschlossene Reposition von Frakturen oder Luxationen zu erfolgen, um eventuelle Kompressionen des Halsmarkes zu beheben. Elektiv kann dann nach den Maßnahmen der Kreislaufstabilisierung die operative Versorgung im Rahmen der Versorgungsstufe V (funktionserhaltende Spätoperationen) erfolgen. Nur selten und zwar in Fällen mit inkompletter Querschnittssymptomatik bei nachgewiesener Myelonkompression, besteht eine dringliche Indikation zur operativen Frühbehandlung in der Stufe III (organerhaltende Frühoperationen), wenn die geschlossene Reposition nicht gelungen ist.

Die Entscheidung, ob der operative Zugang von ventral oder von dorsal gewählt wird, hängt von mehreren Faktoren ab, z. B. dem Verletzungsmuster, der biomechanischen Stabilität des verletzten Segmentes, aber auch von den Begleitverletzungen und dem Allgemeinzustand des Patienten.

Verhakte Luxationen stellen, sofern sie sich auch unter Extension nicht reponieren lassen, eine Indikation zum dorsalen Zugang dar, um die offene Reposition und Fixation mit Haken- oder Schraubenplättchen zu realisieren.

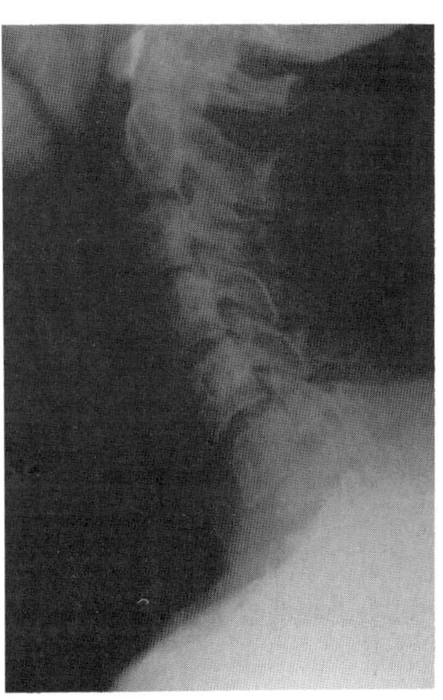

Abb. 4: Verhakte Luxation C6/C7 nach HWS-Akzelerationstrauma

Die dorsale Stabilisierung kann jedoch durchaus problematisch sein. So sahen wir mehrfach sekundäre Instabilitäten durch Lockerung dorsaler Implantate. Auch aus anästhesiologischer Sicht ist der ventrale Zugang günstiger, da der Patient während der Operation in Rückenlage verbleibt. Als Implantat haben sich ventral die H-Plättchen bewährt, die neuerdings in winkelstabiler Verriegelungstechnik verwendet werden können.

An der hiesigen Klinik wurden seit 1981 über 400 polytraumatisierte Patienten versorgt. Davon wiesen 118 Verletzungen der Wirbelsäule auf, was einem Anteil von 30 % entspricht. 41 % dieser Patienten konnten bezüglich ihrer Wirbelsäulenverletzung konservativ behandelt werden, 58 % dagegen mußten operativ entlastet, bzw. stabilisiert werden.

Der Anteil von Halswirbelsäulenverletzungen bei diesen Patienten lag bei 56 %. Auch bei den Halswirbelsäulenverletzungen lag der Anteil der operativ Versorgten bei etwa 60 %.

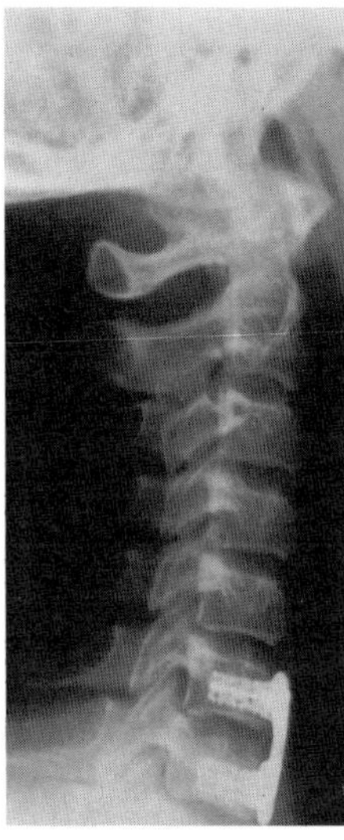

Abb. 5: Stabilisierung C6/C7 mit Verriegelungsplatte nach MORSCHER.

Bei keinem operativ versorgten Patienten beobachteten wir eine neurologische Verschlechterung, die Patienten mit inkompletten Querschnitten besserten sich jeweils um ein bis zwei Stufen der Frankel-Skala. Komplikationen der Wundheilung traten nicht auf. In drei Fällen mit dorsaler Stabilisierung mußte wegen Implantatlockerung eine zusätzliche ventrale Stabilisierung vorgenommen werden.

PD Dr. med. M. Richter-Turtur
Oberarzt der Chirurgischen Klinik und Poliklinik
Klinikum Innenstadt der LMU
Nußbaumstr. 20
8000 München 2
(Direktor: Prof. Dr. L. Schweiberer)

Traumaverarbeitung

Welches sind die Prädiktoren der Erholung nach HWS-Beschleunigungsverletzung. Eine prospektive Studie[1]

B. P. Radanov, G. Di Stefano, A. Schidrig und P. Ballinari[2]

Das sogenannte «Schleudertrauma» der Halswirbelsäule ist ein Thema, das, wie die steigende Zahl der Publikationen in der letzten Zeit zeigt (1, 2, 3, 4, 5), die Gemüter nicht nur in der Schweiz, sondern auch in Europa erhitzt. Der Titel «Welches sind die Prädiktoren nach Verletzung, eine prospektive Studie» ist etwas mißverständlich insofern, als für diese Präsentation nur psychosoziale und neuropsychologische Prädiktoren berücksichtigt werden, obwohl die Studie, die hierfür als Basis dient, breit angelegt ist, und selbstverständlich neurologische und radiologische Aspekte dieses Verletzungstyps berücksichtigt worden sind. Die Ergebnisse dieser Untersuchungen zu kommentieren, wäre Aufgabe füe eine gesonderte Präsentation.

Die Ausführungen hier werden mit kritischen Bemerkungen begonnen. Die Kritik wird freimütig geübt, weil sie insbesondere unsere eigene frühere Forschung betrifft (5, 6). Wir glauben, aus unseren Fehlern gelernt und insbesondere mit dieser Studie versucht zu haben sie auszumerzen.

Die Kritik bezieht sich auf die folgenden Mängel der bisherigen Forschung im Bereich des «Schleudertraumas»; der erste Mangel ist die unklare Definition des Schleudertraumas. Wenn man die Studien, besonders auf dem Gebiet Psychiatrie und Neuropsychologie (5, 8, 9, 10, 11) liest, stellt man sehr rasch fest, daß in diesen das Schleudertrauma mit einem anderen Unfalltyp, nämlich mit dem gedeckten Schädel-Hirntrauma vermengt worden ist. Das ist ein wichtiger Einwand, weil Schädel-Hirntraumatisierungen bekannterweise zu verschiedenen neuropsychologischen Funktionsstörungen, insbesondere im Aufmerksamkeitsbereich (12, 13) führen können, was das Coping oder Krankheitsverhalten der Patienten maßgeblich beeinträchtigen kann. Wir wollten in unserer Studie die Schädel-Hirntraumen unbedingt ausklammern, weshalb wir eine ganz enge Definition des Traumas gewählt haben, welche weiter unten aufgeführt wird.

Der zweite Punkt der Kritik bezieht sich darauf, daß in der Vergangenheit ausnahmslos retrospektive Studien bei Schleudertraumen gemacht worden sind (5–11). Die Patienten wurden zu irgendeinem Zeitpunkt nach dem Trauma

1 Studie unterstützt vom Schweizerischen Nationalfonds zur Förderung der wirtschaftlichen Forschung (Projekt-Nr. 32.9512.88)

2 Psychiatrische Universitätsklinik, Bern und Psychologisches Institut der Universität Bern

erfaßt, wobei der lückenlose Rückgriff auf Anfangsbefunde nicht möglich war. Die hier präsentierte Studie ist in der Tat die erste uns bekannte prospektive.

Der dritte Kritikpunkt ist, daß die bisherigen Studien außerordentlich stark selektionierte Patienten berücksichtigen, insbesondere Begutachtungsfälle und diese sind in keiner Weise repräsentativ für irgendein Krankheitskollektiv, so auch nicht für jenes der Schleudertrauma-Verletzten. Die im Rahmen der Begutachtung berücksichtigten Verletzten haben oft einen sehr komplexen Erholungsverlauf und die Faktoren, die diesen beeinflussen (Iatrogenität miteingeschlossen) sind so zahlreich, daß sie kaum operationalisiert werden können. Der vermutlich wichtigste Aspekt der Kritik ist, daß alle Studien lediglich Teilaspekte von einem breiten Spektrum der potentiell beeinflussenden Teilfaktoren berücksichtigt haben. Die Wechselwirkung zwischen somatischen und psychologischen Faktoren, die bei diesem Verletzungstyp für die Erholung verantwortlich sein können, sind jeweils getrennt betrachtet worden. Unseres Wissens gibt es bislang keine Studie, die alles «unter einen Hut» gebracht hat.

Die wichtigste Voraussetzung für die Interpretation der Ergebnisse ist die Definition, die wir in Anlehnung an das englische «common whiplash» (13) wie folgt umschrieben haben: Das «Schleudertrauma» oder ein Hyperextensions-/Hyperflexionstrauma, ist eine Stauchung, Zerrung muskulärer und ligamentärer Strukturen der Halswirbelsäule. Das Trauma wird meist bei Auffahrunfällen von hinten erlitten und führt zu keinen Frakturen oder Dislokationen im HWS-Bereich und zu keinen Discusprotrusionen. Jegliche Schädelverletzung oder – das ist besonders wichtig zu betonen – Veränderungen des Bewußtseins anläßlich des Unfallgeschehens gilt strikt als Ausschlußkriterium.

Das ist mit Bedacht eine enge Definition des Schleudertraumas, denn alles was darüber hinausgeht, dürfte mit diagnostischen Methoden der Orthopädie, der Neurologie oder Radiologie belegt werden können und mit diesen Methoden belegte Folgestörungen nach Schleudertrauma sollten keinen Anlaß zu divergenten Meinungen geben.

Wir haben uns zum Ziel gesetzt, eine randomisierte Patientengruppe zu erfassen und die Patienten so früh als möglich nach einem Unfall zu untersuchen und dann während zwei Jahren zu verfolgen. Die Nachuntersuchungen wurden nach drei Monaten, sechs Monaten, 12 Monaten und 24 Monaten vereinbart. Einfachheitshalber werden hier die Untersuchungstermine «null», also die Erstuntersuchung, und der Zeitpunkt nach sechs Monaten gewählt, weil die Daten sonst sehr schwierig zu präsentieren sind. Die Beobachtungszeit von sechs Monaten wurde absichtlich gewählt, weil bekannterweise der Zeitraum von sechs Monaten nach einem Schleudertrauma als kritischer Zeitpunkt angesehen wird und es nach diesem Zeitpunkt keine nennenswerten Änderungen des Zustandes des Patienten mehr geben sollte.

Die in dieser Studie verwendete Methodik ist verhältnismäßig aufwendig.

Tabelle 1:

Methodik

(Erstuntersuchung: Zeitpunkt der Zuweisung;
Nachuntersuchung: sechs Monate später)

A. Vollständige neurologische Untersuchung

B. Cervicale Röntgenuntersuchung (nur bei Erstuntersuchung)

C. Interviews:
1. Persönliche und Familienanamnese
2. Subjektive Beschwerden
3. Subjektive Einschätzung der Schmerzintensität
4. Erfassung der eingenommenen Medikamente

D. Formale Tests:

I. Psychologisch:
1. Persönlichkeitsprofil [FPI] (Erstuntersuchung)
2. Selbstgeschätzte allgemeine Befindlichkeit [Bf-S]

II. Kognitiv:
1. Aufmerksamkeitsspannen [Zahlennachsprechen und Corsi Block-Tapping]
2. Zahlenverbindungstest
3. Trail Making Test, Teil A und B
4. PASAT [Paced Auditory Serial Additon Task]
5. California Verbal Learning Test [Münchner Version]
6. Selbstgeschätzte kognitive Beeinträchtigung [CFQ]

Sie schließt eine neurologische Untersuchung, die cervicale Röntgenuntersuchung, insbesondere mit Funktionsaufnahmen und darüberhinaus Interviews und Testpsychologie ein. Auf die Interviews wird etwas genauer eingegangen. Aus klinischer Erfahrung und dem Studium der Literatur (16, 17) wissen wir, daß persönliche und Familienanamnese jene Aspekte sind, die immer wieder als entscheidend für den Verlauf einer jeden Krankheit postuliert werden, und somit auch nach einer Traumatisierung wichtig sein können. Bislang sind diese Aspekte bei Schleudertraumen der Halswirbelsäule nie detailliert erfaßt worden, weil die Patienten meistens (wenn man sie etwa zwei Jahre nach dem Unfall und erst recht im Rahmen einer Begutachtung sieht) geltend machen, daß alles bis zum Unfall wunderbar und problemlos war und erst nachher alles angefangen hätte. Die Familienanamnese ist besonders wichtig, weil wir wissen, daß in der Familie besonders wichtige Bezugspersonen des Patienten als sogenannte soziale Modelle für die Entwicklung bestimmter Symptome dienen können, die dann vom Patienten gewissermaßen übernommen werden. Aus der persönlichen Anamnese haben wir all jene Aspekte erfaßt, die auf ein gestörtes seelisches Gleichgewicht hinweisen. Bekannterweise zeigen Patienten mit Hinweisen darauf neben einer Neigung, psychopathologische Zustände zu entwickeln, auch ein verändertes Krankheitsverhalten im Sinne einer Somatisierung (16, 17).

Subjektive Beschwerden wurden in unserer Studie sehr detailliert von beiden Seiten – neurologischer und psychiatrisch-neuropsychologischer – erfaßt. Wir haben natürlich auch kontrolliert, ob die Patienten beiden Seiten (Neurologen und Psychiatern) das Gleiche erzählen und haben entsprechende Daten miteinander verglichen. Wir haben weiter besonderen Wert auf die subjektive Einschätzung der Schmerzintensität gelegt. Die Verletzten wurden aufgefordert, auf einer Skala von 0 bis 10 Punkten ihre Schmerzintensität bezüglich Kopf- und Nackenschmerzen anzugeben. Darüberhinaus, was bislang in keiner Studie dokumentiert wurde und unseres Erachtens besonders wichtig ist, weil es sich hier insbesondere um neuropsychologische Aspekte handelt, haben wir eine möglichst lückenlose Erfassung der eingenommenen Medikamente vorgenommen. Die Medikamente wurden gemäß ihrem potentiellen Einfluß auf die kognitiven Leistungen der Patienten kodiert. Wir haben jene Medikamente berücksichtigt, die von den Verletzten innerhalb der letzen 24 bis 48 Stunden vor der aktuellen Untersuchung eingenommen worden sind.

Die Testpsychologie schloß folgendes mit ein: Aus dem Bereich der psychologischen Variablen wurde das Persönlichkeitsprofil ermittelt. Hierfür haben wir das Freiburger Persönlichkeitsinventar (18) verwendet, weil bei diesem Parallelversionen vorliegen, die bei Nachfolgeuntersuchungen alternierend eingesetzt werden können. Aus diesem Instrument haben wir Ergebnisse bestimmter Skalen (d.h. Persönlichkeitsdimensionen) besonders berücksichtigt, nämlich jene, die psychosomatische Reaktionsweisen anzeigen. Im besonderen interessierte uns der sogenannte «Neurotizismus», der in der Literatur (19, 20) beschrieben wird als ein Faktor, der das Krankheitsverhalten bzw. die sogenannten «Symptom reports» beeinflußt. Weiter wurde die selbstgeschätzte allgemeine Befindlichkeit, mit der Befindlichkeitsskala (21) erfaßt. Die selbstgeschätzte allgemeine Befindlichkeit war insofern wichtig, weil wir auch erfassen wollten, ob die Befindlichkeit der Patienten durch unfallfremde (d.h. vorbestehende) Faktoren beeinflußt worden ist, z.B. durch psychosoziale Belastungen oder ob die Veränderung der Befindlichkeit etwas mit dem Unfall und den Beschwerden selbst zu tun hat.

Weiter wurde eine Reihe cognitiver Funktionen untersucht. Einerseits wurden Aufmerksamkeitsprozesse von verschiedener Komplexität geprüft (die eher einfachen wie: Aufmerksamkeitsspanne (22), Corsi Block Tapping (23), Zahlenverbindungstest (24) und Trail making Test, Teil A (25) sowie die eher komplexeren wie Trail making Test, Teil B (25) und der PASAT-Test(26)). Andererseits, da Resultate präsentiert wurden, die belegen, daß die Verletzten nach Schleudertrauma der Halswirbelsäule Lern- und Gedächtnisstörungen hatten, haben wir eine sehr detaillierte Erfassung dieser Funktion vorgenommen. Zwar klagen die Patienten nach Schleudertrauma über Vergeßlichkeit, dennoch kann man sich nicht vorstellen, daß ein Unfall, der zu keiner Schädigung der Hirnstrukturen führt (siehe insbesondere Definition) eine eigentliche Lern- und Gedächtnisstörung nach sich ziehen kann. Da wir in unseren vorangegangenen Studien (5) ein gewisses Ausmaß an Aufmerksamkeitsstörung bei «Schleudertraumatikern» gefunden haben, welches allenfalls auf die qualitative Lernleistung dieser Patienten hätte Einfluß nehmen können, haben wir uns auch zur Testung der Lern- und Gedächtnisleistungen entschieden.

Schließlich wurde die selbstgeschätzte cognitive Beeinträchtigung ermittelt, wofür der «cognitive failure questionaire» eingesetzt wurde. In diesem Selbstbeurteilungsbogen gibt der Patient die Veränderung der cognitiven Leistungsfähigkeit als Folge des Unfalles an.

Als Aufnahmekriterien haben wir den Verletzungstyp entsprechend der obengenannten Definition gewählt, darüberhinaus die deutsche Muttersprache wegen der Tests, die ausschließlich in dieser Sprache vorliegen und das Alter bis 55 Jahre, weil jenseits von dieser Altersgrenze cognitive Störungen nicht ausgeschlossen werden können. Selbstverständlich wollten wir prätraumatische neurologische Affektionen ausschließen, weshalb alle Patienten mit Hinweis darauf nicht berücksichtigt wurden. Um eine randomisierte Gruppe der Schleuderverletzten zu erfassen, haben wir den Praktikern in unserer Region Rundbriefe verschickt und sie gebeten, uns so früh wie möglich Patienten nach entsprechendem Trauma zu überweisen.

Es wurden 128 Patienten überwiesen (diese Zahl bezieht sich auf die Präsentation, inzwischen wurde die Aufnahme der Patienten für die Studie, die im Frühjahr 1989 begonnen wurde, abgeschlossen und wir haben bislang 164 Patienten rekrutiert). Diese Präsentation bezieht sich also auf mehr als 3/4 der gesamten Stichprobe und der hier gefundene Trend wird sich allenfalls höchstens leicht ändern. Unsere Aufnahmekriterien haben 20 Patienten nicht erfüllt und drop-outs gab es 14. Die endgültige Stichprobe, auf die sich die Präsentation bezieht, besteht aus 92 Patienten, die alle das Trauma anläßlich von Autounfällen erlitten haben. Das ist wegen des Versicherungsstatus wichtig, zumal alle Patienten vollständig durch die Versicherungsleistungen abgedeckt waren.

Nachdem alle Patienten die Untersuchung nach sechs Monaten absolviert hatten und ihre Daten im Computer gespeichert waren, haben wir das gesamte

Tabelle 2:

Gruppen, wie sie nach der Nachuntersuchung gebildet wurden	Alter (Jahre)		Bildungsdauer (Jahre)		Geschlecht		Auffahrkollision		Unfall selbstverschuldet		Intervall*	
	Mittel	SD	Mittel	SD	m.	w.	n	%	n	%	Mittel	SD
Asymptomatische Gruppe (n=64)	28.9	8.6	13.2	2.9	28	36	36	56	13	21	7.4	3.7
Symptomatische Gruppe (n=28)	35.3	10.1	12.4	2.7	9	19	17	61	8	29	6.9	4.5
Differenz	U=567.0	p<0.01 †	n.s. †		n.s. §		n.s. §		n.s. §		n.s. †	

* Intervall (Tage) zwischen Unfall und Erstuntersuchung † Mann-Whitney U-Test § Chi-Quadrat Test

Kollektiv (n = 92) in zwei Gruppen eingeteilt. In eine Gruppe, die Symptome hatte, die sogenannte «symptomatische Gruppe» und eine Gruppe, die sich während der sechs Monate nach dem Unfall vollständig erholt hat («asymptomatische Gruppe»). Wir haben dann die Ergebnisse dieser beiden Gruppen zum Zeitpunkt «null» (d.h. bei der Erstuntersuchung) und zum Zeitpunkt «eins» (Untersuchung nach sechs Monaten) jeweils miteinander verglichen.

Die basischen Dateien der gesamten Stichprobe bzw. der Gruppen sind in Tabelle 2 präsentiert.

Die Gruppen unterscheiden sich lediglich bezüglich des Alters, wobei Patienten, die anläßlich der Kontrolle nach sechs Monaten die symptomatische Gruppe bildeten, signifikant älter sind. Es fällt aber auch auf, daß die gesamte Stichprobe im Durchschnitt eher jung war. Die klassische Auffahrkollision, die immer wieder in der Literatur als besonders verheerender Verletzungsmechanismus diskutiert wurde, ist nach unseren Ergebnissen nicht entscheidend, ob jemand nach sechs Monaten noch Symptome hat. Das durchschnittliche Intervall zwischen dem Unfall und der Erstuntersuchung lag genau bei 7,2 Tagen.

Somit können wir das erste partielle Ergebnis nennen:

Die Patienten, die in der Nachuntersuchung symptomatisch sind, sind älter.

Diese schlechtere Erholungstendenz, die mit dem Alter korreliert, ist etwas, das man sich merken sollte.

Die von den Patienten angegebenen Symptome (Tabelle 3) sind aus früheren Publikationen zum Thema weitgehend bekannt.

Bemerkenswert ist, daß auch Rückenbeschwerden bzw. Rückenschmerzen vorkommen, etwas, was nach diesem Verletzungstyp eventuell erstaunen mag. Allerdings erklären uns die Manual-Therapeuten häufig, daß die Wirbelsäule eine Entität ist und es nicht erstaunen sollte, daß die cervicalen Beschwerden entlang des Organes in die unteren Rückenpartien projiziert werden. Wichtig erscheint, daß die symptomatische Gruppe bei der Erstuntersuchung über eine größere Vielfalt der Beschwerden geklagt hat. Insbesondere Symptome, die kaum psychogenen Ursprunges sind, wie Fingerparästhesien, sind in dieser Gruppe signifikant häufiger vertreten. Schlafstörungen sind in der symptomatischen Gruppe hoch signifikant häufiger vorgekommen, wobei hierzu zu sagen ist, daß die Schlafstörungen ausschließlich durch Schmerzsensationen ausgelöst wurden. Die Patienten beklagten, sie könnten nicht einschlafen oder würden wegen der Schmerzen geweckt. Wir haben es bereits während dieser Tagung gehört, daß wenn der Muskeltonus nachläßt (wie etwa im Schlaf), Schmerzen entstehen, wodurch die Patienten dann erwachen. In bezug auf die Ängstlichkeit ist zu sagen, daß diese sich hauptsächlich auf spezifische Situationen (Teilnahme im

Tabelle 3:

Beschwerden	Erstuntersuchung			Nachuntersuchung
	asymptomatische Gruppe (n=64)	symptomatische Gruppe (n=28)	Chi-quadrat Test	symptomatische Gruppe (n=28)
	%	%	p	%
Nackenschmerzen	88	96	n.s.	82
Kopfschmerzen	52	72	n.s.	75
Schulterschmerzen	44	61	n.s.	54
Rückenschmerzen	36	39	n.s.	43
Sehstörungen	16	29	n.s.	36
Schwindel	13	25	n.s.	14
Fingerparästhesien	5	21	$p < .05$	18
Schluckprobleme	11	4	n.s.	0
Müdigkeit	50	61	n.s.	50
Angst	45	50	n.s.	32
Schlafstörungen	30	71	$p < .001$	39
Lärmempfindlichkeit	28	36	n.s.	29
Reizbarkeit	19	29	n.s.	39
Konzentrationsprobleme	22	36	n.s.	43
Vergesslichkeit	6	29	$p < .01$	36

Verkehr) bezogen hat und keine allgemeine Ängstlichkeit im Sinne eines psycho-pathologischen Syndromes (sogenanntes «post-traumatic stress disorder») festgestellt wurde. Zur Müdigkeit (oder präziser «Ermüdbarkeit») ist zu sagen, daß es sich hierbei um eine im Laufe des Tages sich entwickelnde Müdigkeit (ausgelöst durch körperliche oder geistige Anstrengungen) gehandelt hat. Schließlich war die Beschwerde, die die Patienten etwas populär als «Vergeßlichkeit» etikettierten bereits zu Beginn der Beobachtungsperiode in jener Gruppe häufiger vertreten, die bei der Untersuchung nach sechs Monaten symptomatisch war.

Somit können wir das zweite partielle Ergebnis nennen:

> Patienten, die bei der Sechsmonate-Untersuchung
> die symptomatische Gruppe bildeten, wiesen initial
> eine größere Vielfalt der Symptome auf.

Was auch interessieren dürfte ist, daß nach sechs Monaten vier Patienten reduziert arbeiteten und ein Patient überhaupt nicht arbeitsfähig war. Wenn man dies auf eine Stichprobe von 92 Patienten umrechnet, ist das ein relativ gutes Ergebnis und deutlich in Kontrast zu den Resultaten, die man in der Literatur findet (1, 2, 3, 4).

Als besonders wichtige Erhebung erwies sich die Evaluation der Schmerzintensität. Hierüber gilt es zu bemerken, daß die Patientengruppe, die anläßlich der Untersuchung nach sechs Monaten symptomatisch blieb, verglichen mit jener, die sich während der sechsmonatigen Beobachtungszeit voll erholte, bereits zu Anfang der Beobachtungsperiode eine höhere Intensität der Kopf- und Nackenschmerzen angab. In bezug auf die Intensität der Nackenschmerzen war der Unterschied statistisch signifikant. Bemerkenswertes Phänomen ist die Zunahme der Kopfschmerzintensität bei der Untersuchung nach sechs Monaten in der symptomatischen Gruppe.

Diese Schmerzen rangieren nach 6 Monaten vor den Nackenschmerzen. Aus der klinischen Routine mit Schleudertraumapatienten, die länger leiden, wissen wir, daß sie spontan hauptsächlich Kopfschmerzen angeben, Nackenschmerzen hingegen eher nach gezielter Befragung. Diese Zunahme der Kopfschmerzintensität in den ersten sechs Monaten nach dem Trauma, wie hier in der Studie beobachtet in der symptomatischen Gruppe, könnte die Grundlage für die klinische Beobachtung liefern. Somit können wir das dritte partielle Ergebnis nennen:

> Patienten, die in der Nachuntersuchung die
> symptomatische Gruppe bildeten, gaben initial
> eine stärkere Nacken- und Kopfschmerzintensität an.

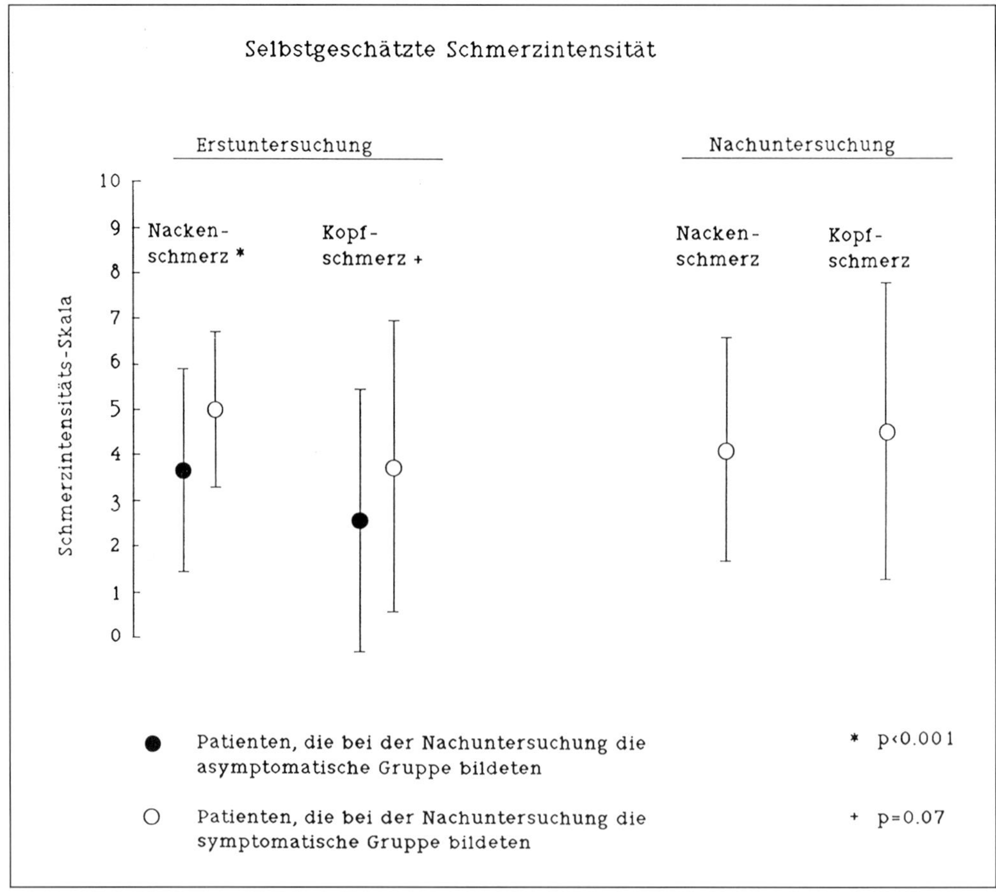

Abb. 1

Ein besonderer Vorteil dieser Studie war, daß wir alle Patienten sehr detailliert zu ihrer Vorgeschichte interviewen konnten. Im Gegensatz zu unserer eigenen retrospektiven Studie waren die Patienten diesbezüglich offen und die dabei erhobenen Daten entsprechend recht ausführlich (Tabelle 4). Das gibt uns die Möglichkeit, die Bedeutung der psychosozialen Faktoren in der Entwicklung des Syndromes nach Schleudertrauma zu analysieren. In der Tat ist uns keine Untersuchung bekannt, die bislang diese Faktoren in dieser Ausführlichkeit erfaßt hat. Wir haben bestimmte Kategorien aus der Vorgeschichte aufgeschlüsselt, die uns wichtig für die Krankheitsverarbeitung der Patienten scheinen. Das sind neurotische Symptome, Leistungsprobleme in Schule und Beruf, Störung in der Familie. Weiter besondere Erkrankungen in der Familie des Patienten, inklusive Invaliditäten, chronische Kopf- und Rückenschmerzen, welches alles Faktoren sind, die dem Patienten als «eine Art Vorlage» dienen können ähnliche Beschwerden zu entwickeln, insbesondere nach einem Trauma. Weiter wurden psychische und Verhaltensauffälligkeiten im jugendlichen und Erwach-

Tabelle 4:

Psychosoziale Belastungsfaktoren	asymptomatische Gruppe (n=64) %	symptomatische Gruppe (n=28) %	Differenz Chi-quadrat Test
1. neurotische Symptome in Kindheit	41	28	n.s.
2. Leistungsprobleme in Schule	19	14	n.s.
3. Störungen in der Familie	19	18	n.s.
4. bedeutsame Erkrankungen in Familie	41	46	n.s.
5. psychische oder Verhaltensauffälligkeiten im Jugend- und Erwachsenenalter	22	25	n.s.
6. aktuelle psychosoziale Belastungen	22	43	n.s.
	$\bar{x}$	$\bar{x}$	Mann-Whitney Test
7. Summe aller psychosozialen Belastungen	2.12	2.07	n.s.

senenalter sowie die aktuellen psychosozialen Belastungen exploriert. Bei all diesen Kategorien gab es keine statistisch signifikanten Unterschiede zwischen der Gruppe der Patienten, die anläßlich der Kontrolle nach sechs Monaten asymptomatisch war und jener, die noch unter Symptomen litt.

Wir haben letzten Endes auch einzelne Symptome innerhalb der Gruppe verglichen, die als Hinweise für eher gravierende psychopathologische Störungen in Frage kommen (z.B. Bettnässen) und konnten auch diesbezüglich keine statistisch signifikanten Unterschiede zwischen den Gruppen finden. Auch wenn wir ein Gesamtscore gerechnet haben, das alle psychosozialen Belastungen im Leben des Patienten berücksichtigt hat, und dann jeweils die Durchschnittswerte in den Gruppen miteinander verglichen, konnten keine statistisch signifikanten Unterschiede zwischen den Gruppen gefunden werden. Die Bedeutsamkeit der psychosozialen Belastungen werden wir in einer weiteren Analyse berücksichtigen, die noch zum Schluß besprochen wird.

Somit können wir das vierte partielle Ergebnis nennen:

Bezüglich der zu Beginn der Beobachtungsperiode erfaßten psychosozialen Belastungen ergeben sich keine statistisch signifikanten Unterschiede zwischen der asymptomatischen und symptomatischen Gruppe entsprechend der Einteilung anläßlich der Sechsmonate-Untersuchung

Bezüglich der Erfassung der Persönlichkeitsdimensionen lagen die Profile der beiden Gruppen im unauffälligen Bereich.

Es soll betont werden, daß es in bezug auf keine Skala, insbesondere die Skala «Nervosität», die psychosomatische Reaktionsneigung oder Bereitschaft indiziert und in bezug auf die Skala «Neurotizismus» keine statistisch signifikanten Unterschiede zwischen den Gruppen gab. Somit können wir das fünfte partielle Ergebnis nennen:

Die beiden Gruppen unterscheiden sich statistisch nicht bezüglich der bei Erstuntersuchung erhobenen Persönlichkeitsprofile. Alle Persönlichkeitdimensionen beider Gruppen lagen im unauffälligen Bereich.

Die initialen Testergebnisse bezüglich neuropsychologischer Funktionen zeigen folgendes Bild:

Bei Tests, die eine relativ einfache Aufmerksamkeitsleistung erfordern, d.h.

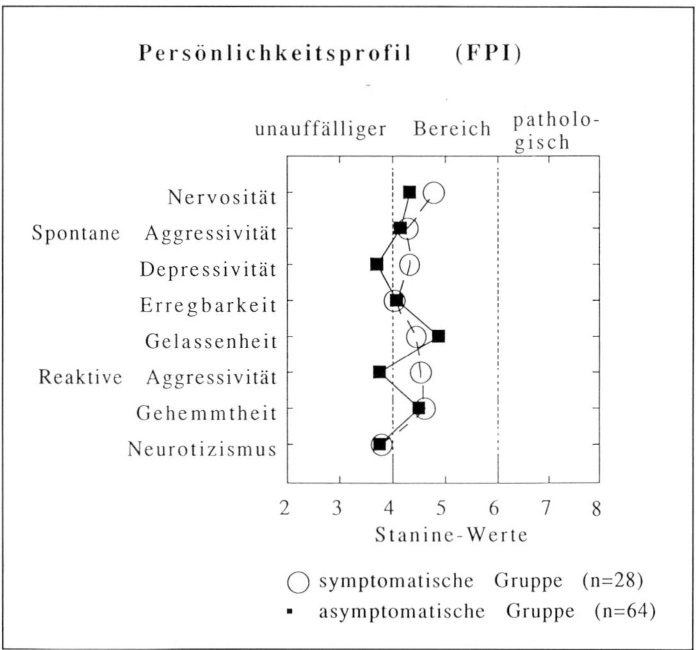

Abb. 2

denen wenig komplexe Aufmerksamkeitsprozesse zugrundeliegen (Zahlennachsprechen, Corsi-Block-Tapping, Zahlenverbindungstest und Trail making test, Teil A) zeigen Patienten der beiden Gruppen Resultate im Normbereich und es gab diesbezüglich keine statistisch signifikanten Gruppenunterschiede. Hingegen zeigt sich in beiden Gruppen bei der Erstuntersuchung, daß sie beinahe pathologische Ergebnisse erzielen, je höhere Komplexitätsgrade für die Erledigung der Aufgaben gefordert werden (z. B. Trail making test, Teil B und PASAT). Es ist auffallend, daß die Gruppe, die anläßlich der Sechsmonate-Untersuchung asymptomatisch blieb, etwas besser im PASAT abschneidet, als die andere Gruppe. Allerdings gab es auch diesbezüglich (wie auch beim Trail making test, Teil B) keine statistisch signifikanten Unterschiede. Da sich beide Gruppen in bezug auf das Alter statistisch signifikant voneinander unterschieden haben, wurde die Varianzanalyse, mit welcher die Leistungen der Gruppen verglichen wurden, mit dem Alter als Kovariante gerechnet. Damit wurde der Einfluß des Alters für die allfälligen Unterschiede verantwortlich eliminiert.

Bezüglich qualitativer Lern- und Gedächtnisleistung gab es am Anfang der Beobachtungsperiode keine statistisch signifikanten Unterschiede zwischen den Gruppen, wobei beide Gruppen leistungsmäßig absolut im Normbereich lagen (Abbildung 3). Dieses Ergebnis widerspricht den vorher veröffentlichten Resultaten (11), wonach ein Schleudertrauma der Halswirbelsäule zu einer Störung des Lernens und des Gedächtnisses führt.

Bemerkenswerte Ergebnisse wurden bezüglich selbstgeschätzter kognitiver Beeinträchtigung erbracht (CFQ) (Abbildung 3). Es zeigte sich, daß Patienten, die

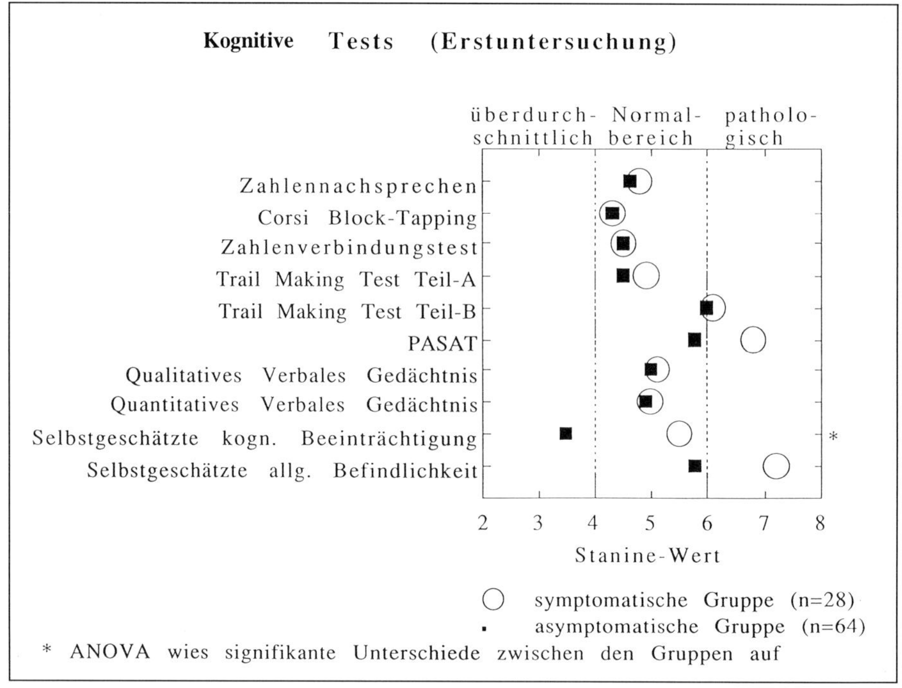

Abb. 3

bei der Kontrolle nach sechs Monaten symptomatisch blieben, schon am Anfang der Beobachtungsperiode wesentlich schlechter in diesem Test abschneiden. Allerdings befinden sich die Durchschnittsscores der beiden Gruppen noch im Normbereich, dennoch war bei diesem Test der einzig statistisch signifikante Unterschied zwischen den Gruppen berechnet worden. Auch in bezug auf die selbstgeschätzte Befindlichkeit findet sich zu Beginn der Beobachtungsperiode eine wesentliche Beeinträchtigung (Abbildung 3). Bezüglich dieses Ratings ist die Gruppe, die später symptomatisch bleibt im pathologischen Bereich, die andere, die sich während der sechsmonatigen Beobachtungszeit vollständig erholte beinahe pathologisch, dennoch konnte ein statistisch signifikanter Unterschied zwischen den Gruppen nicht nachgewiesen werden.

Somit können wir das sechste partielle Ergebnis nennen:

> Alle Patienten bekunden anläßlich der Erstuntersuchung bei Lösen von Aufgaben, denen komplexe Aufmerksamkeitsprozesse zugundeliegen, Probleme. Es findet sich darüberhinaus deutliche Beeinträchtigung der allgemeinen Befindlichkeit und der kognitiven Leistungsfähigkeit.

In bezug auf die geprüften neuropsychologischen Funktionen anläßlich der Untersuchung nach sechs Monaten zeigte sich folgendes Bild: Die Ergebnisse der geprüften neuropsychologischen Funktionen lagen bei beiden Gruppen bei allen Tests im Normbereich (Abbildung 4).

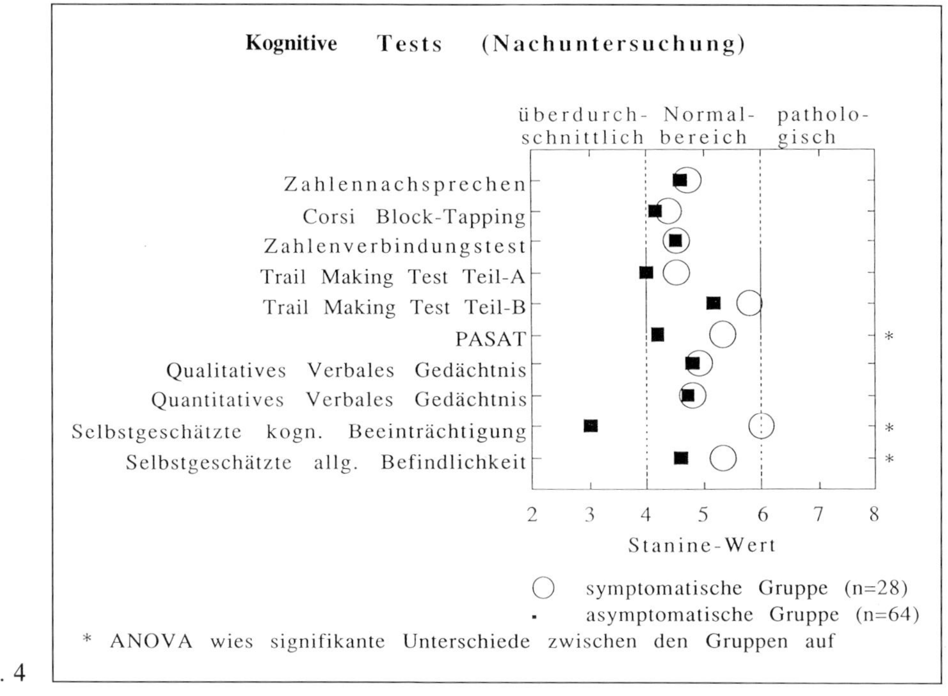

Abb. 4

Es zeigt sich allerdings, daß die Gruppe, die zum Zeitpunkt der Untersuchung nach sechs Monaten noch unter Symptomen litt, etwas schlechtere Leistungen erbrachte und somit eine verzögerte Erholung zeigte, besonders bei den Aufgaben, die komplexere Aufmerksamkeitsleistungen erfordern (d.h. Trail making test, Teil B und PASAT). Für den PASAT wurde dann auch ein statistisch signifikanter Unterschied zwischen den Gruppen berechnet.

In bezug auf das verbale Lernen und das Gedächtnis, sowohl qualitativ wie quantitativ geprüft, wurden keine statistisch signifikanten Unterschiede gefunden, wobei beide Gruppen (wie anläßlich der Erstuntersuchung) wiederum im Normbereich lagen (Abbildung 4).

Wichtig zu erwähnen ist insbesondere das Ergebnis der selbstgeschätzten kognitiven Beeinträchtigung (CFQ) (Abbildung 4). Die Gruppe, die bei der Untersuchung nach sechs Monaten noch unter Symptomen leidet, weist Durchschnittswerte auf, die nach wie vor auf eine wesentliche kognitive Beeinträchtigung hinweisen, während sich die Gruppe der Patienten, die anläßlich der Kontrolle nach sechs Monaten keine Symptome mehr aufweist, sich im Durchschnitt in diesem Test restlos erholt hat. Diese Gruppe zeigt sogar im Mittel überdurchschnittlich gute Werte. Bemerkenswert ist auch das Ergebnis der selbstgeschätzten allgemeinen Befindlichkeit (Abbildung 4); während beide Gruppen zu Beginn der Beobachtungsperiode im Durchschnitt noch hoch auffällig abgeschnitten haben (asymptomatische Gruppe im beinahe pathologischen Bereich, die symptomatische Gruppe gar im pathologischen Bereich) gab es während der Beobachtungsperiode von sechs Monaten eine Besserung, und zwar in beiden Gruppen. Daraus können wir folgendes schließen; parallel zur Rückbildung der somatischen Symptome (bzw. mit einer gewissen Adaptation darauf), geht die allgemeine Befindlichkeitsbeeinträchtigung auch zurück. Eine solche Adaptation, die insbesondere in der Gruppe nachweisbar ist, die anläßlich der Sechsmonate-Untersuchung symptomatisch blieb dürfte gegen eine Agravation sprechen.

Somit können wir ein weiteres Teilergebnis präsentieren:

> Die Patienten, die bei der Untersuchung nach sechs Monaten die symptomatische Gruppe bildeten, fühlen sich kognitiv noch deutlich beeinträchtigt und weisen bei den Aufmerksamkeitsprozessen eine verzögerte Erholung auf.

Nun die komplexen Aufmerksamkeitsprozesse sind auch jene, die besonders störanfällig sind, wobei als Störfaktoren verschiedene Ursachen in Frage kommen. Als eine mögliche Ursache ist die Medikation, die kognitive Leistungen beeinträchtigen kann, in Betracht zu ziehen. Deshalb haben wir die Resultate der neuropsychologischen Funktionen der symptomatischen Gruppe unter dem Aspekt der eventuellen Medikamentenwirkung analysiert.

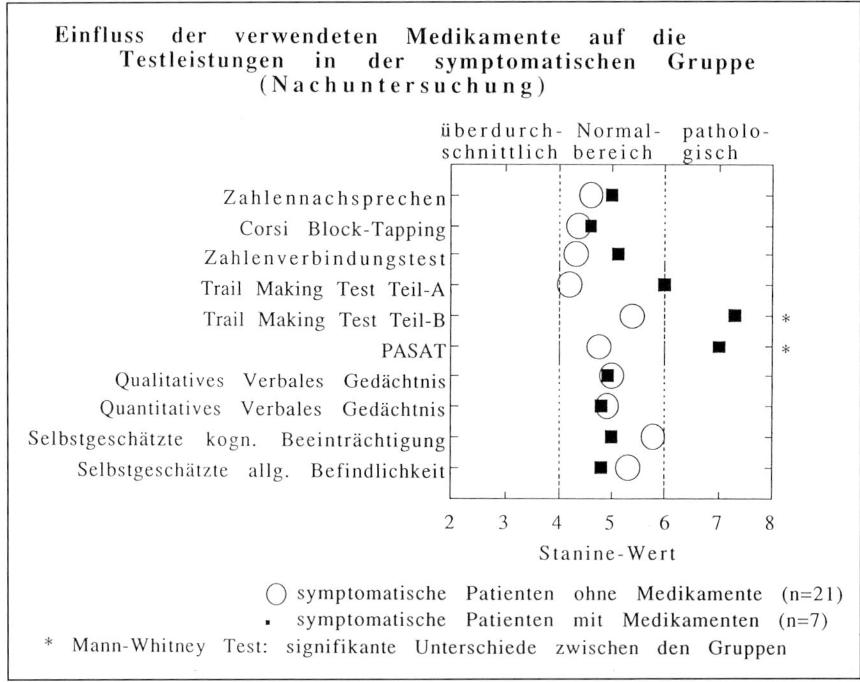

Abb. 5

Es zeigte sich dabei, daß Patienten, welche Medikamente mit potentieller Beeinflussung der kognitiven Leistungen eingenommen haben, bei verschiedenen Funktionen schlechter abgeschnitten haben (Abbildung 5). Was wir freilich nach dieser Berechnung nicht sagen können ist, ob es sich dabei auch um jene Patienten handelt, die besonders hartnäckige Beschwerden hatten und deshalb eine entsprechend starke Medikation von Ärzten verschrieben bekamen. Mit anderen Worten, sowohl die Beschwerden (wie z.B. Schmerzen) wie auch die kognitiven Leistungen beeinträchtigende Medikation könnten für dieses schlechtere Ergebnis in bezug auf komplexe Aufmerksamkeits-Leistungen innerhalb dieser Gruppe verantwortlich sein.

Somit können wir ein letztes partielles Ergebnis nennen:

> Medikamente, die kognitive Leistungen beeinträchtigen
> können, sind zumindest teilweise für die schlechten
> Aufmerksamkeitsleistungen (bzw. verzögerte Erholung
> derselben) innerhalb der symptomatsichen Gruppe verantwortlich

Schließlich haben wir mit einer Regressionsanalyse, in welcher wir alle am Anfang der Beobachtungsperiode erhobenen Variablen berücksichtigt haben, eine Berechnung vorgenommen, welche den prädiktiven Wert der initialen Variablen bezüglich Zugehörigkeit zur Gruppe (symptomatisch versus asymptomatisch) anläßlich der Untersuchung nach sechs Monaten aufzeigen sollte.

Wie in Tabelle 5 gezeigt, waren drei Variablen, wie sie zu Beginn der Behandlungsperiode erhoben wurden, hochsignifikant prädiktiv in bezug auf die Zugehörigkeit zur symptomatischen Gruppe anläßlich der Untersuchung nach sechs Monaten:

- Das Alter,
- die initiale Nackenschmerzintensität und
- die subjektive kognitive Beeinträchtigung.

Somit kommen wir zu folgenden drei Schlußfolgerungen:

> Schlußfolgerung 1
> Die bei der Erstuntersuchung erfaßten psychosozialen
> Belastungsfaktoren haben keinen prädiktiven Wert
> zur Vorhersage des Erholungsverlaufes während der
> ersten sechs Monate nach einem Schleudertrauma
> der Halswirbelsäule

Tabelle 5:

Multiples R= .5523 Variablen in der Gleichung	B	Standard Fehler (B)	Beta	T	p von T
Alter	.0178	.0050	.3364	3.582	.0006
Nackenschmerz-Intensität	.0788	.0225	.3578	3.496	.0008
Subj. kogn. Beeinträchtigung	.0080	.0030	.2611	2.601	.0113

Variablen nicht in der Gleichung ($p > .05$):

Psychologische Variablen	Neuropsychologische Variablen	Psychosoziale Belastungsfaktoren
FPI Nervosität	PASAT	Neurotische Symptome in Kindheit
FPI Spontane Aggressivität	Zahlenverbindungstest	Leistungsprobleme in Schule
FPI Depression	Trail Making Teile A/B	Störungen in der Familie
FPI Erregbarkeit	Zahlennachsprechen	Bedeutsame Erkrankungen in Familie
FPI Gelassenheit	Corsi Block Tapping	Psychische-/ Verhaltensauffälligkeiten
FPI Reaktive Aggressivität	Verbales Lernen/Gedächtnis	Aktuelle psychosoziale Belastungen
FPI Gehemmtheit		Summe aller psychosozialen Belastungen
FPI Neurotizismus	**Trauma-bezogene Variable**	
Bf-S Allgemeine Befindlichkeit	Kopfschmerz-Intensität	

Schlußfolgerung 2

Neuropsychologische Defizite

a) Es lassen sich keine Hinweise auf eine schwere kognitive Störung nach Schleudertrauma der Halswirbelsäule finden.

b) Die Resultate belegen allerdings eine gewisse Veränderung des kognitiven Gleichgewichtes dieser Patienten.

c) Diese Veränderung des kognitiven Gleichgewichtes könnte – zumindest teilweise – durch den Typ der verwendeten Medikamente verursacht werden.

Schlußfolgerung 3

Prädiktoren der Erholung

Der prädiktive Wert der Variablen Alter, Nackenschmerzintensität und unfallbedingte kognitive Beeinträchtigung weisen darauf hin, daß die bei der Nachuntersuchung symptomatischen Patienten

a) ein schweres Trauma erlitten haben

oder

b) bei einem vergleichbaren Trauma aufgrund altersbedingter Veränderungen der HWS-Strukturen gravierendere Auswirkungen des Traumas erlitten haben.

Literatur

1. Porter KM (1989) Neck sprain after car accidents: British medical journal 298:973–974
2. Maimaris C, Barnes MR, Allen MJ (1988) «Whiplash injuries» of the neck: a retrospective study. Injury 393–396
3. Deans GT, Magilliard JN, Kerr M, Rutherford WH (1987) Neck sprain – a major cause of disability following car accidents. Injury 18:10–12
4. Olsnes BT (1989) Neurobihavioral findings in whiplash patients with long lasting symptoms. Acta Neurologica Scandinavia 80:584–588
5. Radanov BP, Dvorak J, Valach L (1992) Cognitive Deficits in Patients after Soft Tissue Injury of the Cervical Spine. Spine 17(2):127–131
6. Radanov BP, Dvorak J, Valach L (1989) Psychische Veränderungen nach Schleuderverletzungen der Halswirbelsäule. Schweizerische Medizinische Wochenschrift 119:536–543
7. Miller H (1961) Accident Neurosis. British Medical Journal 919–925; 992–998
8. Berstad JR, Baerum B, Löschen EA, Mogstad T-E, Sjaastad O (1975) Whiplash: chronic organic brain syndrome without hydrocephalus ex vacuo. Acta neurologica scandinavia 51:268–284
9. Kischka U, Ettlin Th, Heim S, Schmid G (1991) Cerebral Symptoms Following Whiplash Injury. European Neurology 31:136–140

10. Schwartz DP, Barth JT, Dane JR, Drenan SE, DeGood DE, Rowlingson JC (1987) Cognitive Deficits in Chronic Pain Patients With and Without History of Head/Neck Injury: Development of a Brief Screening Battery. The Clinical Journal of Pain 3:94–101
11. Yarnell PR, Rossie GV (1988) Minor whiplash head injury with major debilitation. Brain Injury 2:255–258
12. Zomeren van AH, Brouwer WH, Deelmann BG (1984) Attentional deficits: the riddles of selectivity, speed, and alertness. In Brooks N (Ed): Closed Head Injury-Psychological, Social, and Family Consequences. Oxford University Press pp 74–107
13. Hirsch SA, Hirsch PJ, Hiramoto H, Weiss A (1988) Whiplash Syndrome. Fact of Fiction? Orthopedic Clinics of North America 19 (4):791–795
14. Balla JI: The Late Whiplash Syndrome (1982) The Late Whiplash Syndrome: A Study of an Illness in Australia and Singapore. Culture, Medicine, and Psychiatry 6(2):191–210
15. Pearce JMS (1989) Whiplash Injury: a reappraisal. Journal of Neurology, Neurosurgery, and Psychiatry 52:1329–1331
16. Lipowski JZ (1988) Somatization: The Concept and Its Clinical Application. American Journal of Psychiatry 145:1358–68
17. Goldberg DP, Bridges K (1988) Somatic presentation of psychiatric illness in primary care setting. Journal of Psychosomatic Research 32(2):137–144
18. Fahrenberg J, Hampel P and Selg H (1984) Freiburger Persönlichkeitsinventar (FPI). Vierte Auflage. Göttingen, Toronto, Zürich: Dr. CJ. Hogrefe
19. Watson D, Pennebaker JW (1989) Health Complaints, Stress, and Distress: Exploring the Central Role of Negative Affectivity. Psychol. Rev. 96(2):234–254
20. Costa PJ, McCrae RR (1988) Neuroticism, somatic complaints, and desease: is the bark worse than the bite? Journal of Personality 55(2):299–316
21. Zerren von D (1976) Befindlichkeitsskala. Weinheim: Beltz
22. Wechsler D (1945) A standardized memory scale for clinical use. Journal of Psychology 19:87–95
23. Milner B (1971) Interhemispheric differences in the localization of psychological processes in man. British medical Bulletin 27(3):272–277
24. Oswald WD, Roth E (1987) Der Zahlenverbindungstest (ZVT). Zweite Auflage. Göttingen: Dr. CJ Hogrefe.
25. Reitan RM (1958) Validity of the trail making test as an indication of organic brain damage. Perceptual and Motor Skills 8:251–256
26. Gronwall D (1977) Paced auditory serial addition task: a measure of recovery from concussion. Perceptual and Motor Skills 44:367–373
27. Broadbent DE, Cooper PF, FitzGerald R, Parkes KR (1982) The cognitive failures questionaire (CFQ) and its correlates. British Journal of Clinical Psychology 21:1–16

Dr. med. B. P. Radanov et al
Oberarzt in der Psychiatrischen Universitätspoliklinik Bern
Murtenstr. 21
Ch-3010 Bern

Verhaltens- und Funktionsanalyse der Chronifizierung nach Verletzung

P. Zenner

BECK schreibt in seiner Monographie «Krankheit als Selbstheilung» im Kapitel «Die Verantwortung für die Krankheit und der Krankheitsgewinn»:

«In diesem Zusammenhang sei auch die »Flucht in die Krankheit« erwähnt. Von Angehörigen, aber auch von Ärzten oder vom Pflegepersonal werden gewisse Patienten verdächtigt, sie flüchteten in die Krankheit, um zumutbaren Schwierigkeiten und Konflikten im Leben auszuweichen. Der Gedanke an die Flucht in die Krankheit kommt immer dann auf, wenn es sich um unangenehme und anspruchsvolle Kranke handelt, die unseren Heilungserwartungen nicht entsprechen und trotz allem Bemühen krank bleiben. (...) Flucht in die Krankheit wird häufig in Zusammenhang gebracht mit dem Krankheitsgewinn, der einen ebenso schlechten Ruf hat. Freud unterscheidet zwischen primärem und sekundärem Krankheitsgewinn. Der primäre Krankheitsgewinn entsteht durch die Symptombildung als solche, die dem Ich Konflikte erspart und so zu einer psychischen Spannungsminderung führt. Primärer Krankheitsgewinn und Flucht in die Krankheit gehören in diesem Sinne als besondere Form der Konfliktbearbeitung zusammen. Der sekundäre Krankheitsgewinn weist auf äußere Vorteile hin, die dem Patienten erwachsen, wenn die Krankheit bereits besteht».

MITSCHERLICH schreibt im Abschnitt «Zusätzliche Gedanken über die Chronifizierung psychosomatischer Krankheiten» unter der Überschrift «Kollaps der Erwartung»:

«Wann immer das Wort »chronisch« fällt, entsteht die Stimmung der Resignation. Der Kranke erfährt, daß er sich mit einem chronischen Leiden oder Zustand abfinden muß, der Arzt sieht sich an der Grenze seiner Möglichkeiten; es mag ihm vergönnt sein, zu lindern, heilen kann er nicht. Dieser Aura von Hoffnungslosigkeit, Einschränkung, Erwartung einer Zukunft, welche kaum noch Fortschritt und Entwicklung verspricht, und die viele unserer Patienten mit sich in unserer Sprechzimmer bringen, gilt der folgende Gedanke. Wie kann man mit einigen therapeutichen Aussichten auf Erfolg den toten Punkt in manchen dieser Fälle überwinden? Eine banale Feststellung vorab: Was chronisch ist, muß akut gewesen sein.»

Wenn ich also hier über die chronischen Zustände nach der sogenannten HWS-Schleuderverletzung spreche, welche Diagnose soll dann die zugrundeliegende Krankheit tragen? Eine somatische, eine psychische oder gar eine psychosomatische?

Prinzipiell sollen meine Ausführungen zur Verhaltens- und Funktionsanalyse dieser posttraumatischen chronischen Folgezustände einen allgemeinen Ansatz zur Beschreibung des beobachteten Verhaltens liefern. Dabei ist es unerheblich, ob den Klagen des Patienten ein morphologisches Substrat im Sinne von eingetretenen nachweisbaren Verletzungsfolgen zugrundeliegt oder ob es sich um ein Schmerzgeschehen bei funktionellen Gelenkstörungen der HWS und der Kopfgelenke ohne nachweisbare Klinik handelt. Der chronifizierende Faktor ist in der Eigenart des Patienten zu sehen, vermehrte innere Anspannung im muskulären System abzureagieren. Dadurch wird ein Circulus vitiosus in Gang gesetzt, sei es, daß eingetretene Gelenkblockierung dadurch chronifiziert, daß sie sich nicht mehr spontan löst bzw. daß es erst sekundär zu einem manifesten Blockierungsbefund kommt.

Eder und Tilscher schreiben über «Die Kopfregion»:

«Schon die didaktische Separierung der HWS läßt vermuten, daß der Kopfgelenkregion eine Sonderstellung eingeräumt werden muß.

Sowohl die diagnostische als auch die therapeutische Bedeutung dieses obersten Wirbelsäulenabschnittes reicht weit über jene der kaudaleren Region hinaus und es ist sicherlich nicht übertrieben, wenn man von einer Regulationsdominanz der Kopfgelenke spricht, um damit auszudrücken, daß die Störungsfreiheit dieser Region für ein einwandfreies Funktionieren des ganzen Achsenorgans notwendig ist. Neben den bereits aufgezeigten neuralen Querverbindungen zu vegetativen Zentren, den Abduzenskernen sowie der Stellung als peripheres Gleichgewichtsorgan, ist vor allem die Beeinflussung des Gammasystems aus dem Rezeptorenfeld der Kopfgelenke von größter Wichtigkeit, wird doch dadurch die Tonussituation des gesamten Muskelsystems tangiert. Reizzustände der Kopfgelenke, seien es nun Blockierungen oder auch Instabilitäten, sind daher nicht nur häufig für chronische Kopfschmerzformen und unklare Schwindelzustände verantwortlich, sondern produzieren auch vegetative Reaktionen sowie periphere Symptome (Dysästhesien, Schwächegefühl, Unsicherheit etc.). Sie können vor allem dann differentialdiagnostische Probleme aufwerfen, wenn an diese Mechanismen nicht gedacht wird und/oder die funktionsdiagnostischen Fähigkeiten im Sinne der manualmedizinischen Detailuntersuchung nicht gegeben sind«. (...) »Da die Bewegungscinschränkungen im Segment Occiput-C1 stets eine begleitende Verspannung der tiefen kleinen Nackenmuskeln (Mm. rectus et obliquus capitis) aufweisen, sollte als Erstes bei festgestellter Anteflektionseinschränkung eine postisometrische Relaxationstherapie zum Einsatz kommen«.

«Relaxation» meint nichts anderes als «Entspannung», womit die Parallele zwischen artikulärer Dysfunktion mit erhöhter segmentaler Tonisierung und der psychosomatischen Denkweise «chronischer Anspannung» und der Notwendigkeit des Einsatzes von «Entspannungstraining» hergestellt ist.

Im nachfolgenden Schema lassen sich die wichtigsten Elemente zur Beschreibung des chronischen Schmerzverhaltens wie folgt miteinander vernetzen:

Die «Schleuderverletzung der HWS» trifft den Organismus als Ganzes, der Mensch wird «Opfer eines Unfalles». Als erste Reaktion kommt es zu einem Rückzugs- und Schonverhalten mit Schmerzäußerungen verbaler und nonverbaler Art. Das als Konsequenz beobachtbare chronische Schmerzverhalten welches sich über soziale Verstärkung, aber auch über andere Rückkopplungen aufbaut, hat insofern eine zentrale Position, da es am leichtesten beobachtbar und zu beschreiben ist.

Die Verhaltensanalyse auf der Organismusebene in den drei Grundbereichen des Erlebens sieht folgendermaßen aus: Der Patient reagiert emotional mit Angst und Wut auf den erlittenen Unfall, kognitiv beschäftigt er sich verstärkt mit dem Unfallereignis und er beobachtet vermehrt seine körperliche Integrität («Ist alles wieder so wie früher?») sowie körperlich kommt es zu einer vermehrten Tonisierung der Nackenmuskulatur (äußerlich erkennbar an hochgezogenen Schultern und eingezogenem Kopf). Die emotional-kognitive Komponente erhöht das physiologische Erregungsniveau, die körperliche erleichtert das Angehen bzw. Bestehenbleiben funktioneller Gelenkstörungen mit erhöhter Nozizeptorenirritation. Um diesen Komplex sind weitere Konsequenzen «garniert»: Etwa vermehrte Zuwendung und Beachtung der umgebenden Personen sowie Entlastung von Aufgaben und Pflichten, was in engem Zusammenhang mit dem Rückzugs- und Schonverhalten zu sehen ist und zur Übernahme einer festen veränderten sozialen Rolle führen kann, sowie fortgesetzte Kontakte mit medizinischen Institutionen, welche die eigene Bedeutung als Kranker unterstreichen und ihrerseits wieder auf den Organismus sowie das Unfallereignis zurückweisen. Aus dem chronischen Schmerzverhalten heraus wird ein eventueller Medikamentenabusus (und die negative Erfahrung einer Verschlechterung beim Absetzen der Medikamente) verständlich. Über das Einschleifen sekundärer körperlicher Fehlhaltungen kommt es zu zusätzlichen Irritationen von Nozizeptoren. Symptome im vegetativen Bereich, wie z. B. Schlafstörungen und «Schwindel» sowie Insuffizienzerlebnisse im Kontakt- und Freizeitbereich (Verstärkerverluste) führen zu Kognitionen wie «Ich kann nicht mehr so wie früher», werden als Verluste erlebt und auf den Unfall ursächlich attributiert.

Der Vorteil dieser dargestellten Betrachtungsweise liegt zum einen darin, daß die negative Terminologie des «sekundären Krankheitsgewinnes» aufgegeben werden kann, was die Akzeptanz des Patienten und den persönlichen Umgang für den Behandler und Therapeuten leichter werden läßt. Außerdem wird durch die Operationalisierung und funktionsanalytische Betrachtungsweise die Komplexität des Krankheitszustandes verstehbarer und es lassen sich Handlungsanweisungen für therapeutische Interventionen daraus ableiten.

Der folgende Leitfaden gibt eine Übersicht über das diagnostische Vorgehen und die Frageform, mit der die oben beschriebenen Sachverhalte exploriert werden können.

Leitfragen zur psychosomatischen Störung
(Aus: Alexa FRANKE: Gruppentraining gegen psychosomatische Störungen. Urban und Schwarzenberg 1984)

- Welche Beschwerden treten auf und seit wann?
- Welche Behandlung, Medikamente, Therapieverfahren wurden bisher angewandt? Gibt es Therapievorerfahrung?
- Wann treten die Beschwerden auf? Gibt es bestimmte auslösende Situationen? Wann treten die Beschwerden nicht auf? Lassen sich Zusammenhänge erkennen zwischen bestimmten Situationen oder Ereignissen und dem Auftreten von Anspannung oder psychosomatischer Reaktion?
- Hat sich die Symptomatik im Verlauf der Jahre verändert? Sind schon einmal ganz andere Symptome aufgetreten?
- Lassen sich Schwankungen in der Symptomatik erkennen? Gab es schon einmal eine deutliche Besserung und in welchem Zusammenhang? Gab es Verschlechterungen und in welchen Zusammenhang?
- Gibt es Selbstkontrollmaßnahmen?
- Gibt es offensichtliche störungsspezifische Einstellungen und Reaktionen?
- Gibt es wesentliche Probleme außerhalb der psychosomatischen Störung?

Leitfragen zum sozialen Umfeld

- Wie ist das Verhältnis des Patienten zu Partner/ Eltern/Kindern?
- Gibt es Freunde/Bekannte?
- Wie reagieren die Familienmitglieder und / oder Freunde/Bekannte auf die Krankheit? Welche sozialen Aktivitäten unternimmt der Patient? Welche Freizeitbeschäftigungen? Inwieweit spielt die Störung bei diesen Betätigungen eine Rolle?
- An welchen Aktivitäten fühlt sich der Patient durch die Störung gehindert?
- Ist der Patient mit seiner Arbeit zufrieden? Gibt es Konflikte am Arbeitsplatz? Wie ist das Verhältnis zu Arbeitskollegen/Vorgesetzten?
- Wie reagieren Arbeitskollegen und Vorgesetzte auf die Krankheit?
- Muß der Patient oft wegen seiner Krankheit «krank feiern»?
- Steht Berentung zur Diskussion? Literatur

Tabelle 1: Verhaltens- und Funktonsanalyse der Chronifizierung nach «HWS-Beschleunigungsverletzung»

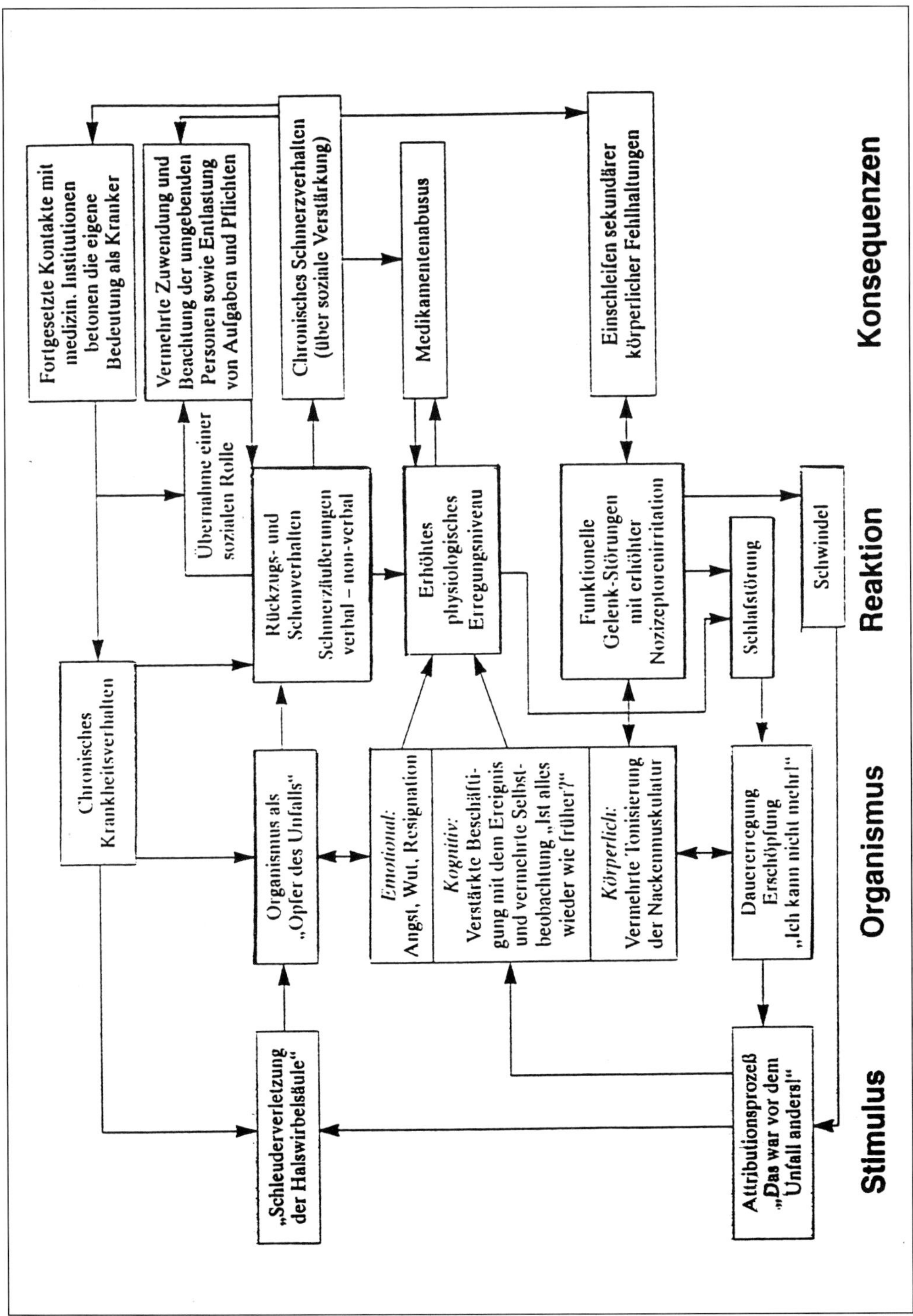

Literatur

1. Bartling G et al. (1987) Problemanalyse im therapeutischen Prozeß. Leitfaden für die Praxis. 2. Auflage, Kohlhammer Verlag
2. Beck D (1981) Krankheit als Selbstheilung. Insel Verlag, Suhrkamp Taschenbuch (1985)
3. Derbolowsky U (1963) Chirotherapie – eine psychosomatische Behandlungsmethode. Haug Verlag
4. Eder H, Tilscher H (1987) Chirotherapie: Vom Befund zur Behandlung. Hippokrates Verlag Stuttgart
5. Franke A (1984) Gruppentraining gegen psychosomatische Störungen. Urban & Schwarzenberg
6. Mitscherlich A (1967) Krankheit als Konflikt. Studien zur psychosomatischen Medizin 2. Edition Suhrkamp
7. Wolff H-D (Hrsg.)(1988) Die Sonderstellung des Kopfgelenkbereiches. Grundlagen, Klinik, Begutachtung. Springer Verlag
8. Zenner P (1987) Die Schleuderverletzung der HWS und ihre Begutachtung. Springer Verlag, 1. Nachdruck (1991)

Dr. med. P. Zenner
Zentrum für Psychosomatik und Verhaltensmedizin
in der Klinik Berus
Orannastr. 55
6636 Überherrn-Berus

Begutachtungspraxis

Ausheilungsergebnisse nach Beschleunigungsverletzung und ihre Begutachtung

F. Schröter

Die ärztliche Feststellung einer Verletzungsfolge unterliegt in der Begutachtungssituation höheren Anforderungen als in der kurativen Medizin: Der Sachverständige ist den Beweisregeln unserer Rechtsordnung unterworfen. Anders als der behandelnde Arzt muß er so gut wie beweiskräftig schon den primären verletzungsbedingten Körperschaden belegen, ehe er die Kausalität der angetroffenen krankhaften Veränderungen prüfen und als Unfallfolgen definieren kann. War die Primärverletzung weder anatomisch noch pathophysiologisch objektivierbar, so kann sich nur der behandelnde Arzt in Vermutungen ergehen, welche subjektiven Beschwerdebilder dem ehemaligen Unfall zuzuordnen sind. Der Sachverständige hat auf dieser Basis jedoch keine Chance, zu einem rechtlich einwandfreien und abgesicherten Ergebnis zu gelangen. Die hinreichend gesicherte primäre Diagnose mit exakter anatomischer Lokalisation und pathophysiologischer Beschreibung der Schädigung ist somit eine unabdingbare Voraussetzung, ohne die der Sachverständige zwingend zur Verneinung der Unfallfolgen kommen muß.

Bei dem Stand der heutigen diagnostischen Möglichkeiten sollte es eigentlich selbstverständlich sein, daß auch in der kurativen Medizin die gesicherte Diagnose – und nicht nur die begriffliche Umschreibung einer Unfallmechanik – dem Therapiekonzept vorausgeht. Leider wird bei HWS-Verletzungen eine solche Diagnosesicherung auch heute noch häufig versäumt, was nicht selten quälende Diskussionen – meist basierend auf Glaubensbekenntnissen – bei der Regulierung der Unfallfolgen nach sich zieht.

Die Sachverständigentätigkeit ist also umso einfacher, je gravierender die Primärverletzung war. Die belegte ossäre und/oder discoligamentäre Verletzung und ihre stets mit modernen bildgebenden Verfahren nachweisbaren reparativen Reaktionen bereitet in der Beurteilung des Ausheilungsergebnisses keine Schwierigkeiten. Als Sachverständiger ist man somit fast geneigt zu bedauern, daß solche strukturellen Verletzungen der Halswirbelsäule gemessen an der Zahl aller Beschleunigungsverletzungen geradezu eine Rarität darstellen. Selbst in dem vorselektierten Klientel, das überhaupt noch dem Sachverständigen zur Überprüfung vorgestellt wird, sind diese strukturellen Verletzungen in der Minderheit. Bei den von mir seit 1988 untersuchten und statistisch relativ genau erfaßten 278 Halswirbelsäulenverletzungen waren es ganze 36 Fälle (ca. 13 %) mit einer nachweisbaren strukturellen Primärläsion.

Unter diesen 36 strukturellen HWS-Läsionen fanden sich nur 2 Mono-Verletzungen der Halswirbelsäule, während 34 HWS-Verletzungen Teil eines Polytraumas waren. Bei allen 36 Fällen hat es sich um schwere bis schwerste Unfallereignisse gehandelt, bei denen sehr hohe Differenzgeschwindigkeiten beim Schadenseintritt im Spiele waren. Da ich seit 1988 bei allen HWS-Begutachtungen auf die Beibringung eines polizeilichen Aufnahmeprotokolles und/oder eines KFZ-Schadensgutachtens dränge und sich hieraus auch Rückschlüsse auf die Differenzgeschwindigkeiten ergeben, kann ich hier trotz restlicher Unsicherheiten feststellen, daß wahrscheinlich in keinem dieser Fälle die Differenzgeschwindigkeit beim Unfall unterhalb von etwa 80 km/h, mit Sicherheit aber nicht unterhalb von 50–60 km/h lag.

Eine weitere Beobachtung aus dieser Statistik erscheint wiederum bemerkenswert: Selbst nach schweren Polytraumen verfüge ich über keinen Fall, bei dem eine nicht-strukturelle HWS-Verletzung, also die zweifesfrei abgelaufene Distorsionsbelastung der Halswirbelsäule sich gutachterlich als problematisch erwies!

Die Ausheilungsergebnisse dieser strukturellen HWS-Verletzungen will ich hier mit einigen Beispielen demonstrieren:

1. M. F. – weiblich, Lauf-Nr. 2219/89

Schwerer Verkehrsunfall mit Mehrfachüberschlagen des Fahrzeuges, discoligamentäre Verletzung C5/C6 im Alter von 29 Jahren, konservativ anbehandelt, dann Plattenosteosynthese, Ausheilung ohne funktionelles oder neurogenes Defizit und beschwerdefrei.

2. R. M. – weiblich, Lauf-Nr. 019/88, Rö-Nr. 12/88

Luxationsfraktur C6/C7 im Alter von 23 Jahren, zunächst partieller Querschnitt, operativ reponiert und verblockt, völlige Rückbildung der Neurologie und Erreichen einer völligen Beschwerdefreiheit, keine relevanten Funktionsstörungen, somit keine meßbare MdE.

3. A. A. – männlich, Lauf-Nr. 1786/88, Rö-Nr. 889/88

51-jähriger Mann mit Luxationsfraktur bei C5 und Dornfortsatzabrissen C5 und C6, chirurgisch versorgt, Ausheilung ohne neurogenes Defizit, subjektiv Knacksgeräusche bei der Rechtsdrehung und auch diskretes Rotationsdefizit nach rechts hin. Der Mann übt weiter seinen Beruf als Zimmermann aus und bezieht gleichzeitig eine Unfallrente mit einer MdE von 20%, über deren Berechtigung man streiten könnte.

4. A. A. – weiblich, Lauf-Nr. 502/90, Rö-Nr. 1067/89

Mit 16 Jahren discoligamentäre Verletzung C5/C6 mit Subluxationseinstellung, konservativ anbehandelt, dann operativ saniert. Ausheilung ohne faßbares Bewegungsdefizit, keine Neurologie, Restbeschwerden mit fraglichem Bezug zur HWS, MdE 10%.

5. F. E. – männlich, Lauf-Nr. 1492/90, Rö-Nr. 761/90

39-jähriger Mann, Polytrauma, dabei Vorderkantenabbrüche C4-C6, anschließend operative Fusion, rasche Ausheilung. Es verblieben endgradige Bewegungsstörungen der HWS vordergründig im Sinne einer Rotationsbeeinträchtigung nach rechts hin, diskrete Sensibilitätsstörungen am linken Arm, keine subjektiven HWS-Beschwerden. Die MdE mit 20% bezog sich vordergründig auf die Folgen eines rechtsseitigen Hüftpfannenbruches.

6. H. T. – weiblich, Lauf-Nr. 1194/90, Rö-Nr. 684/90

Sehr schweres Polytrauma im Alter von 21 Jahren, dabei auch Densfraktur und Wirbelbogenfraktur am 2. HWK, beide Frakturen konservativ zur Ausheilung gebracht. Es verblieben weder subjektive Beschwerden im HWS-Bereich noch faßbare Bewegungsstörungen oder neurogene Defizite. Die MdE mit 20% bezog sich ausschließlich auf die Folgen einer schweren Knieverletzung.

7. A. B. – männlich, Lauf-Nr. 1044/87, Rö-Nr. 76/90

Konservativ zur Ausheilung gebrachte Densfraktur nach Polytrauma, röntgenanatomisch so gut wie folgenlos, klinisch endgradige Rotationsbeeinträchtigung nach links hin, subjektiv gelegentlich Wärme-Mißempfindungen am Kopf, ansonsten beschwerdefrei, kein neurogenes Defizit. Die MdE mit 30% bezog sich fast ausschließlich auf anderweitige Verletzungsfolgen.

8. U. W. – männlich, Lauf-Nr. 1843/87, Rö-Nr. 966/87

Trümmerfraktur am 5. HWK mit Bogenabriß und primärer Querschnittssymptomatik bei einem zum Unfallzeitpunkt 27-jährigen Mann, ebenfalls Polytrauma, operativ dekomprimiert und unorthodox stabilisiert (mehrsegmentale Drahtcerclage), rückläufige Lähmung, in der Ausheilung restliche Funktionsstörungen der Nervenwurzel C7 und C8 links, endgradige Funktionsdefizite, nicht zuletzt durch das Polytrauma polytopes Beschwerdebild, dabei auch krankheitsbetont und im Hintergrund mehrdimensionale Versicherungsproblematik. Der HWS-Schaden allein wurde mit 20%, die Gesamt-MdE höher beziffert.

Die Beispiele ließen sich beliebig fortsetzen, was aber nicht unbedingt lohnenswert erscheint. Analysiert man nämlich alle Fälle mit strukturellen Verletzungen, so haben sie mehrere Gemeinsamkeiten:

1. Sie bereiten diagnostisch kaum Probleme.
2. Die konsequente Behandlung bewirkt eine überraschend schnelle Heilung.
3. Die Verletzungsfolgen an der HWS nach Polytrauma bestimmen nie das subjektive Beschwerdebild.
4. Bleibende neurogene Defizite sind eher die Ausnahme.
5. Bleibende Bewegungsdefizite sind – sofern überhaupt faßbar – gering.

In allen Punkten unterscheiden sich diese strukturellen HWS-Schäden von den harmloseren nicht-strukturellen, also «funktionellen» Verletzungen mit prolongiertem subjektivem Beschwerdeerleben (Tabelle 1). Ein Paradoxum sondergleichen!

Tabelle 1: HWS-Verletzung

	Strukturell (Polytrauma)	Funktionell (mit progredient. Symptomatik
Frühphase	anatom. + pathophysiol. definierte Diagnose	vegetativer Symptomenkomplex ohne organisches Korrelat
Heilphase	zeitgerechte Ausheilung (Wochen)	progrediente Beschwerdeausweitung (Monate–Jahre)
Spätphase	kaum oder keine subjektiven Beschwerden	«cervico-encephales – cervico-brachiales Schmerzsyndrom»
	kaum oder kein neurologisches Defizit	subjekt. polytope Sensibilitätsstörungen + «Sensationen»
	kaum oder kein Bewegungsdefizit	muskuläre Bewegungssperren + «Blockierungen»

Aus meiner beratungsärztlichen Tätigkeit bei der Berufsgenossenschaft soll hier noch ein besonderer Fall einer sturkturellen HWS-Verletzung demonstriert werden: Ein 50-jähriger Mann erlitt über ein Kontakttrauma eine dreieckförmige Vorderkantenfraktur an der Tragplatte HWK3 sowie einen Dornfortsatzbruch HWK7. Die knöcherne Heilung erfolgte rasch und war schon nach wenigen Wochen abgeschlossen. Im weiteren röntgenanatomischen Verlauf völliges Verschwinden der Knochennarbe am Dornfortsatz HWK7, jedoch verbleibende kräftige Knochennase an der Tragplatte HWK3 und auch leicht veränderte Einstellung dieses Bewegungssegmentes im Sinne der Kyphosierung, jedoch ohne Höhenminderung des Bandscheibenraumes, ohne Instabilität, dementsprechend auch ohne spondylotische Abstützungsreaktion.

Der Versicherte war nach etwa 6 Monaten fast beschwerdefrei, klagte dann über eine «schlagartig» einsetzende diffuse Schmerzsymptomatik, einseitig ausstrahlend in den Brustkorb- und Schulterbereich. Eine organische Verursachung konnte – trotz aufwendigster Diagnostik inklusive Kernspin-Tomographie – nicht aufgezeigt werden. Nach wiederholten Untersuchungen wurden schließlich übereinstimmend vom Unfallchirurgen und Orthopäden die Unfallfolgen mit «unter 10 %» bewertet, zumal der Versicherte bereits Jahre vor dem Unfall wiederholt ärztlich wegen eines Cervicalsyndromes – sogar im Rahmen eines Kurheilverfahrens – behandelt wurde und schon seinerzeit eine ähnliche Symptomatik dokumentiert worden war.

Eine kernspintomographisch gesehene diskrete Erweiterung des Zentralkanals im Rückenmark wurde neurologischerseits übereinstimmend als bedeutungsloser anlagebedingter Befund angesehen, kurioserweise aber dann einem orthopädischen Sozialgerichtsgutachten in eine «traumatische Syringomyelie» – bei Verneinung sonstiger relevanter Unfallfolgen – umgedeutet. Im Verlauf des weiteren Verfahrens wurde dies nervenärzlicherseits jedoch wieder richtiggestellt, das Streitverfahren hierdurch jedoch unnötigerweise – bei ansonsten unstreitigem Sachverhalt – prolongiert. Dieser Fall beleuchtet exemplarisch, daß man auch als Gutachter Kompetenzüberschreitungen meiden sollte.

Zu warnen ist auch vor unkritischen Bewertungen von Röntgen-Funktionsuntersuchungen an einer Halswirbelsäule in der Vor- und Rückneigung. Besonders bei asthenisch-hypermobilen Persönlichkeiten – meist überschlankwüchsige junge Frauen – sieht man nicht selten ein sogenanntes «Treppenphänomen», gelegentlich mit einer scheinbaren segmentalen Instabilität, bevorzugt in den mittleren oder unteren Segmenten, die das Herz eines Manualmediziners höher schlagen lassen. Auch Dens-Verschiebungen in der Kopfseitneigung sind bei diesem Klientel ohne jegliche vorausgegangene Unfallschädigung keine Seltenheit. Ich verfüge über mehrere derartige Bilder von Asthenikern ohne Unfalleinwirkung. Somit ist auch bei der Röntgenfunktionsdiagnostik ohne belegten Primärschaden allergrößte Vorsicht am Platze, insbesondere dann, wenn jegliche spondylotischen Reaktionen ausbleiben!

Ausgehend von den günstigen und sogar folgenlosen Ausheilungsergebnissen bei teils schweren strukturellen Halswirbelsäulenverletzungen wäre es geradezu paradox, die teils monströs ausgeweiteten und stets vegetativ gefärbten Beschwerden ohne hinreichendes organisches Korrelat nach funktionellen Verletzungen im Sinne der Distorsion als Unfallfolge einzuordnen.

Anhand meines Datenmaterials – 242 Fälle funktioneller HWS-Verletzungen – ist festzustellen, daß geradezu ein reziprokes Verhältnis zwischen Ausmaß des Primärschadens z.B. auch am Kraftfahrzeug und dem Ausmaß der später geklagten Beschwerden zu beobachten ist. Auf Einzelfalldarstellungen dieser Art möchte ich verzichten, zumal sie jedem Unfallmediziner bekannt sind. Fälle mit optisch nicht wahrnehmbarem Schaden am Fahrzeug sind immer häufiger gutachterlich zu untersuchen. Zwischenzeitlich wurden mir auch die ersten Fälle zur Begutachtung vorgestellt, bei denen lediglich eine Vollbremsung als schadensursächlich reklamiert wurde. Bedauerlicherweise sind es gerade diese Fälle, in denen eine mangelnde ärztliche Disziplin in der Wortwahl bis hin zum «schwersten Schleudertrauma» versicherungsmedizinisch letztendlich eine nicht unerhebliche Rolle spielt. Der Sachverständige steht dann hin und wieder unter dem unerfreulichen Zwang, solche iatrogenen Faktoren beim Namen nennen zu müssen, um überhaupt eine schlüssige Beurteilung abgeben zu können.

Bei den nicht-strukturellen Verletzungen dominiert die Beobachtung, daß in den Folgemonaten und Folgejahren das Befundbild nie konstant erscheint und offenkundig eine gewisse Abhängigkeit von den unterschiedlichen Untersuchern und ihrer medizinischen Ausrichtung beinhaltet (Tabelle 2). Schon die mangelnde Reproduzierbarkeit auch der manualmedizinischen Befunde, gelegentlich mit geradezu atemberaubenden Änderungen der anatomischen Lokalisation erscheint in solchen Fällen wenig hilfreich. Bei mangelnder Reproduzierbarkeit entsprechen diese Befunde nicht den Anforderungen, die die Beweisregeln unserer Rechtsordnung stellen. Allein das subjektiv geklagte Beschwerdebild des Patienten kann vom Sachverständigen lediglich dahingehend geprüft werden, ob eine hinreichende Adäquanz mit dem belegbaren somatischen Befund und dem unfallbedingten organischen Schaden anzunehmen ist. Fehlt es an diesem organischen Korrelat, sind allein subjektive Beschwerden gänzlich ungeeignet zur Begründung einer Regulierungsempfehlung.

Tabelle 2: **Funktionelle HWS-Verletzungen mit progredienter Symptomatik:**

- inkonstante Beschwerden
- vegetative Färbung
- wechselnder Befund
- mangelnde Reproduzierbarkeit
- häufiger Arztwechsel
- apparativ o. B.

Verfügt man über eine genügende Erfahrung mit orthopädischen und traumatologischen Gutachten, so zeigt sich, daß der sogenannte «Schmerzpatient» sowohl mit als auch ohne vorausgegangenen Unfall besonders häufig zur gutachterlichen Untersuchung vorgestellt wird. Die vorgebrachten cervicalbezogenen Beschwerdekomplexe sind mit und ohne Unfall bei diesen Patienten durchaus identisch.

Die psychosomatischen Komponenten seines Schmerzerlebens sind für den Erfahrenen an den globalen und multiformen Beschwerdebildern zu erkennen. Begriffe wie z. B. «wahnsinnige Schmerzen» bestimmen die verbale Selbstdarsellung.

Hoffmann (1986) berichtet zur Charakteristik der meist hysterisch gefärbten konversionsneurotischen Entwicklung über die Symptomendarstellung als Komplikation einer körperlichen Krankheit, hierzu ein Zitat:

«Man muß davon ausgehen, daß eine Reihe von Konversionshysterien als organische Erkrankungen beginnen und dann psychogen fortgeführt, »ausgestaltet« werden. Die früher manifesten Befunde erschweren hier die richtige Diagnose offensichtlich besonders (...) Schmerzen sind heute die wichtigsten psychogenen Erscheinungen dieser Art, wobei der Kopfschmerz an erster Stelle steht, gefolgt von Rückenschmerzen ...» Häufig beklagt werden sensorische Störungen, Dysästhesien, Anästhesien und Schwindelattacken.«

Durch die Eindrücklichkeit ihrer Symptomatik verführt, werden diese Patienten oft von den Ärzten trotz negativer Organbefunde wie organisch Kranke behandelt und damit iatrogen geschädigt.

Die Schmerzschilderung – sie sollte im Gutachten möglichst exakt in wörtlicher Rede dokumentiert werden – erfolgt beim somatogen bedingten Schmerz einfach, klar und nüchtern, bei der psychogenen Induzierung aber blumig und häufig dramatisch, was stets auch an der affektiven Selbstdarstellung des Patienten zu erkennen ist. Der somatogene Schmerz ist eindeutig, wird umschrieben lokalisiert und korreliert insbesondere mit anatomischen Gegebenheiten.

Der somatogene Schmerz pflegt periodisch oder abhängig von äußeren Faktoren aufzutreten. Am Haltungs- und Bewegungsapparat ist es vordergründig die Bewegung und Belastung, die schmerzinduzierend wirkt, so daß die Ruhe und Entlastung stets lindernde Auswirkung haben.

Der psychogene Schmerz ist jedoch völlig unabhängig von solchen äußeren Faktoren, wird eventuell sogar in der Ruhe und Entlastung sowie des nachts als besonders beeinträchtigend erlebt.

Somit kann nicht verwundern, daß die Reaktion auf Analgetika beim somatogenen Schmerz stets «plausibel» erfolgt, während der psychogene Schmerz hierdurch kaum oder gar nicht beeinflußbar ist. Wird dies ärztlicherseits verkannt und ein noch potenteres Analgetikum – eventuell sogar ein Morphinderivat – verordnet, so droht nicht nur die Medikamentenabhängigkeit, sondern auch die paradoxe Wirkung:

– der analgetikainduzierte Kopfschmerz – er sollte zumindest jedem Arzt bekannt sein.

Ein ernstes Alarmzeichen stellt die mangelnde Schmerzbesserung nach invasiven Maßnahmen dar, insbesondere dann, wenn es gar zu einer «Verschlimmerung» im Schmerzerleben gekommen ist. An den zusätzlichen «Therapieschaden» z.B. durch die fehlindizierte Bandscheibenoperation sei erinnert.

Nach Adler (1987) und Kütemeyer (1991) ist es interessant zu wissen, daß häufig dem Patienten selbst eine paradoxe Krankheitstheorie zu eigen ist: Der somatogen verursachte Schmerz wird vom psychisch stabilen Patienten verdrängt und gerne als «psychisch» eingeordnet, während der psychogen induzierte Schmerz vom somatisch gesunden Patienten stets – und nicht selten mit Nachdruck – als organisch interpretiert wird.

Meine eigenen Auswertungen von Unfallakten ergaben in derartigen Fällen altanamnestisch überdurchschnittlich häufige Arbeitsunfähigkeitszeiten schon vor dem Unfall.

Neurologische Untersuchungen – z.B. von Jörg (1988) und Kügelen (1989) – haben zu ähnlichen Ergebnissen geführt. Farbmann analysierte schon 1973 166 Fälle nichtstruktureller Beschleunigungsverletzungen und konnte immer dann mehrere Fakten nachweisen, wenn eine besonders lange Beschwerdedauer angegeben wurde: Eine belastete Altanamnese, eine besonders emotionale Symptomatik und eine nicht abgeschlossene Versicherungsstreitigkeit.

Hat es sich somit nur um eine funktionelle Verletzung gehandelt, so ist das progrediente Beschwerdebild sicher dem erlebnisreaktiven Überbau zuzuordnen. Aber auch bei strukturellen Verletzungen ist eine Beschwerdeprogredienz unfallbedingt kaum organisch erklärbar.

Es ist schließlich durchaus legitim, Möglichkeiten der Entschädigung und der sozialen Sicherung zu optimieren. Da hierfür der erlittene Körperschaden die Voraussetzung ist, sind Ausgestaltungen der erlebten «Schmerzen» und der eingetretenen Behinderung durchaus normale Ausdrucksformen. KIND hat 1988 hierzu folgendes ausgeführt – ich zitiere auszugsweise:

«Es sind ... bewußtseinsnahe Wunsch- und Begehrenshaltungen, die an ein ... Unfallereignis anknüpfen. Sowohl bisher psychisch unauffällige und gesunde Menschen wie abnorme Persönlichkeiten können so reagieren. Man muß sich klar sein, daß der Sozialstaat mit seinen Sicherungen eine Versuchungssituation ersten Ranges darstellt. Einen persönlichen Vorteil aus einer Situation zu ziehen, der einem nicht zusteht, 'corriger la fortune' – wie VENZLAFF ... es nennt, wird nicht als Vergehen angesehen. In manchen Kreisen gilt es im Gegenteil als Dummheit oder Naivität, wenn dieser Versuch nicht gemacht wird. Dazu braucht es keinen neurotischen Komplex, keine unbewußte Willenshemmung gegenüber aufsteigenden Wünschen und egoistischen Ansprüchen.» (Ende des Zitates).

Nach KIND bietet der Unfall und seine Folgen die erwünschte innere Entschuldigung, um ungeliebten Anforderungen auszuweichen. Für den Versicherten bedeutet es eine geringere Kränkung des Selbstwertgefühles, wenn er einem Unfall und seinen Folgen die Schuld am eigenen Ungenügen geben kann. Insofern verwundert es nicht, daß die Rechtssprechung dieser Auffassung zuneigt und die private Unfallversicherung prinzipiell nur den organisch belegbaren Körperschaden berücksichtigt, ein psychogenes Beschwerdeerleben jedoch prinzipiell von jeglicher Leistung ausschließt.

Dr. med. F. Schröter
Arzt für Orthopädie
Institut für Medizinische Begutachtung
Landgraf-Karl-Str. 21
3500 Kassel

Das HWS-Beschleunigungstrauma und seine Begutachtung

A. P. Weber, W. Tur, W. Hess

Wenn die Diskussion um das «Schleudertrauma der Halswirbelsäule» heute mehrheitlich in den Laienmedien geführt wird, dann ist der Grund dafür nicht zuletzt in mangelhafter Denk- und Arbeitsdisziplin der medizinischen Gutachter zu suchen. Allzuoft werden die Schilderungen der Betroffenen zu Unfallhergang und Folgeverlauf kritiklos übernommen und nicht durch das eingehende Studium amtlicher und ärztlicher Akten und Befundberichte überprüft, wie dies WALZ schon 1987 (7) und danach LUDOLPH und SPOHR 1989 (5, 6) mit eingehender Begründung forderten.

Bei der retrospektiven Auswertung von 100 Gutachtensaufträgen der Jahre 1988 bis 1990, welche allesamt seitens der behandelnden Instanzen oder des Auftragerteilers als Fälle von «Schleudertraumata der Halswirbelsäule» apostrophiert waren, stießen wir nicht weniger als 28 mal auf Vorgänge, welche (mehrheitlich als «contact»-Verletzungen) keine energiereiche Kopfexkursion gegenüber dem Rumpf beinhalteten und somit auch nicht als Beschleunigungsverletzung der Halswirbelsäule (1, 2) zu beurteilen waren:

Sturz zu Boden	8
Sturz vom Pferd	2
Sturz vom Fahrrad/Mofa	2
Kopfanprall	4
Schlag auf den Kopf	1
Kollisionen	
als Fußgänger mit Auto	3
als Fahrradfahrer mit Auto	2
als Skifahrer mit Hängegleiter	1
Willentliches Bremsen als Schlittler	1
Willentliches Bremsen als Autolenker	1
Autolenker; Fahrzeugüberschlag	2
Überholen eines anderen Automobils (kein UE)	1

Die verbleibenden 72 Geschehnisse setzten sich aus 38 passiv erlebten Heck-Auffahrkollisionen, einem seitlich-frontalen und 24 mehrheitlich frontalen Zusammenstößen sowie 9 kombinierten Heckanprall-/Frontaltouchierungen zwischen vierrädrigen Motorfahrzeugen zusammen. Die tatsächlichen Hergänge waren nur durch die polizeilichen Unfallrapporte rekonstruierbar. Hingegen ist den Äußerungen Beteiligter bezüglich des Moments der «Geschwindigkeit» größte Skepsis entgegenzubringen (7). Zeugenaussagen weisen auf das Tragen, respektive Nichttragen der Sicherheitsgurte hin. Erste Hinweise auf ein allfälliges beschwerdefreies Intervall erhält man aus Feststellungen über das Verhalten des Geschädigten am Unfallplatz.

Um dem medizinischen Gutachter ein Bild über die Richtung und das Ausmaß der Kollisionskräfte zu vermitteln, bedarf es auch der Dokumentation durch technische Schadensexpertisen der beteiligten Motorfahrzeuge. Von Bedeutung sind Feststellungen über Lokalisation und Ausmaß der Fahrzeugbeschädigungen mit besonderer Berücksichtigung von Intrusionen der Fahrgastzelle. Der Schadenexperte gibt zudem Auskunft über allfällige Beschädigungen der Sicherheitsgurte. Zusätzlich ist es von Bedeutung, ob (bei Insassen auf den Vordersitzen) Kopfstützen vorhanden waren und allenfalls in Mitleidenschaft gezogen wurden.

Größte Bedeutung messen wir dem initialen Arztzeugnis zu und entnehmen diesem Datum und Zeitpunkt der ersten Konsultation, subjektive Klagen des Verletzten wie auch objektivierte medizinische Feststellungen. Erneut wird damit die Frage des beschwerdefreien Intervalls beleuchtet, was insbesondere bei (häufig erst später geltend gemachten) neuropsychologischen Beeinträchtigungen von größter Bedeutung ist.

Aus der initialen Behandlungsphase (als «Frühverlauf» bezeichnen wir die ersten vier Wochen nach dem schädigenden Ereignis) geben die ärztlichen Atteste Aufschluß über die durchgeführten Maßnahmen und deren Erfolg, dies auch hinsichtlich der Wiedererlangung einer Arbeitsfähigkeit unter Berücksichtigung des ausgeübten Berufes.

Der nachfolgende Zeitraum bis zu sechs Monate nach dem zu beurteilenden Unfallgeschehen (mittelfristiger Verlauf) erfordert eine besonders minutiöse Dokumentation. Hier wird allenfalls der Grundstein zur Chronifizierung gelegt, und in den meisten Fällen kommt es erstmals zur Geltendmachung neuropsychologischer Defizite, welche ärztlicherseits häufig als «psychische Fehlverarbeitung» beurteilt werden. Das Verhalten des Verletzten gegenüber seinem sozialen Umfeld (Familie, Arbeitsplatz) ermöglicht Rückschlüsse auf die Verarbeitung des Geschehnisses (3). Häufiger Arztwechsel («doctor shopping») mit wechselnder Attestierung der Arbeitsunfähigkeit gilt als Alarmsignal, Übertherapie wiederum führt zum sattsam bekannten iatrogenen Schaden, wie er von LUDOLPH (5) treffend beschrieben wurde.

Die in unserem Institut praktisch immer polydisziplinär (Unfallchirurgen, Neuropsychiater, Radiologen und eventuell Otoneurologe) durchgeführte gutachterliche Beurteilung solcher Fälle von Beschleunigungsverletzungen der Halswirbelsäule erfolgt – Ausnahmen mit besonders langer Arbeitsunfähigkeit vorbehalten – sinnvollerweise frühestens ein Jahr nach dem Unfallereignis, wie dies auch Krösl (4) fordert. Wir gehen dannzumal von den Spätfolgen aus, deren diagnostische Erfassung nicht weiter dargelegt werden soll. Hingegen ist die genaue Erhebung der Vorgeschichte nunmehr von größter Bedeutung. Auch diese darf nicht ausschließlich vom Verletzten selbst dargelegt werden. Vielmehr greifen wir auf Drittauskünfte zurück, welche uns über frühere Erkrankungen und Unfälle sowie deren Spätfolgen (auch allfällige Minderungen der Arbeits- und Erwerbsfähigkeit) Aufschluß geben. Die Nachbefundung älterer Röntgenfilme ergänzt den Informationsstand.

Auskünfte über vormalige sportliche und freizeitliche Tätigkeiten der zu Beurteilenden im Verein mit Angaben über früher geleistete Militär- oder Zivilschutzdienste geben einen ersten Aufschluß über die körperliche Leistungsfähigkeit des Verunfallten vor dem zu beurteilenden Ereignis. Es treten dazu wertvolle Informationen über die Schul- und Berufsausbildung, das Verhalten am Arbeitsplatz und die sozialen Kontakte, welche inspektoriellen Berichten der Organe der Versicherungsträger zu entnehmen sind. Die Erhebung einer allfälligen psychiatrischen Anamnese durch Auskunftseinholung bei den vorbehandelnden Ärzten gibt zusätzliche Hinweise über die psychische Konstitution des Exploranden vor dem Schadensereignis.

Die hier von uns geforderte möglichst lückenlose Dokumentation muß nun bei der Gutachtenerstattung mit den subjektiven Äußerungen des Verunfallten verglichen werden. Abweichungen bedürfen der Klärung. Grundsätzlich messen wir Äußerungen aus der Frühphase des Geschehens mehr Gewicht zu, als späteren – zumeist unpräzisen und «zurechtgebogenen» – Darstellungen.

Hauptaufgabe des medizinischen Gutachters ist die Beurteilung des natürlichen Kausalzusammenhanges zwischen Schadensereignis und subjektiv geltend gemachten wie objektivierbaren Spätfolgen. Unklarheiten erfordern die Erstellung einer Indizienbilanz. Nicht nur in der gesetzlichen Unfallversicherung, sondern auch im Bereich des Haftpflichtrechtes ist der Beweisgrad der überwiegenden Wahrscheinlichkeit eines natürlich-kausalen Zusammenhanges für die juristische Feststellung der Adäquanz gefordert.

Literatur

1. Delank HW (1988) Das Schleudertrauma der HWS. Unfallchirurg 91:381–387
2. Gemmel HW, Müller-Färber J (1984) Das Schleudertrauma des Halswirbelsäule in der Begutachtung. Z. Unfallchir. Vers. med. Berufskr. 77:9–11
3. Jenzer G, Walz F (1991) Die «Schwere» des «Schleudertraumas der Halswirbelsäule». Z. Unfallchir. Vers. med. 84:7–19

4. Krösl W (1984) Die Begutachtung des Peitschenschlagsyndroms in der gesetzlichen Unfallversicherung, in der privaten Unfallversicherung und im Haftpflicht- bzw. Gerichtsverfahren. Z. Unfallchir. Vers. med. Berufskr. 77:5–7
5. Ludolph E, Riedel G (1989) Begutachtung posttraumatischer Wirbelsäulenschäden. Akt. Chir. 24:120–127
6. Spohr H (1989) Anforderungen an und Auswertung von Gutachten bei Wirbelsäulenschäden. In: Gutachtenkolloquium 4. Hierholzer G, Ludolph E, Hamacher E (Hrsg.) Springer, Berlin
7. Walz F (1987) Das Schleudertrauma der Halswirbelsäule im Straßenverkehr: Biomechanische und gutachterliche Aspekte. Schweiz. med. Wschr. 117:619–623.

Dr. med. A. P. Weber et al
Institut für medizinische Begutachtung (IMB)
Promenadengasse 18
CH-8001 Zürich

Die gutachterliche Problematik dieses Verletzungstyps

E. Ludolph

Das ärztliche Gutachten und die Rechtsordnung

Der meines Erachtens entscheidendste Gesichtspunkt zur Begutachtung des sogenannten HWS-Beschleunigungstraumas ist die Unterordnung der gutachtlichen Aussagen unter die Anforderungen, die die Rechtsordnung als Grundlage finanzieller Entschädigung an den Beweis des Körperschadens stellt.

Dieser muß mit an Sicherheit grenzender Wahrscheinlichkeit bewiesen sein. Der Vollbeweis ist gefordert und zwar für alle Bereiche der Rechtsordnung, die materielle Leistungen oder Entschädigungen mit einem Körperschaden verbinden. Die Begutachtung ist die Dokumentation körperlicher Befunde vor dem Hintergrund materieller Vorteile. Gefordert ist also der positive Befund, d.h. ein Befund, der – die Kenntnis der Anatomie der Halswirbelsäule vorausgesetzt – reproduzierbar ist und somit keinem vernünftigen Zweifel unterliegt. Ich habe unter Berücksichtigung der Verläufe nach Verrenkungen, Brüchen und Verrenkungsbrüchen im Bereich der Halswirbelsäule vernünftige Zweifel an persistierenden, rein subjektiven Beschwerdebildern, also an Klagen, die trotz der inzwischen außerordentlich aussagekräftigen diagnostischen Untersuchungsmethoden keiner Objektivierung zugänglich sind.

Objektiviert sind bei einem sehr kleinen Kollektiv psychische Fehlreaktionen auf Unfallereignisse. Der Zusammenhang dieses Krankheitsbildes mit dem Unfall bedarf als Bindeglied entweder eines Körperschadens, der geeignet ist, psychische Fehlreaktionen zu erklären, oder eines entsprechend eindrucksvollen Unfallereignisses, das geeignet ist, unmittelbar, also ohne Umweg über einen Körperschaden, psychisch zu schädigen.

Die erste Fragestellung gilt dem Beweis des Körperschadens. Stellt man die zahlreichen Denkmodelle zur Pathophysiologie der sogenannten HWS-Beschleunigungsverletzung auf den Prüfstand des Vollbeweises des Körperschadens, so hält keine einzige dieser Arbeitshypothesen der Prüfung stand. Nur so erklärt sich auch das große Spektrum medizinischer Fachbereiche, die bei Therapie und Begutachtung der sogenannten HWS-Beschleunigungsverletzung mitwirken, und die jeweils ihre eigenen, dem Fachbereich vermeintlich überlegenen Erklärungsversuche in den Vordergrund rücken. Die Vielfalt der Thesen zeigt bereits ihre mangelnde Beweiskraft. Teilweise wird die Beweisführung über Statistiken geführt, die bereits nach eigenen Angaben der Autoren nur eine geringe Signifikanz haben und deren Ergebnis abhängig ist von der Mitarbeit des zu Untersuchenden (1, 7). Objektive Begutachtungskriterien sind so nicht zu ermitteln.

Grundlage der ärztlichen Begutachtung ist die herrschende Meinung. Dies schon deshalb, weil die Rechtswissenschaften, auf die die Begutachtung zuarbeitet, auf den die Menschen verbindenen Konsens angelegt ist. Die eigene Überzeugung reicht also zum Vollbeweis des Körperschadens nicht aus. Vielmehr verlangt die Gleichbehandlung aller Versicherten, daß die gutachtliche Aussage gefestigten und auf breiter Basis akzeptierten Erkenntnissen entspricht. Denn die Gleichbehandlung ist einer der tragenden Teile unserer Rechtsordnung, der auch der ärztliche Gutachter verpflichtet ist. Das Gutachten ist also nicht der Platz zur Verbreitung von Arbeitshypothesen oder Ideen, die nicht allgemein gut sind. Zum sogenannten HWS-Beschleunigungstrauma bedeutet dies, daß außer der Aussage, daß gesicherte Erkenntnisse zur Pathophysiologie und zur Quantifizierung des subjektiven Beschwerdebildes nicht bestehen, ein gemeinsamer Level nicht gegeben ist, eine herrschende Meinung also nicht besteht. Das heißt nicht, daß es weiteren Fortschritten der Diagnostik möglicherweise gelingt, ein morphologisches Substrat für das geklagte Beschwerdebild zu sichern, daß also die begründeten Zweifel zum Körperschaden nur auf diagnostischen Defiziten beruhen. Nach dem heutigen Kenntnisstand fehlen jedoch Hinweise in dieser Richtung. Diese möglicherweise unbefriedigende Situation ist aber nicht auf das sogenannte HWS-Beschleunigungstrauma begrenzt.

Orientierungspunkte für den Gutachter

Diskutiert werden nur subjektive Beschwerdebilder der Halswirbelsäule ohne morphologisches Substrat. Objektivierbare Verletzungen der Halswirbelsäule sind in Therapie und Begutachtung nicht in vergleichbarer Weise problematisch. Das heißt also, daß in den zur Diskussion stehenden Fällen positive Befunde, die grundsätzlich Voraussetzung jeder Therapie, insbesondere aber der Begutachtung sind, als Leitsymptome nicht zur Verfügung stehen. Die Orientierung ist also außerhalb des eigentlichen Körperschadens zu suchen.

Die Begutachtung steht auf zwei Beinen. Das eine Bein ist der positive, reproduzierbare krankhafte Befund. Dieses Bein trägt zum sogenannten HWS-Beschleunigungstrauma den Beweis des Schadens nicht. Das andere Bein ist die gesicherte ärztliche Erfahrung. Es stellt sich die Frage, welche außerhalb der körperlichen Befunde liegenden Orientierungspunkte dem Gutachter zur Verfügung stehen, auf die die Aussage gestützt werden kann, ein Körperschaden sei trotz fehlendem morphologischen Substrat aufgrund gesicherter, also auf breiter Basis akzeptierter, ärztlicher Erfahrung bewiesen.

Zeitlich vorrangig bietet sich der Unfallmechanismus als objektives Beurteilungskriterium an. Gesicherte Erkenntnisse dazu stehen dem Therapeuten häufig nicht zur Verfügung, ein deutliches Manko auf dem Weg zu einer Versachlichung der Therapie. Die polizeiliche Verkehrsunfallanzeige ist einschließlich der

Dokumentation der Fahrzeugschäden (Kfz-Gutachten) unverzichtbarer Bestandteil jedes Gutachtenauftrages (2). Die Auswertung hat sich dabei weniger von einer Klassifizierung nach Unfalltypen und Schweregraden leiten zu lassen, als von der Frage, ob es unfallmechanisch plausibel ist, daß gerade die Halswirbelsäule isoliert verletzt wurde. Es ist also zu prüfen, welche Gewebsstrukturen durch die einwirkende Gewalt primär gefährdet waren.

Bei der typischen Heckkollision ist dies die Halswirbelsäule.Reicht die Auffahrenergie aus, um das angefahrende Fahrzeug deutlich zu beschleunigen, wird der durch die Rückenlehne im Fahrzeug fixierte Rumpf nach vorn geschoben bzw. gestoßen, der nicht fixierte Kopf schwingt demgegenüber ungebremst nach hinten. Es kommt also zu einer Gegenbewegung zwischen Rumpf und Kopf mit dem Schnittpunkt Halswirbelsäule. Diskutiert werden Aufprallgeschwindigkeiten, deren unterste Grenze 8 km/h, die aber auch in Anlehnung an die für Autoscooter zugelassene Geschwindigkeit mit 20 km/h angegeben werden (2, 5). Da ohne die deutliche Beschleunigung des angefahrenen Fahrzeuges der Mechanismus nicht ablaufen kann, ist meines Erachtens der höhere Wert realistisch. Die Halswirbelsäule wird aber auch dann nur gefährdet, wenn die Rückhaltewirkung der Kopfstütze nicht greift.

Eine von mir durchgeführte Überprüfung der subjektiven Angaben in 200 Fällen ergab in 60% das Bemühen, die Intensität der Hyperextension der Halswirbelsäule dadurch zu dramatisieren bzw. die Rückhaltewirkung der Kopfstütze zu relativieren, daß zunächst eine schwungvolle Vorwärtsbewegung des Kopfes geschildert wurde. Deutlich seltener fanden sich Angaben über ein «Vorwärtsschleudern» des Kopfes als Reaktion auf die Bewegung nach hinten. Beide Varianten erklären sich unfallmechanisch nicht. Unabhängig von der Aufprallgeschwindigkeit ist energiegeladen nur die Rückwärtsbewegung, die Bewegung auf die Anstoßstelle zu, nicht aber die Gegenbewegung. Diese ist ein energiearmes Vorsinken des Kopfes (5, 6). Die gleiche Divergenz zwischen unfallmechanisch gesicherten Einwirkungen und subjektiven Angaben besteht zum Frontalzusammenstoß, also zu der Einwirkung von vorne. Die Angaben reichen von einem «wilden» Hin- und Herschütteln bis zu einem wuchtigen Rückwärtsschleudern des Kopfes zu Beginn oder als Abschluß des Unfallmechanismus. Die Frontalkollision ist der Unfalltyp, der meines Erachtens nur mit Bedenken als ebenfalls generell geeignet diskutiert wird, eine sogenannte HWS-Beschleunigungsverletzung zu verursachen. Anknüpfungspunkt für eine besondere Beanspruchung der Halswirbelsäule durch diesen Unfalltyp ist die Rückhaltewirkung des Sicherheitsgurtes, der nur den Rumpf fixiert, nicht aber den Kopf. Leichenversuche scheinen den gedanklichen Ansatz zu bestätigen (5). Diese Versuche belegen, daß Verletzungen unfallmechanisch möglich sind. Sie sind meines Erachtens aber nicht geeignet, generell eine besondere Gefährdung der Halswirbelsäule zu begründen. Dies ist aber die Voraussetzung dafür, um den Unfallmechanismus als Argumentationshilfe bei Fehlen von Verletzungszeichen heranzuziehen. Gegenargument gegen die Ergebnisse aus Leichenversuchen sind einerseits die Schutzwirkung der Muskulatur beim lebenden Menschen, die zusätzlich noch dadurch aktiviert wird, daß die Gefahr bei der Frontalkollision in aller Regel erkannt wird, und der Muskelmantel sich reflektorisch anspannt, zum anderen möchte auch ich die Statistik heranziehen, ein meist fragwürdiges Argument. Vorauszuschicken ist, daß ein relativ sicheres Indiz für die auf den Körper wirkenden Kräfte bei der Frontalkollision Gurtverletzungen sind. Diese belegen die einwirkende Energie. Wenn also die Rückhaltewirkung der Gurte generell geeignet wäre, Halswirbelsäulenverletzungen zu verursachen, wäre als Regelbefund neben Gurtverletzungen die Halswirbelsäulenverletzung zu erwarten. Dies entspricht weder unfallchirurgischer Erfahrung noch statistischen Erhebungen (6). Ausgewertet wurden Untersuchungen zur Wirkung von Sicherheitsgurten. In Relation gesetzt wurden nur Rippenbrüche und Halswirbelsäulenverletzungen, um Doppelnennungen durch Mehrfachverletzungen zu vermeiden. 153 Rippenbrüchen stehen 6 Halswirbelsäulenverletzungen gegenüber, wobei nicht zu klären ist, ob und in welcher Kombination die Verletzungen auftraten und inwieweit die statistische Erfassung auf objektivierbare Befunde begrenzt wurde. Die unfallmechanischen und biomechanischen Statistiken leiden im übrigen zum sogenannten HWS-Beschleunigungstrauma unter dem gravierenden Mangel, daß vorausgesetzt wird, was zu beweisen ist. So erklärt sich die angebliche Zunahme reiner Weichteilverletzungen der Halswirbelsäule als Gurtverletzung (4). Diese Aussage vernachlässigt, daß rein subjektive Beschwerdebilder als Begleiterscheinung schwerer objektivierbarer Verletzungen ausgespochen selten sind. Wenn also objektivierbare Verletzungen durch Sicherheitsgurte vermieden werden, rücken rein subjektive Beschwerden – aus welchen Gründen auch immer – in einem gewissen Prozentsatz nach, ohne daß dies beweisend für eine negative Gurtwirkung wäre. Dies wäre allein die Kombination von Brustkorbverletzungen und Halswirbelsäulenverletzung als Regelbefund durch die Wirkung des Sicherheitsgurtes. Das heißt aber, daß der Unfallmechanismus bei Frontalkollisionen nur bedingt eine Argumentationshilfe zum Beweis einer Halswirbelsäulenverletzung ist.

Die vor anderen Körperstrukturen vorrangige Gefährdung der Halswirbelsäule beim Seitanprall ist auf der Grundlage der bisherigen Ausführungen in der Regel ebenfalls nicht zu begründen.

Es ist also festzuhalten: Nur die wuchtige Heckkollision ist eine Argumentationshilfe zum Beweis von Halswirbelsäulenbeschwerden ohne morphologisches Substrat. Nur insoweit ist generell eine vorrangige Gefährdung der Halswirbelsäule zu begründen.

Weitere Argumentationshilfe ist das Verhalten des Versicherten unmittelbar nach dem Unfall. Wickelt der Versicherte zielgerichtet die polizeiliche Verkehrsunfallaufnahme ab und setzt die Weiterfahrt eigentätig fort, ist dies kein Indiz für eine erlittene Verletzung. Es ist zwar möglich, daß Beschwerden erst mit einem zeitlichen Intervall von 12–24 Stunden auftreten, eine schlüssige Erklärung für diesen Konsens findet sich jedoch nicht (7). Festzuhalten ist aber, daß die Länge des beschwerdefreien Intervalles umgekehrt proportional zur Schwere der Verletzung ist. Es stehen also insgesamt nur wenige und unsichere Fakten als Anknüpfungspunkte einer gesicherten ärztlichen Erfahrung zur Verfügung. Diese reichen nicht aus, um im Vergleich zu den Verläufen nach schweren objektiven Verletzungen der Halswirbelsäule ein rein subjektives Beschwerdebild zu bestätigen.

Als Ausweg aus dem Dilemma intensiven therapeutischen Bemühens, eindrucksvoller subjektiver Klagen und fehlender Befunde wird immer wieder auf angeblich vorbestehende degenerative Veränderungen im Bereich der Halswirbelsäule zurückgegriffen. Die Überprüfung einer Vielzahl von Verläufen trägt diesen Ausweg jedoch nicht. Degenerative HWS-Veränderungen sind nicht geeignet, verzögerte Verläufe zu erklären.

Psychische Veränderungen

Wie sind vor diesem Hintergrund die häufig geklagten psychischen Veränderungen einzuschätzen? Zwei Anknüpfungspunkte für den Zusammenhang zwischen einem Unfall und einer psychogenen Fehlreaktion sind theoretisch zu diskutieren. Es sind zum einen eine eindrucksvolle Verletzung und zum anderen ein eindrucksvolles Unfallereignis. Die letzte Alternative scheidet beim isolierten sogenannten HWS-Beschleunigungstrauma aus. Verkehrsunfälle der typischen Schwere sind Teil unserer alltäglichen Erfahrung. Sie sind allgemein akzeptiert. Dazu im Widerspuch scheint eine zur Zeit viel diskutierte und zitierte Entscheidung des Eidgenössischen Versicherungsgerichtes zu stehen (EVG, Urteil vom 04.02.91), die unter der Überschrift «Schleudertrauma» ausführt: «Für die Frage des Kausalzusammenhanges zwischen psychischen Veränderungen und einem Unfall komme es nicht nur auf die Unfallverletzung, sondern auch auf das Unfallereignis mit allen seinen Begleitumständen an. Diese Entscheidung vermittelt den Eindruck, als bedürfe es keines Erstkörperschadens, um den Zusammenhang zwischen psychischer Fehlentwicklung und Unfall zu begründen. Diese Entscheidung segelt meines Erachtens unter falscher Flagge. Zu Grunde liegen Schadensersatzansprüche nach einem Motorradunfall, also einem Unfallmechanismus, der völlig andere unfallmechanische und biomechanische Fragen aufwirft. Ein Blick auf die Rehabilitationskräfte Schwerstverletzter läßt außerdem den Anknüpfpunkt »Unfallereignis« als indiskutabel entfallen.

Als Bindeglied zwischen Unfallereignis und psychischer Fehlentwicklung bleibt also nur der Erstkörperschaden. Denn ohne unfallbedingten Erstschaden entfällt die Anbindung an den Unfall und die Schutzwirkung der Normen zur materiellen Entschädigung von Körperschäden. Der Vollbeweis des Erstschadens, der geeignet ist, eine psychische Fehlreaktion – allerdings unter Berücksichtigung iatrogener Faktoren – zu erklären, dies ist der Leitfaden der ärztlichen Begutachtung. Zuständig für die Begutachtung und den Vollbeweis des Körperschadens ist der Traumatologe, der das Spektrum von Verletzungen der Halswirbelsäule in seiner ganzen Breite kennt. Dem Psychiater ist der Körperschaden vorzugeben. Er kann ihn weder beweisen noch widerlegen. Schmerzen sind nicht objektivierbar. Der Psychiater kann also nur entscheiden, ob, verursacht durch den bewiesenen Körperschaden, eine psychische Fehlreaktion als Folgeschaden vorliegt. Das sogenannte HWS-Beschleunigungstrauma hat sich dabei messen zu lassen an der psychischen Verarbeitung anderer Unfallfolgen.

Literatur

1. Arlen A (1979) Biometrische Röntgen-Funktionsdiagnostik der Halswirbelsäule. Fischer Heidelberg
2. Jenzer G, Walz F (1991) Die «Schwere» des «Schleudertraumas der Halswirbelsäule». Z. Unfallchir. Vers. med., 84/1:7–19
3. Ludolph E (1989) Diskussionen zu Teil I Wirbelsäulenverletzungen, Wirbelsäulenschäden. Gutachterkolloquium 4. Hierholzer G., Ludolph E., Hamacher E. (Hrsg.) Springer Berlin, Heidelberg, New York, London, Paris, Tokyo, Hong-Kong
4. Meier M, Walz F (1977) Kopf- und Halsverletzungen bei Sicherheitsgurtträgern. Z. f. Unfallmed. Berufskr. 4:174–188
5. Schmidt G (1989) Zur Biomechanik des Schleudertraumas der Halswirbelsäule. Versicherungsmedizin 4:121–126
6. Walz F, Zollinger U, Renfer A, Wegmann R, Meier M, Niederer P, Rudin H (1977) Unfalluntersuchung Sicherheitsgurten. Eidgenössisches Justiz- und Polizeidepartement in Bern
7. Zenner P (1987) Die Schleuderverletzung der Halswirbelsäule und ihre Begutachtung. Springer Berlin, Heidelberg, New York

Dr. med. E. Ludolph
Leitender Arzt der Berufsgenossenschaftlichen Unfallklinik
(Direktor: Prof. Dr. G. Hierholzer)
Großenbaumer Allee 250
4100 Duisburg 28

Gutachterliche Besonderheiten aus der Sicht des Neuropsychologen

M. Prosiegel, C. Michael, J. Zihl

In der Begutachtung der neurologischen/neuropsychologischen Folgen von HWS-Beschleunigungstraumen werden üblicherweise unterschieden:
- Cervicales Syndrom
- Cervico-brachiales Syndrom
- Cervico-medulläres Syndrom
- «Cervico-enzephales Syndrom» (+ «vegetatives Syndrom»)

Sicherlich am schwierigsten zu objektivieren sind dabei die Folgen des «cervico-enzephalen Syndroms».

Die folgenden Tabellen geben eine kurze Übersicht über in der Literatur mitgeteilte Beschwerden/Symptome, die zum Teil das «cervico-enzephale Syndrom» widerspiegeln.

Tabelle 1: Körperliche Beschwerden (in absteigender Reihenfolge)

– Bewegungseinschränkung des Kopfes	90%
– **Kopfschmerzen**	90%
– Nackenschmerzen	90%
– Schulterschmerzen	60%
– Schwindel	55%
– Parästhesien	50%
– **Lichtempfindlichkeit**	50%
– Benommenheit	45%
– **Sehstörungen**	45%
– Beklemmungsgefühle in der Brust	45%
– Hörstörungen	40%
– Kreislaufstörungen	35%
– Lärmempfindlichkeit	30%
– Hitzeempfindlichkeit	30%

Tabelle 1: Fortsetzung

– Schluckbeschwerden	30%
– Übelkeit	25%

aus Krajewski & Wolff, 1990

Tabelle 2: Psychische Beschwerden (in absteigender Reihenfolge)

– Nervosität/Unruhe	80%
– Abnorme Müdigkeit	70%
– Frühes Erwachen aufgrund von Schmerzen	65%
– Durchschlafschwierigkeiten	65%
– Innerlich gespannt und unruhig	60%
– Schlafstörungen durch Schmerzen	60%
– Einschlafschwierigkeiten	50%
– Sozialer Rückzug	50%
– Weniger Initiative (Beruf/Freizeit)	50%
– Tagsüber traurig/niedergeschlagen	40%
– Ängstlich/schreckhaft	40%
– Seelische Schwere	35%
– Plötzliches Weinen	30%
– Versagensängste	25%
– Körperliche Schwere	20%
– Suizidgedanken	10%
– Minderwertigkeitsgefühle	10%

aus Krajewski & Wolff, 1990

Tabelle 3: Encephale Symptomatik bei 17 aufgrund einer Schleuderverletzung berenteten Patienten

– Kurze Bewußtlosigkeit	4 Patienten
– Kurzfristige Bewußtseinstrübung	1 Patient
– Amnesie	3 Patienten
– Schwindel	10 Patienten
– Nausea	5 Patienten
– Erbrechen	3 Patienten
– Sehstörungen (Flimmern, Fixationsschwäche)	2 Patienten
– Tinnitus und Hörstörungen	2 Patienten
– Gangunsicherheit	1 Patient

aus Suter & Mumenthaler, 1977

Tabelle 4: Symptoms in late whiplash syndrome

	Balla	Present series
Neckache	98 %	100 %
Headache	97 %	43 %
Neck stiff	85 %	78 %
Arm pain	39 %	35 %
Anxiety	63 %	68 %
Irritable	57 %	48 %
Depression	50 %	28 %
Insomnia	47 %	40 %
«Dizziness»	?	15 %

aus Pearce, 1989

Tabelle 5: «Cervico-encephales Syndrom» – Subjektive Beschwerden (in absteigender Reihenfolge)

– Kopfschmerzen	79%
– Müdigkeit	73%
– Schwindel (bes. Schwankschwindel)	67%
– Konzentrationsstörung	63%
– Schlafstörung	51%
– Reizbarkeit	49%
– Lärmempfindlichkeit	45%
– Sehprobleme (Verschwommensehen, Blendungsgefühl etc.)	42%
– Vergeßlichkeit	41%
– Akkomodationsstörung	33%
– Ängstlichkeit	30%

In Anlehnung an RADANOV et al., 1990

Die Prognose bezüglich der beruflichen Wiedereingliederung geht aus der folgenden Tabelle (PEARCE 1989) hervor.

Tabelle 6: Prognosis – present series (100 patients)

	1 month	3 month	6 month	1 year
Pain free	67%	71%	82%	85%
Working	79%	86%	91%	94%

Aus PEARCE, 1989

Im folgenden soll anhand von zwei eigenen Fallbeispielen das mögliche Muster neuropsychologischer Leistungsstörungen (einschließlich Sehstörungen/psychischer Störungen/Beeinträchtigung der Lebensqualität) dargestellt werden.

Fallbeispiel 1

B. S. weiblich, 32 Jahre, Lehrerin
«HWS-Schleudertrauma» Grad III
Untersuchung 3 Monate nach «HWS-Schleudertrauma»
Begutachtung

Aufmerksamkeit
- deutliche kognitive Verlangsamung (Zahlenverbindungstest: Prozentrang: 0)
- deutliche Störung der selektiven Aufmerksamkeit
- deutliche Störung der geteilten Aufmerksamkeit
- deutliche Störung der Daueraufmerksamkeit

Gedächtnis
- deutliche Störung bei der Aufnahme verbaler und nonverbaler Informationen (Kurzzeitgedächtnis und Lernfähigkeit); sekundäre Lern-/Gedächtnisstörung infolge der Aufmerksamkeitsstörung, da nach sicherer Einkodierung längerfristiges Behalten ungestört war.

Planen/Problemlösen
- keine Störung

Angst/Depression
- deutlich erhöhte Werte für Depression und erhöhte Werte für Angst (Selbsteinschätzung)

Lebensqualität
- deutliche Verminderung der Gesamt-Lebensqualität (in allen erfassten Bereichen)

Sehen
- hochgradige Reduzierung der räumlichen Kontrastauflösung in allen Frequenzbereichen mit sekundärer Beeinträchtigung der Form- und Objekterkennung sowie der visuellen Raumwahrnehmung.

Fallbeispiel 2

E. H., weiblich, 28 Jahre, Lehrerin
«HWS-Schleudertrauma» Grad II–III
Untersuchung 3 Monate nach «HWS-Schleudertrauma»
Wissenschaftliche Studie

Aufmerksamkeit
- deutliche kognitive Verlangsamung (Zahlenverbindungstest: Prozentrang: 3)

- keine Störung der selektiven Aufmerksamkeit
- deutliche Störung der geteilten Aufmerksamkeit
- deutliche Störung der Daueraufmerksamkeit

Gedächtnis
- keine Störung

Planen/Problemlösen
- keine Störung

Angst/Depression
- keine erhöhten Angst-/Depressionswerte

Lebensqualität
- geringgradige Verminderung der Gesamt-Lebensqualität infolge der Verminderung der LQ in den Bereichen «Gesundheit/körperliches Funktionsniveau» und «Neuropsychologie» (Erhöhung der LQ im «sozio-ökonomischen» und insbesondere «familiären» Bereich!)

Sehen
- leichtgradige Reduzierung der räumlichen Kontrastauflösung in allen Frequenzbereichen; leichtgradige Störung der Hell- und Dunkeladaptation; zeitliche Instabilität des Sehens

Hervorzuheben ist, daß auch leicht/mittelschwere kognitive Defizite zu erheblichen Alltagsbehinderungen, insbesondere im beruflichen Bereich führen können, was die folgende Coping-Theorie zu erklären versucht.

Coping-Hypothese (Van Zomeren, 1984)

- Schwere Defizite werden von der Umwelt erkannt mit entsprechender «Schonung» des Betroffenen.
- Leichte Defizite werden von der Umwelt / vom Betroffenen «übersehen»/ unterschätzt; der Betroffene versucht den Alltagsanforderungen gerecht zu werden; um das prämorbide Leistungsniveau zu erreichen, ist dies nur durch vermehrte Daueranspannung möglich; Folge ist eine chronische Überforderungssituation mit entsprechender psychischer/psychosomatischer Symptombildung.

Im Rahmen derartiger «Coping-Probleme» kann es zu einer psychiatrischen Symptomkonstellation kommen, die noch am ehesten unter sogenannten postkontusionellen Syndrom (ICD 9: 310.2) zu subsumieren ist (siehe nachfolgende Beschreibung).

Postkontusionelles Syndrom (zitiert aus ICD 9: 310.2)

«Zustände, die nach Hirnkontusion auftreten, deren Symptombild dem des Frontalhirnsyndromes (310.0) oder dem einer Neurose (300.0–300.9) gleichen bei denen in der Regel aber zusätzlich Kopfschmerz, Schwindel, Müdigkeit, Schlaflosigkeit und ein subjektives Gefühl von verminderter intellektueller Fähigkeit auffallen. Die Stimmung kann schwanken, und ganz normale Belastungen können ausgeprägte Furcht und Besorgnis erregen. Merkliche Intoleranz gegenüber psychischer und körperlicher Anstrengung, übertriebene Lärmempfindlichkeit und hypochondrische Befürchtungen kommen vor. Die Symptomatik ist häufiger bei Personen, die früher an Neurosen oder Persönlichkeitsstörungen gelitten haben, oder wenn die Möglichkeit für Entschädigungsansprüche besteht. Dieses Syndrom steht häufig in Zusammenhang mit gedeckten Schädelverletzungen, bei denen Zeichen einer lokalisierten Hirnschädigung nur diskret sind oder fehlen, es kann aber auch bei anderen Zustandsbildern vorkommen.»

Für die neuropsychologische Begutachtung ergeben sich insofern folgende Schlußfolgerungen:

- Bei Vorliegen starker Kopfschmerzen schwere Interpretierbarkeit der Testbefunde bezüglich der Kausalität (primäre kognitive Störungen?).
- Hinter psychisch / psychosomatischen Beschwerden können sich neuro-psychologische Defizite «verbergen».
- Bei subjektiven Klagen ist eine differenzierte Untersuchung in den Bereichen Sehen, Aufmerksamkeit, Gedächtnis, Planen/Problemlösen indiziert.
- Bei Klagen über Verschwommensehen etc. kann die augenärztlich ermittelte Sehschärfe normal sein. Trotzdem kann eine Kontrastsehstörung erheblichen Ausmaßes vorliegen. An das Vorliegen von Hell- Dunkeladaptationsstörungen ist bei Klagen über «Blendungsgefühl» bzw. «Dunkelsehen» zu denken. Der objektive Nachweis des Vorliegens einer zeitlichen Instabilität des Sehens (z. B. zunehmendes Verschwommensehen bei längerem Lesen) erfordert eventuell die Durchführung eines «Belastungs-VEP's» (VEP über längeren Zeitraum; signifikante Amplitudenfluktuationen bzw. zunehmender Amplitudenverlust der Welle P 100).
- Individuelle Beratung und gegebenenfalls (neuro-) psychologische Intervention sind notwendig.
- Die Einschätzung der MdE (GdB) sollte in Analogie zu den «Richtlinien für die Begutachtung bleibender Funktionsstörungen nach Hirnverletzungen» erfolgen.
- Rasche Abwicklung der Entschädigungsmaßnahmen zur Verhinderung einer renten-neurotischen Entwicklung.
- Einschätzung des Dauerschadens frühestens 1/2 Jahr nach dem «HWS-Schleudertrauma» (Aufgrund der Arbeiten von Radanov et al., 1991, ist nach dieser Zeit nicht mehr mit schwerwiegenden neuropsychologischen Störungen zu rechnen.

Dr. med. M. Prosiegel et al
Chefarzt des Neurologischen Krankenhauses München
Tristanstr. 20
8000 München 40

Das radiologische Gutachten

G. Zöllner

Prolog

Zur Gutachtenerstellung sollte eine umfassende und komplette Diagnostik und Befundung der Akutverletzung abgeschlossen und dokumentiert sein. Sämtliche Befunde sollten dem Gutachter vorliegen.

Prämisse zur Rolle des Radiologen

Der Radiologe ist nicht Erstgutachter!

Zur Gutachtenerstellung werden sich die apparativ-diagnostischen Maßnahmen auf die Röntgenuntersuchung der HWS in mehreren Ebenen und gegebenenfalls auf die Fertigung von Funktionsaufnahmen beschränken.

Bemerkungen zur Diagnosestellung

Die Begriffe HWS «Schleudertrauma», «Peitschenschlagverletzung» und «Beschleunigungsverletzung» beschreiben den Unfallmechanismus, deshalb sollte zur Diagnosebeschreibung verwendet werden:

«Komplexe Distorsion des Nackens, bzw. der HWS» eventuell mit dem Zusatz «nach Beschleunigungstrauma».

Ins Französische übersetzt: «entorse complexe (après traumatisme d'accélération)».

In dieser Hinsicht sollte darauf hingewiesen werden, daß die französische Traumatologie schon zwei Begriffe eingeführt hat:
«L'entorse benigne», die benigne Distorsion und
«l'entorse grave», die schwere Distorsion.

Kennzeichen einer schweren Distorsion ist ihr progredienter Verlauf bezüglich einer Dislokation.

Die benigne Distorsion dagegen führt im Verlauf zu keiner signifikanten Dislokation.

Es bedarf sowohl auf der linken als auch auf der rechten Seite des Rheins wahrscheinlich noch einiger Anstrengungen, bevor hier eine einheitliche Nomenklatur zu erreichen ist.

Aufgabe

Das radiologische Gutachten sollte objektiv Schaden oder Schadensfreiheit dokumentieren.

A: Dokumentation des Schadens

Das radiologische Gutachten dient der Dokumentation der morphologischen und funktionellen Veränderungen:

Dabei sollte man sich der Tatsache bewußt sein, daß es mit der Standardröntgendiagnostik nur möglich ist, direkt knöcherne Veränderungen zu dokumentieren. Weichteilveränderungen können außer beim prävertebralen Hämatom kaum festgestellt werden. Eine Übersicht darüber, welche Abbildungsverfahren welche Veränderungen dokumentieren können, gibt die folgende Tabelle:

Direkte Dokumentation	
– Fraktur:	Röntgen, CT
– Luxation:	Röntgen, CT
– Bandscheibenherniation:	CT, (Kernspin)
– Hämatom:	CT, (Kernspin)
– Bänderläsion:	(Kernspin)
– Muskelläsion:	(Kernspin)

Indirekte Dokumentation

Durch Funktionsaufnahmen wird auf Bänderschäden und eventuell Muskelschäden geschlossen. **Dabei wird nicht der Schaden direkt, sondern nur die Auswirkung auf die Beweglichkeit der Halswirbelsäule dokumentiert.**

Zusammenhang Beschwerden – morphologische Veränderungen bei der komplexen Distorsion:

Die Distorsion der Halswirbelsäule ist für den Radiologen zunächst ein wenig ergiebiges Verletzungsbild, da keine Fraktur vorliegt.

Die Standardröntgenaufnahme erlaubt es nicht, die in diesem Zusammenhang wichtigen Strukturen, wie Bänder, Gelenkkapsel und Muskulatur direkt und kontrastreich abzubilden.

Die Computertomographie ist aufgrund ihrer axialen Orientierung und der Unmöglichkeit, Bänderdehnungen oder -risse nachzuweisen, ebenfalls nicht in der Lage, einen signifikanten Beitrag zu leisten (außer eventuell bei Läsionen des Ligamentum transversum).

Die Kernspintomographie kann ebenfalls Bänderdehnungen kaum direkt nachweisen. Allerdings kann mit ihr das oft mit einer Bänderläsion verbundene Hämatom gesehen werden. Gut abzubilden sind Ligamentum transverum und die Ligamenta alaria. Allerdings liegt die Dicke einiger Ligamente der HWS an der Grenze der Auflösung der Geräte und sie werden kontrastarm abgebildet. Das wichtige Ligamentum posterius ist mit unseren Geräten (0,5 T Magnet) nicht kontrastreich darzustellen. Die Rolle der Kernspintomographie ist also differenziert zu betrachten.

Die Kernspintomographie der Distorsion ist mit hohen Kosten, personellem und zeitlichem Aufwand verbunden. Die Sensitivität der Frakturen ist gering. Die Abklärung der ligamentären Läsionen wird deshalb mit indirekten Methoden vorgenommen. Die Standardmethode zur Abklärung einer Distorsion stellt auch heute noch die Funktionsröntgenaufnahme dar.

Funktionsröntgenaufnahmen

Diese Methode ist auch heute noch am besten geeignet, aufgrund klar definierter Zeichen zwischen einer benignen und einer schweren Distorsion zu unterscheiden.

Die Zeichen, die es erlauben, eine schwere Distorsion zu diagnostizieren, wurden im Kapitel über Akutdiagnostik dargestellt.

Folgende Zeichen sind eher Hinweiszeichen für eine weiterführende Diagnostik, als sichere Zeichen eines Schadens:

In Neutralposition
- Hyperlordose
- Sigmoide Deformation
- Deformation in Form einer 3 (doppelte Lordose)
- Steilstellung und
- Kyphose

In Flexion
- Flexion mit Lordose
- Flexion in Steilstellung
- Flexion mit Winkelbildung
- Flexion in Hyperkyphose: Sie zeigt im allgemeinen eine Bänderschwäche und weniger eine traumatische Läsion an.

In Extension wird im Normalfall die physiologische Lordose akzentuiert, wobei die Lagebeziehungen der Wirbelvorderkanten erhalten bleiben. Anomalien zeigen eine Unbeweglichkeit aufgrund einer muskulär bedingten Schonhaltung an.

Bei Extension: Verharren in Kyphose – kann diese deutliche funktionelle Anomalie – Läsionen wie Bandscheibenhernien anzeigen.

Sicherheit der Aussage der funktionellen Röntgendiagnostik:
Problematisch ist, daß aufgrund einer abnormen Verschieblichkeit oder Einschränkung der Beweglichkeit der Schluß auf eine zugrundeliegende Weichteilläsion gezogen wird. Diese Art der indirekten Beobachtung bringt entsprechende Risiken der Fehlinterpretation mit sich. Die Zeichen der schweren Distorsion sind jedoch als sicher zu bezeichnen, da bei den Veränderungen, bei denen diese Zeichen aufgrund einer Vorerkrankung auftreten, bei congenitalen (Marfan) und rheumatischen Anomalien, diese nicht auf eine Etage beschränkt sind. In dieser Hinsicht ist jedoch die ideale Methode noch nicht gefunden.

Zeichen der schweren Distorsion bei Funktionsaufnahmen der HWS:
1. Reduktion der Überdeckung der Intervertebralgelenke um mehr als 50%
2. Ein Auseinanderklaffen der Dornfortsätze im Bereich des Kanalhinterrandes (spinolaminäre Linie).
3. Die Verschiebung eines Wirbels gegenüber seinem Nachbarn um
   - mehr als 2 mm (oberhalb C4)
   - mehr als 4 mm (unterhalb C4)

   oder die Neigung eines Wirbels gegenüber seinem Nachbarn um mehr als 11°.

Für die Operationsindikation muß mindestens das Zeichen 3 und eines der Zeichen 1 oder 2 vorliegen. (Roy Camille).

Kausalität

Die funktionelle Röntgenaufnahme wird zum Nachweis der Kausalität herangezogen:

Chronischer Nacken- und Hinterhauptschmerz ist bei Nachweis segmentaler Fehlstellungen im Röntgenbild (Funktionsaufnahmen) auch nach 1 Jahr als Unfallfolge anzusehen (insbesondere wenn eine manualmedizinsche Untersuchung diese als schmerzursächlich belegt).

Auf die Funktionscomputertomographie (in Rotation), obere HWS, soll im weiteren nicht eingegangen werden, da diese Methode im französischen Sprachraum nur sehr selten angewandt wird, die Definition der Normalwerte noch Schwierigkeiten bereitet und wir keine Erfahrungen damit haben. Eine detaillierte Diskussion dieser Methode wurde von Dvorak veröffentlicht.

Die Funktionskernspintomographie ist in den meisten «Magneten» schwer durchzuführen, eine aufwendige, teure Technik. Sie hat jedoch den Vorteil, das Halsmark direkt abzubilden.

2: Falls kein Schaden dokumentiert werden kann, dient das radiologische Gutachten der Dokumentation der Beschwerdefreiheit und freien Beweglichkeit.

Die passive Beweglichkeit kann mit Funktionsaufnahmen dokumentiert werden.

Normale Funktionsröntgenaufnahmen der Halswirbelsäule dokumentieren die freie passive Beweglichkeit.

Aufgrund unserer Kenntnisse über die Abbildung sensibler Strukturen kann man feststellen, daß ein normales Röntgenbild nur schwer zu einer sicheren Dokumentation der Beschwerdefreiheit heranzuziehen ist. Das normale Röntgenbild dokumentiert mit relativer Sicherheit die Abwesenheit einer Faktur oder eines prävertebralen Hämatoms. Die Sicherheit der Frakturdiagnostik wird durch die hochauflösende Computertomographie erhöht. Bänder, Bandscheiben und Muskulatur werden beim Standardröntgen jeodch nicht ausreichend abgebildet.

Die folgende Tabelle zeigt, mit welchen Modalitäten die einzelnen Komponenten des Nackens abgebildet werden.

Rö	Knochen
Rö funk.	Bandläsionen (indirekt), Knochen
CT	Knochen, Bandscheibe, Muskel (ev. Hämatom), Fett
KST	Medulla, Bandscheibe, Ligamente (mit Einschränkung Muskel, Hämatom, Fettgewebe)

Die folgende Tabelle zeigt, mit welchen Modalitäten die einzelnen Komponenten des Nackens abgebildet werden.

Insbesondere bei der komplexen Distorsion ist es schwierig, das Röntgenbild zu einer Beweisführung der Beschwerdefreiheit heranzuziehen. Auf eine genauere Diskussion der Bildgebung bei komplexer Distorsion sei auf das Kapitel Problemverletzung hingewiesen.

3. Wichtiges Dokumentationskriterium «Krankheitsverhalten» vor dem Unfall

Wird das Beschwerdebild jedoch durch unfallfremde Faktoren (degenerative Vorschäden, angeborene oder anderweitig erworbene Anomalien) verursacht, sind die Beschwerden über das 1. Jahr nach dem Unfall als unfallfremd anzusehen. (Erreichung des status quo ante).

Bei Vorschaden mit erheblichem Bewegungsverlust einzelner Segmente treten leichter Scherbelastungen auf. Deswegen treten monosegmentale Verletzungen am Übergang zwischen versteiftem und bewegtem HWS-Abschnitt auf. Das bedeutet, daß bei Blockwirbel die monosegmentale Verletzung am Übergang zum Blockwirbel auftreten kann.

Anatomische Besonderheiten der HWS, die zu Verletzungen prädisponieren:
- Blockwirbel (Vorschaden mit Bewegungsverlust)

- enger Spinalkanal
- Arthrose, Osteophyt, PCP
- Malformation (Hemivertebra …)
- Bänderlaxität (Marfan-Syndrom)

Anatomische Besonderheiten im Kopf-Halsgelenkbereich, die zu einem höheren Verletzungsrisiko führen:
- Desanomalien
- Malformationen

Wesentliche Malformationen des craniocervicalen Überganges:
- Basiläre Impression
- Occipitalisation des Atlas
- Densanomalien
- Atlanto-axoidale Dislokation

Basiläre Impression = Clivushypoplasie + occipitale Hypoplasie, die sich in einer verminderten Senkung der Schädelbasis zeigt.

Zeichen
Abflachung oder Einstülpung der knöchernen Begrenzung des os occipitale. Geometrische Linien sind wenig hilfreich. Beweisend ist ein medialer Konturanstieg der pars lateralis auf dem a. p. Bild.

Die Bedeutung der basilären Impression liegt darin, daß es zu einer Funktionseinschränkung der Kopfgelenke kommt: Die Knautschzone ist verkleinert. Dies drückt sich in der Empfehlung aus:

«Bei geringen Beschleunigungen (Differenzgeschwindigkeit bei Aufprall < 10 km/h) werden allenfalls bei bereits vorhandenen anatomischen Besonderheiten Verletzungen hervorgerufen.

Höheres Verletzungsrisiko besteht bei extremer Seitdrehung des Kopfes im Augenblick des Aufpralles oder bei anatomischen Besonderheiten der Kopf-Halsgelenke.»

Problemverletzungen

In der Klasse der Unfallverletzten sind es etwa 8 – 15%, die eine Persistenz der Beschwerden oder eine Verschlechterung erfahren. Das Problem der Abklärung der Ursachen ihrer Beschwerden ist ungelöst. Der Radiologe kann im Einzelfall Risikofaktoren, und selten Ursachen im Bereich der Ligamente, Gefäße oder Knochen feststellen.

> Nach Erleiden einer Beschleunigungsverletzung nach typischem Heckauffahrunfall kann ein schmerzfreies Intervall von bis zu mehreren Stunden vor Einsetzen akuter Nackenbeschwerden auftreten.

Ursache:
- Stauchung von Wirbelgelenken (Kapsel)
- Überdehnung des Ligamentum nuchae, hinterem und vorderem Längsband, Ligamenta alaria oder Ligamentum interspinosum
- Überdehnung und Teilzerreißung muskulärer Strukturen mit anschließender Hämatombildung führen zur Reizung der Schmerzrezeptoren, die sich gehäuft im craniocervicalen Übergang befinden

Anhand einer detaillierten Diskussion der bildgebenden Verfahren soll auf die Problematik bildgebender Verfahren bei diesen Verletzungen im Zusammenhang eingegangen werden:

Sofortdiagnostik:
Da diese Patienten ein schmerzfreies Intervall haben, werden sie höchstens in Ausnahmefällen sofort nach dem Trauma eine Röntgenuntersuchung erhalten. Diese ist jedoch sofort und auch später aufgrund der nicht knöchernen Läsionen unauffällig.

Spätere Diagnostik: Nach Beschwerdeeintritt
Die Standardröntgenuntersuchung wird weiterhin negativ sein. Die funktionellen Röntgenaufnahmen werden relativ unspezifische Zeichen aufweisen. Bandüberdehnungen sind schwer vom Normalbefund abzugrenzen. Die Zeichen einer schweren Distorsion sind nicht vorhanden.

In diesem Stadium der Verletzung (keine neurologischen Ausfälle) wird wahrscheinlich auf eine weitere Diagnostik verzichtet.

Die Computertomographie kann unter Umständen das Muskelhämatom nachweisen, die Stauchung der Wirbelgelenke ist ebensowenig zu sehen, wie die Elongation der Bänder.

Die funktionelle Computertomographie des cervico-occipitalen Überganges kann pathologisch sein.

Die Kernspintomographie würde es erlauben, mit mehr Sensitivität das Muskelhämatom zu zeigen, jedoch bei der Bandüberdehnung wird der direkte Nachweis ebenso mißlingen, wie bei der Stauchung der Wirbelgelenke. Mit höchster Auflösung könnte es möglich sein, eine Kapselverletzung zu sehen.

Dies macht deutlich, daß bei dieser Verletzung die radiologische Bildgebung noch erhebliche Fortschritte zu machen hat, um auch dieses Krankheitsbild kostengünstig und objektiv abzubilden. Hoffnungsträger ist hier die Kernspintomographie.

Zusammenfassung

Die gutachterliche Bewertung der Folgen des Beschleunigungstraumas für den Radiologen ist unproblematisch, dort wo Schaden oder Vorschaden eindeutig definiert sind: Wenn eine Luxation oder Fraktur nachzuweisen sind, oder degenerative und angeborene Veränderungen vorliegen.

Die radiologische Abklärung nach Accelerationstrauma ist insbesondere bei der komplexen Distorsion wegen fehlender oder nicht ausreichender Abbildung sensibler Strukturen noch nicht gelöst und es bedarf noch erheblicher technischer Fortschritte, um Veränderungen im Bänder-, Knorpel, Muskel- und Nervenbereich kostengünstig zu dokumentieren. Die Kernspintomographie hat ein hohes Potential in diesem Bereich, das jedoch erst zu definieren ist.

Prof. Dr. med. G. Zöllner
Service de Radiologie B,
Pavillon Clovis Vincent
Hospice Civils de Strasbourg
Boite Postale 426
F-67091 Strasbourg-Cedex

Interdisziplinärer Konsensus

Interdisziplinärer Konsens zur HWS-Beschleunigungsverletzung

Ratschläge und Interpretationshilfen

U. Moorahrend

Vorbemerkung
Ein halbes Jahr engagierter Zusammenarbeit in der Gruppe war nötig, um einen interdisziplinären Konsens zu finden.

Diese Zeit war angefüllt mit intensiver Korrespondenz, häufigen Telefonaten und gemeinsamen Gesprächen in Klein- oder Teilgruppen an den verschiedensten Stellen Deutschlands und des benachbarten Auslandes.

Bei allen Gesprächspartnern habe ich das ernsthafte Bemühen vorgefunden, eine interdisziplinäre, gemeinsame Meinungsbildung zu dieser Verletzung, ihrer Entstehung, Diagnostik, Behandlung und Begutachtung herzustellen.

Der erzielte Konsens ist nach Auffassung der Gruppe das «kleine gemeinsame Vielfache» unterschiedlichster Expertenmeinungen. Eine weiterreichende, wissenschaftlich untermauerte Meinung soll durch ihn nicht eingeengt sein.

Er soll Hinweise für eine einheitlichere Betrachtungsweise von Unfallmechanismus, diagnostischem und therapeutischem Vorgehen geben. Ferner soll er dazu beitragen, eine vergleichbare gutachterliche Anschauung zu gewinnen.

Allen Teilnehmern der Konsensusgruppe sei an dieser Stelle nochmals herzlich gedankt.

Im November 1991
Uwe Moorahrend

Konsensgruppe:

1. Bötel, U., Bochum
2. Büchele, W., Haar
3. Dvorák, V, Bonaduz/CH
4. Krämer, J., Bochum
5. Ludolph, E., Duisburg
6. Montazem, A., Augsburg
7. Moorahrend, U., Hopfen
8. Probst, J., Murnau
9. Prosiegel, M., München

10. Putz, R., München
11. Radanov, B.P., Bern/CH
12. Reichenbach, M., München
13. Richter-Turtur, M., München
14. Saternus, K.-S., Göttingen
15. Schmidt, G., Heidelberg
16. Schmitt, O., Bonn
17. Schröter, F., Kassel
18. Senn, E., München
19. Siebert, H.R., Schwäbisch-Hall
20. Siegling, C.-W., Erfurt
21. Stäbler, A., München
22. Thoden, U., Landshut
23. Walz, F., Zürich/CH
24. Weber, A.P., Zürich/CH
25. Witt, Th.N., München
26. Zenner, P., Überherrn-Berus
27. Zöllner, G., Strasbourg-Cedex/F

I. Feststellungen zum Unfallablauf

1.
Auf die HWS wirken Beschleunigungskräfte bei Aufprall eines anderen Kraftfahrzeuges aus jeder Richtung ein.

1.1
Bei Verletzungsentstehung sind die Richtung und der Betrag der einwirkenden Kräfte und deren Aufbaugeschwindigkeit mitentscheidend.

1.2
Die Gefahr, eine HWS-Beschleunigungsverletzung zu erleiden, ist mit Überraschungseffekt größer als bei Wahrnehmung der Gefahr.

1.3
Die Kopfhaltung und der Betrag der Beschleunigung spielen eine wesentliche Rolle bei der Verletzungsschwere. Niedrige Beschleunigungen (Differenzgeschwindigkeiten bei Aufprall von Fahrzeugen ähnlich großer Masse < 10 km/h) können allenfalls bei vorbestandenen anatomischen Besonderheiten Verletzungen hervorrufen.

1.4
Zu einem höheren Verletzungsrisiko können die extreme Seitdrehung (Rotation) des Kopfes im Augenblick des Aufpralles und auch anatomische Besonderheiten in den oberen Kopf-/HWS-Gelenken beitragen.

2.
Verletzungen können in allen HWS-Abschnitten erlitten werden.

2.1
Bei Schrägaufprall des auffahrenden Fahrzeuges kann der Kopf an der Kopfstütze vorbeischnellen.

2.2
Trotz richtig eingestellter Kopfstütze kann bei Heckaufprall mit hoher Krafteinleitung durch Schermechanismen eine Beschleunigungsverletzung entstehen.

2.3
Durch das Zurückbleiben des Kopfes mit passiver Überstreckung der HWS bei klassischer Heckkollision können ventrale Bandstrukturen und/oder dorsale knöcherne, ggfs. discogene Elemente geschädigt werden. Die Gegenbewegung des Kopfes und daraus folgender HWS-Flexion nach vorne ist energiearm. Verletzungsrelevant ist sie nur in Ausnahmefällen.

2.4
Der Frontalaufprall bewirkt bei angelegtem Sicherheitsgurt eine Verstärkung der HWS-Flexion in die Aufprallrichtung. Diesem Mechanismus kann zur Zeit nur das «Air-bag-System» wirkungsvoll entgegenwirken. Die Gegenbewegung des Kopfes nach hinten ist energiearm, als Verletzungsursache ist sie nicht relevant.

2.5
Selten sind andere verletzungsbegünstigende Faktoren; vorstellbar sind unter anderem:
- ungünstige Sitzposition mit sehr weit in Richtung Windschutzscheibe stehendem Kopf, z.B. bei einer stark kyphotisch fixierten BWS,
- Vorhalte des Kopfes, z.B. bei Suche nach Parklücken oder Hausadressen
- Tonussenkung der Hals- und Nackenmuskulatur, z.B. durch Alkoholgenuß oder Nichterkennen der Aufprallgefahr (schlafender Beifahrer).

3.
Die Beschleunigungsverletzung ist in der Regel ein multisegmentales Geschehen an der HWS.
3.1 (ausgenommen Saternus, Göttingen)
Schädigungsrelevant sind in den Kopf-/ oberen HWS-Segmenten (vor allem C0/1 und/oder C1/2) überwiegend Scherkräfte bei Heckkollision, bei Frontalaufprall hingegen Rotations- und Flexionskräfte. In den unteren HWS-Segmenten (z.B. C5/6 oder C6/7) wirken vermehrt axiale Traktionskräfte bei Frontalaufprall sowie Rotations- und Flexionskräfte bei Heckkollision.

3.2 (ausgenommen Saternus, Göttingen)
Bei vorgeschädigter HWS mit erheblichem Beweglichkeitsverlust einzelner Segmente kann der Kopf durch Ausbleiben einer «steifungsbedingten» Pendelbewegung leichter zu Scherbelastungen in einzelnen HWS-Segmenten beitragen.

Infolgedessen sind monosegmentale Verletzungen am Übergang versteifter HWS-Abschnitt/bewegter HWS-Abschnitt am wahrscheinlichsten.

4. (ausgenommen Saternus, Göttingen)
Wenn bei Heckaufprall (HWS-Extension) das Fahrzeug anschließend frontal auf einen stehenden Pkw oder auf ein nicht bewegtes Hindernis aufprallt, kann der Zweitbewegung des Kopfes nach vorne (HWS-Flexion) in Ausnahmefällen eine mitursächliche Bedeutung bei Verletzungsentstehung zukommen. Hierbei wären Überdehnungen am Ligamentum nuchae, an den fibrösen Kapselgelenken und Verletzungen der tiefen Nackenmuskulatur zu erwarten.

5.
Bei Kräften, die auf HWS und Kopf einwirken, können Bewegungen mit und ohne Aufprall des Kopfes auf einen festen Gegenstand ablaufen. Die Beschleunigungsverletzung ohne Aufprall des Kopfes wird im anglo-amerikanischen Schriftum als «non-contact-injury» bezeichnet. Die mit Aufprall wird als «contact-injury» umschrieben. Die Abklärung, ob ein Kontakt des Kopfes mit dem Fahrzeug stattgefunden hat (ein Kopfkontakt führt nicht immer zu einer Kopfverletzung), ist häufig nur durch Analyse eines unfallmechanisch geschulten Sachverständigen zu treffen.

Der Begriff «HWS-Beschleunigungsverletzung» soll ausschließlich für die «Nicht-Kontakt-Verletzungen» gebraucht werden.

Um Interpretationsmißverständnissen vorzubeugen: Beide Begriffe sind zur Definition des Körperschadens an der HWS (Diagnose) ungeeignet.

6.
Mit Erleiden einer Beschleunigungsverletzung müssen keine Schäden an Rükkenlehne, Kopfstützaufhängung des Pkw-Sitzes oder korrekt eingestellter Kopfstütze eintreten. Das Nachgeben der Rückenlehne (Verformungen, Abbrüche) bei Heckkollision reduziert die einwirkenden Belastungen auf die HWS.

7.
Nach Erleiden einer Beschleunigungsverletzung nach typischer Heckkollision kann ein schmerzfreies Intervall von bis zu mehrstündiger Dauer (vereinzelt 24 bis 36 Stunden) vor Einsetzen akuter Nackenbeschwerden vorkommen.

7.1
Die Ursachen hierfür sind nicht endgültig geklärt. Schmerzauslösung kann durch Stauchung einzelner Wirbelgelenke und Menisci, Kapselzerrungen, Überdehnung von Ligamentum nuchae, hinterem oder vorderem Längsband, Ligamenta alaria, Ligamenta interspinosa und Überdehnung und Teilzerreißung muskulärer Strukturen mit einsetzender Hämatombildung hervorgerufen werden. Hierdurch resultieren Gewebsaufquellungen (Ödeme) und andere raumfordernde Prozesse (Hämatome), die zu unterschiedlicher Aktivierung von Rezeptoren, Nozizeptoren und Schmerzfasern führen, wovon eine unterschiedliche Anzahl in den Kapsel-Band-Strukturen der einzelnen Bewegungssegmente

der HWS besteht. Gehäuft sind diese Rezeptorfelder besonders am craniocervicalen Übergang, geringer im Bereich der unteren HWS.

II. Anmerkungen zur Akutdiagnostik

1.
Nach Erleiden einer Beschleunigungsverletzung sollen die Röntgenaufnahmen der HWS in Standardprojektionen und die Schrägaufnahmen (Kleinmann-Einsichtsaufnahmen in die Neuroforamina) erstellt werden, wobei alle 7 Halswirbel und das Segment HW VII/BW I zur Darstellung kommen sollen. Atlasaufnahmen (a.p. und transbuccal) sind nach Höhe der Schmerzlokalisation zu ergänzen.

1.1
Je nach Schmerzzustand sind nach Ausschluß knöcherner und/oder Luxationsverletzungen frühestmöglich durch Mitwirkung des Arztes gehaltene Funktionsaufnahmen in maximaler Flexion und Extension der HWS vorzunehmen.

2.
Nach Erleiden einer HWS-Beschleunigungsverletzung ist die konsiliarische Vorstellung beim Neurologen innerhalb der ersten Woche nach Unfall zu fordern. Bei anamnestischen oder klinischen Hinweisen auf ein neurogenes Defizit ist die neurologische Untersuchung sofort zu veranlassen.

2.1
Eventuelle Besonderheiten des Beschwerdebildes sind ausschlaggebend für das Hinzuziehen von Ärzten weiterer Fachrichtungen, z.B. HNO-Arzt, Ophthalmologe.

3.
Beim diagnostischen Vorgehen ist ein situationsangepaßtes Verhalten angezeigt.

3.1
Bei fortbestehenden Schmerzen nach Akutstadium (bis 1 Woche nach Unfall) soll der Standard-Röntgendiagnostik die Erstellung von Funktionsaufnahmen folgen. Hierbei soll der diagnostizierende Arzt mitwirken und durch beruhigendes Eingehen auf den Patienten die Erstellung dieser Aufnahmen erleichtern.

3.2
Bei wiederholtem schmerzbedingtem Scheitern dieses Diagnoseschrittes und Fortbestehen von Schmerzen, Schwindel und vegetativen Symptomen ist ohne Zuwarten eine computertomographische Untersuchung, ggf, Kernspintomographie anzufertigen. (Idealerweise wäre zur weiteren Diagnoseeingrenzung eine solide manualmedizinische, segmentale Diagnostik vorzuschalten, um so gezielt die bildgebenden Verfahren einsetzen zu können.)

4.
Die Graduierung der Verletzungsschwere von HWS-Beschleunigungstraumen wird dann als sinnvoll erachtet, wenn sie interdisziplinär im medizinischen Fachbereich Anwendung findet, z. B.:

Schweregrad I:
- Schmerzsymptomatik nicht über 72 bis 96 Stunden
- keine erfaßbaren Veränderungen durch diagnostische Verfahren zu belegen

Schweregrad II:
- Symptomdauer bis 3 Wochen nach Schadensereignis
- objektive Feststellung des muskulären Hartspannes und «pain release» unter Physiotherapie

Schweregrad III:
- Radiologisch objektivierbare Fehlstellung bis hin zum Ausmaß einer reversiblen Subluxation eines Bewegungssegmentes mit oder ohne neurologische Störungen

Schweregrad IVa:
- Luxation oder Luxationsfraktur der HWS, ggf. kombiniert mit neurologischen Störungen

Schweregrad IVb:
- tödliches HWS-Beschleunigungstrauma

Die Einteilung soll helfen, die «problematischen» Schweregrade II schneller zu identifizieren um diese zügiger konsiliarisch untersuchen zu lassen.

III. Anmerkungen zum subjektiven Beschwerdebild

1.
Nach Erleiden einer HWS-Beschleunigungsverletzung und Abklingen einer psychischen «Schockreaktion» können verschiedene Symptome auftreten. Sie sind in der Reihenfolge ihrer Häufung vor allem:
a) Schmerzen und Spannungsgefühl im Nacken mit Bewegungsbehinderung ohne oder mit stundenlang schmerzfreiem Intervall
b) Übelkeit und Brechreiz
c) Schwindel über unterschiedlich lange Zeiträume
d) Optische Sensationen, z. B. Verschwommensehen, Flimmersehen

2.
Nach erlittenen Beschleunigungsverletzungen können in Einzelfällen vegetative Symptome wie Kopfschmerzen, Übelkeit, Brechreiz und Schwindel über eine längere Zeitspanne bis hin zu mehreren Wochen auftreten.

3.
Auch nach leichter Verletzung (Grad I) soll der Patient grundsätzlich innerhalb der ersten Woche zu ärztlichen Kontrolluntersuchungen durch den Erstdiagnostizierenden und/oder Erstbehandler aufgefordert werden, um eine Dokumentation des Beschwerderückganges zu führen oder bei Persistenz eine weiterführende Diagnostik zu veranlassen.

Nach Überzeugung der Unterzeichner ist bei Beschwerderückgang der Verletzte frühestmöglich unter Weiterbetreuung durch den Erstbehandler zur Wiederaufnahme der beruflichen Tätigkeit anzuhalten.

IV. Anmerkungen zur Akutbehandlung der HWS-Beschleunigungsverletzung

1.
Bei Beschleunigungsverletzung der Schweregrade I und II ohne klinisch und radiologisch zu belegende strukturelle Verletzungen wird körperliche Ruhe sowie die Rezeptur von Analgetika empfohlen.

1.1
Die Versorgung des Unfallverletzten mit einer flexiblen HWS-Schaumstoffmanschette über 3 bis 5 Tage soll äußerst zurückhaltend gehandhabt werden. (Ein Verzicht darauf erscheint sinnvoll.) Wenn sie eingesetzt wird, soll sie nur nachts, oder tags stundenweise, getragen werden.

1.1.1
Wenn möglich soll auch hierbei die ambulante, kurzfristig anzuberaumende Befundkontrolle durch den Erstdiagnostizierenden/Erstbehandler erfolgen (gegebenenfalls durch den Weiterbehandler am Heimatort).

1.2
Bei leichten Weichteilzerrungen (Schweregrad I) intermittierende Ruhigstellung in Schaumstoff-Halsmanschette (nur stundenweise). Analgetikagaben, vorübergehende lokale Kaltkompressen. Myotonolytika zurückhaltend einsetzen, da Kombinationspräparate unter diesen mit deutlich relaxierender Wirkung stark psychotrop und somit katalysatorisch bei der Entstehung neuropsychologischer Phänomene wirken können.

1.2.1
Bei gröberen Verletzungen (Schweregrad II) ohne knöcherne Beteiligung kurzfristige Immobilisierung über 1 bis 2 Tage im Bett bei ausreichender analgetischer Abdeckung. Obligat Eisanwendung, cervicale Lagerungsstütze (eine Hyperlordosierung mit lagerungsabhängiger Einengung des Spinalkanals ist zu vermeiden). Ab dem 4. bis 5. posttraumatischen Tag kurzfristige (stundenweise) Anwendung der Schanz'schen Halskrawatte, gleichzeitig Beginn einer isome-

trisch/auxoton stabilisierenden krankengymnastischen Behandlung. Später Aufnahme von Techniken zur Automobilisation (aktive Bewegungen mit kleinen Bewegungsausschlägen im schmerzfreien Bewegungsradius).

1.2.2
Bei Verletzungen mit Hinweisen auf strukturelle Beteiligung (Schweregrad III, im bildgebenden Verfahren indirekte Zeichen von Bandverletzungen) feste Halsorthese, die den Kopf gegen die Schultern vollständig immobilisiert. Nach 2 Wochen Beginn der frühfunktionellen krankengymnastischen Behandlung (Schwerpunkt: Stabilisationstechniken). Eine 8- bis 10-tägige stationäre Behandlung kann erwogen werden.

1.2.3
Bei makrostrukturellen Verletzungen (Schweregrad IVa) ohne neurologische Beteiligung längerfristige Fixierung in fester Halsorthese (4 bis 6 Wochen). Bei Fortbestehen der Instabilität nach erfolgter Ruhigstellung mit und ohne neurologische Ausfälle operatives Vorgehen. Bei guter Stabilität ist postoperativ ebenfalls so früh wie möglich eine funktionelle Behandlung anzustreben.

2.
Grundsätzlich soll die Akutbehandlung (in Deutschland) durch Unfallchirurgen, Chirurgen und Orthopäden erfolgen. Eine Mitbehandlung durch andere Facharztgruppen soll unterbleiben. Ärzte anderer Fachdisziplinen haben in der Akutbehandlung dieser Verletzten diagnostische und/oder konsiliarisch beratende Funktion.

3.
In der ambulanten Betreuung von Patienten mit HWS-Beschleunigungsverletzungen (Grad I + II) ist die Feststellung der Arbeitsunfähigkeit individuell am posttraumatischen Beschwerdekomplex orientiert. Sie soll primär möglichst kurz befristet sein und ggf. entsprechend dem Beschwerdeverlauf um kurze Zeitspannen verlängert werden. Erfahrungsgemäß ist bei diesen Verletzungsgraden die unfallbedingte Arbeitsunfähigkeit spätestens nach 4 Wochen beendet. Eine Verlängerung der verletzungsbedingten Arbeitsunfähigkeit bedarf einer somatisch belegbaren Begründung.

4.
Nachfolgende subjektive Beschwerden in Kombination mit den objektiven Befunden rechtfertigen eine Fortdauer der Arbeitsunfähigkeit.

Subjektive Beschwerden
Hochcervicaler/diencephaler Beschwerdekomplex mit Nacken-/Kopfschmerz
Schmerzen, die bis hinters Auge ziehen
Gleichgewichtsstörungen
Übelkeit
Schlafstörungen
Schluckbeschwerden

Objektive Befunde
Endgradige passive und aktive Bewegungsbehinderung der HWS, besonders der Rotationsbewegungen, mit reproduzierbarer Schmerzprovokation in definierten Einstellungen
Lokaler Muskelhartspann
Auffälliger HNO-Befund (ENG-Befund)
Atypische Positionen im Kopfgelenk-/Atlas-axis-Bereich im Röntgenbild

5.
Krankengymnastische Mitbehandlung des akuten Verletzungsbildes vom 1. bis 5. (bis 8.) Tag nach Unfall ist zu unterlassen. Mit Aufnahme der aktiven Physiotherapie soll der Einsatz analgetischer Medikamente reduziert sein.

6.
Zu Beginn der Physiotherapie erscheinen vorsichtige axiale, entlastende Traktionen sowie isometrische An- und Entspannungsübungen der Schulter- und Nackenmuskulatur sinnvoll. Diese Maßnahmen sind durch lokale Kälteapplikation (Eis) zu ergänzen.

7.
Wärmeapplikation und passive Mechanotherapie haben im Behandlungsregime der akuten Verletzung (entspricht 3 bis 5 Tage nach Verletzung) keinen Platz.

8.
Der enge Kontakt zwischen Physiotherapeuten und Verletztem dient neben der Therapie auch der Überprüfung und Vertiefung der Patientenmotivation. Behandelnder Arzt und Physiotherapeut sollen sich häufig über die Behandlungsfortschritte austauschen.

9.
Andere Behandlungsformen wie Akupunktur, therapeutische Lokalanästhesie, Reflexzonenmassage, Akupressur werden zur Behandlung der akuten HWS-Beschleunigungsverletzung abgelehnt.

V. Feststellung zur gutachterlichen Bewertung von Beschleunigungsverletzungen der HWS

1.
Nicht jede HWS-Beschleunigungsverletzung bedarf der Begutachtung. Wichtig ist trotzdem, daß durch den behandelnden Arzt die erzielte Beschwerdefreiheit und die Wiederherstellung der freien Beweglichkeit nachvollziehbar dokumentiert wird. Ein wichtiges Dokumentationskriterium ist die Erfassung des «Krankheitsverhaltens» des Verletzten **vor** dem Unfall.

2.
Ein gewisser Prozentsatz Unfallbeteiligter klagt Beschwerden über das erste Unfalljahr hinaus. Angegeben werden Nacken-Hinterhauptsschmerzen, Schulter-Arm-Beschwerden, Schwindel. Nach den bisherigen Erfahrungen können diese Beschwerden sowohl somatischer als auch psychosomatischer Ursache sein.

2.1
Der chronische Nacken-/Hinterhauptsschmerz ist bei Nachweis unfallbedingter segmentaler Fehlstellungen im Röntgenbild (Funktionsaufnahmen) auch nach 1 Jahr als Unfallfolge anzusehen, sofern das betroffene Segment auch reparative Sekundärfolgen (z.B. Spondylose) aufweist, um so mehr, wenn eine manualmedizinisch segmentale Diagnostik diese als schmerzursächlich belegt!

2.2
Degenerative Veränderungen spielen bei den Problemfällen, d.h. bei den unerklärlich verzögerten Verläufen zahlenmäßig eine untergeordnete Rolle. Sie sind in aller Regel nicht die Erklärung für die persistierenden subjektiven Beschwerdebilder. Haben degenerative Veränderungen bereits vor dem Unfall zu Funktionseinbußen geführt, ist, wenn objektivierbare Verletzungsfolgen fehlen, davon auszugehen, daß spätestens nach einem Jahr der status quo ante wieder erreicht ist.

3.
In Deutschland sollen Erstgutachter bei der Einschätzung solcher Verletzungsbilder Chirurgen oder Orthopäden sein. Diese Fachärzte verfügen über die meisten dokumentierten Untersuchungs-, Behandlungs- und Begutachtungskenntnisse. Neurologen und Neuropsychologen, Neurochirurgen, Ophthalmologen und HNO-Ärzte können bei begutachtungsbedürftigen Befunden als Zusatzgutachter fungieren.

4.
Andere Fachärzte wie Ärzte für Anästhesie, Ärzte für Psychiatrie, Neuropsychologen, Ärzte mit manualmedizinischem Schwerpunkt und solche, mit Behandungskonzepten durch therapeutische Lokalanästhesie, haben einen Platz in der Behandlung des chronischen Beschwerdebildes.

Ihre Mitwirkung bei Gutachtenerstellung beschränkt sich jedoch auf die Beantwortung gezielter Fragen des Erstgutachters. Voraussetzung für die Bearbeitung gutachterlicher Fragen, die mit einem solchen Verletzungsbild in Zusammenhang stehen, sind fundierte Kenntnisse und Erfahrungen in deren Begutachtung.

5.
Als Zusatzgutachter soll bei Hinweis auf neurogene Schadenskomponente ein Arzt für Neurologie fungieren. Von seiner Befunderhebung hängt ab, ob in Einzelfällen andere Fachärzte hinzugezogen werden.

6.
Sämtliche Befunde sollen grundsätzlich zur Gutachtenerstellung nach abgeschlossener, kompletter Diagnostik der Akutverletzung dem Gutachter vorliegen.

6.1
Bei klinisch gesichertem Hinweis auf eine Nervenwurzelbeteiligung (nervenärztlicher Befund) soll neuerlich eine segmentbezogene computertomographische Diagnostik erfolgen, diese entscheidet über die Zuziehung eines Neurochirurgen.

7.
Die Erarbeitung eines Erhebungsbogens, in dem Akutbefunde und Heilverlauf dokumentiert werden, erscheint sinnvoll. Er könnte ein brauchbares Zusatzinstrument bei Gutachtenerstellung sein.

VI. Schlußbemerkung

Im deutschsprachigen Raum beschreiben die Begriffe «HWS-Schleudertrauma», «Peitschenschlagverletzung», und auch «Beschleunigungsverletzung» nicht den Körperschaden, sondern sie skizzieren den Unfallmechanismus. Sie sind als wissenschaftlich-medizinische Diagnoseumschreibung ungeeignet. Als Diagnosebegriff soll vornehmlich

«(komplexe) Distorsion des Nackens
oder
»(komplexe) Distorsion der HWS«

verwendet werden (ggf. mit dem Zusatz: «nach Beschleunigungstrauma»). Es wäre wünschenswert, wenn im anglo-amerikanischen Sprachraum entsprechende Begriffe übernommen würden.

Register

A. vertebralis 10, 52, 53, 96, 100
Abduzenskerne 158
Abknickmechanismus 39, 40, 47
Abknickverletzung 32, 54
Abscherung 33
Achse
- optische 9
Aggressivität 149
Agravation 152
Airbag 25, 46, 199
Akupressur 205
Akupunktur 205
akustisch evozierte Potentiale 103
Akutbehandlung 113, 117, 120
Alleinunfall 46
Alter bei HWS-Traumen 48
Altersveränderung der HWS 34
Altersveränderungen 4
Amnesie 183
Analgetikagabe 105, 118, 120, 203
Ängstlichkeit 143
Anomalien 191
- congenitale 192
- rheumatische 192
Anstoßrichtung 46
Anteflexion 74
Anterolisthesis 69
Anulus fibrosus 6, 10
Arbeitsfähigkeit 172
Arbeitsunfähigkeit 204
Arbeitsunfähigkeitsdauer
- mittlere 121
Armschmerzen 103, 183
Arteria carotis interna 95
Arthritis
- rheumatoide 70
Arthrose 194
Arztwechsel 123, 124, 172
- häufiger 168
Arztzeugnis
- initiales 172
Atlantodentaldistanz 67, 68
Atlas 7, 8, 10
- Gelenkflächen 16
Atlasbogen 10
Atlasgelenkflächen 16
Atlasrotation 20
Atlasverschiebung 17
Auffahrkollisionen 18
Auffahrunfall 119
Auffahrunfälle von hinten 138
Aufmerksamkeit 187
Aufmerksamkeitsleistungen 153
Aufmerksamkeitsprozesse 141
- komplexe 150
Aufmerksamkeitsspannen 139
Aufnahme
- passiv gehaltene 70
- seitliche 67
Aufnahmeprotokoll
- polizeiliches 164
Aufprallgeschwindigkeit 27, 32
Ausfälle
- radikuläre 79
Ausschlußkriterium 138
Axis 21
- Rotation 20
- Zwangsrotation 21
Axisgelenkflächen 16

Bagatelltrauma 88
Bänder 193
Bänderläsion 190, 191
- indirekte 193
Bänderlaxität 194
Bandscheibe 3, 33, 193
- Ablösung 60
- quere Durchreißung 4
Bandscheibendegenerationen 69
Bandscheibendehydrierungen 77
Bandscheibenherniation 190
Bandscheibenprotrusion 36, 76
Bandscheibenschädigung
- degenerative 59
Bandscheibenverletzung 57, 58
basiläre Impression 67
Befindlichkeit
- allgemeine 152
Befund
- wechselnder 168
Befürchtungen
- hypochondrische 187
Begehrenshaltung 170
Begutachtung 163, 205
- neuropsychologische 187
Begutachtungsschwierigkeiten 28
Behandlung
- frühfunktionelle 204
- funktionelle 204
Beifahrer 49
Beklemmungsgefühle 181
Belastung 42
- psychosoziale 148
Belastungsfaktoren
- psychosoziale 153
Belastungs-VEP 187
Benommenheit 181
Beruf 48
Beschleunigung 41
Beschleunigungsverletzung 198, 199
Beschleunigungsversuche 53
Beschwerdekomplex
- posttraumatischer 204
Beschwerden
- inkonstante 168
Beschwerderückgang 203
Betreuung
- ambulante 204
Bettnässen 148
Beurteilung 39
Beweglichkeit
- Einschränkung der 192
- freie passive 193
- segmentale 71
Bewegung
- translatorische 13
- translatorisch-rotatorisch 21
Bewegungsausschlag
- maximaler aktiver 15
- maximaler passiver 15
Bewegungsbehinderung 202
- aktive 205
- passive 205
Bewegungseinschränkung 105
Bewegungsgrenze
- pathologische 15
- physiologische 15
Bewegungsmechanik
- pathologische 24
Bewegungsphase 23
Bewegungssegment
- cervicales 5
Bewegungsverlust 193
Beweisregeln 163
Bewußtlosigkeit
- kurze 183
Bewußtseinstrübung
- kurzfristige 183
Blockwirbel 193
Blockwirbelbildung 75, 92
Blutungen 36
Bogenverschraubung 125
Brechreiz 202
Brustbein
- Bruch 33
Bursa atlanto-dentalis 16

Carotis-Dissektion 95

Cervicalsyndrom 96
Cervicocephalgie 96
Clivushypoplasie 194
common whiplash 138
Computertomographie 79, 83
– funktionelle 97, 195
Condyli occipitales 53
Coping 137, 186
Corsi Block-Tapping 139, 141
Corticalis 1
cranio-cervikaler Übergang 51
Crutchfield-Klammer 126
CT 117, 119, 190
– funktionelle 20
CT-Untersuchungen
– funktionelle 17

Dachanprall 48
Dämpfungsleistung 4
Deckplatten 1
Deckplatteneinbrüche 36
Defizit
– neurologisches 125
– neuropsychologisches 155, 187
Deformation
– Lehne 47
– sigmoide 191
Deformationszonen 48
degenerative Veränderungen 75
Delta-v 41
Dens axis 7, 8, 16, 17, 18
Densanomalien 194
Densfraktur 56, 80, 125, 165
Dens-Verschiebung 167
Depression 99, 149, 185
depressive Syndrome 102
Desanomalien 194
Diademgips 109
Diagnostik
– manualmedizinische 201
Differenzgeschwindigkeiten 164
discoligamentäre Verletzungen 77
Discushernien 84
Dislokation
– atlanto-axoidale 194
– cranio-cervicale 40
Dissektionen 102
Distorsion 39
– benigne 189, 191
– komplexe 193, 207
– schwere 189, 191, 195
doctor shopping (s. Arztwechsel) 172
Dokumentation
– lückenlose 172
Dopplersonographie 103
Dornfortsatzabrisse 164
Dornfortsätze 33, 192

Dorsalverschiebung 6
Drehmoment 8, 41
Drittauskünfte 172
Druck 41
– axialer 1
Dunkeladaptationsstörungen 187
Durchschlafschwierigkeiten 182
dynamische Röntgenaufnahmen 79
Dysästhesien 158
Dysspondylien 70

Einblutung
– der Bänder 58
Einschätzung 187
Eis 114
elastische Zone 16
Elektroencephalographie 103
Elektromyographie 103
Elektronystagmographie 101, 102
Encephale Störungen 99
Energie 41
ENG-Befund 205
Entschädigung 170
Entspannungsübungen 205
Entwicklung
– renten-neurotische 187
Erbrechen 117
Erhebungsbogen 207
Erholungstendenz 143
Ermüdbarkeit 145
Erscheinungen
– psychogene 168
Erstmaßnahmen
– lebensrettende 133
Erstversorgung 133
Erwartungshaltung 48
Extension 17, 22, 24, 40, 110

Facettendislokation
– bilaterale 40
Facettenluxation 109
Fahrgastzelle
– Verformung 45
Fahrzeug
– Eindrückung 28
Fahrzeugfront 45
– Verkürzung 28
Fahrzeugschaden 39, 177
Färbung
– vegetative 168
Faserring
– hinterer 60
Fehlreaktion
– psychogene 179
Fehlstellungen
– segmentale 192

feste Halsorthese 204
Fett 193
Fingerparästhesien 143
Flexion 20, 24, 40
– in Hyperkyphose 191
– in Steilstellung 191
– mit Lordose 191
– mit Winkelbildung 191
Flexionsbewegung 22, 110
Flimmersehen 202
Foramen
– magnum 7
– transversarium 10
Formänderungen
– degenerative 10
Formstütze 109, 110
Fovea articulares 17
Frakturdiagnostik 193
Frakturen 34, 39, 125, 190
Fremdbehandlung 123
Frenzelbrille 102
Frontalhirnsyndrom 187
Frontalkollision 40, 45, 47, 199
Funktionen
– cognitive 141
Funktionsaufnahmen 2, 67, 70, 75, 76, 81, 92, 119, 120, 139, 189, 190, 192, 201, 206
– passiv gehaltene 22
Funktionscomputertomographie 85, 192
Funktionsdiagnostik 119
Funktionsröntgenaufnahmen 191
Funktionsuntersuchungen 167
Fusion 125

Gangunsicherheit 183
Gedächtnis 102, 151, 185, 186, 187
Gedächtnisleistung 149
Gedächtnisstörungen 141
Gefäßdissektion 95
Gefäßverletzungen 102
Gefäßverschluß 95
Gefügelockerung 96, 98
Gegenkraft 11
Gehemmtheit 149
Gehirn 101
Gelenk
– atlanto-axiales 16, 18
Gelenkflächenneigung 21
Gelenkkapsel 16
Geschwindigkeit 41, 48
– äquivalente 28
Gesichtsfeld 9
Gleichgewichtsstörungen 99, 101, 204
Glissonschlinge 126

Gradeinteilung 28
Gurtträger 40, 45
Gurtverlauf 33
Gurtverletzung 178
Gurtwirkung 40
Gutachten 168, 175
– interdiziplinäres 27
– radiologische 189
Gutachtenerstellung
– Mitwirkung bei 206
Gutachter
– medizinischer 171

halo-cast 81
Halo-Weste 109, 110
Halsgefäßdissektion 97
Halskragen 105
Halsorthese 113
Halswirbelkörper
– Frakturen 87
Halswirbelsäule
– obere 16
Halswirbelsäulenstütze 118
Hämatom 190, 191, 193
– prävertebrales 193
Hämatombildung 96, 200
Hangman fracture 40, 73
Headache 183
Heckkollision 28, 40, 43, 44, 47, 178, 199, 200
Helladaptationsstörungen 187
Längsband
– hinteres 10
Hinterhauptschmerzen 206
Hirnstamm 100, 101, 103
Hirnstammpotentiale
– akustisch evozierte 102
Hirnstammsymptome 100
Hitzeempfindlichkeit 181
HNO-Arzt 201
HNO-Befund 205
Horizontalruptur der Bandscheibe 59
Hörstörungen 99, 101, 181
HWS 48
– Entlastung 47
– vorgeschädigte 47, 199
HWS-Belastungen
– direkte 39
– indirekte 39
HWS-Extension 43
HWS-Flexion 45
HWS-Schäden
– strukturelle 166
HWS-Verletzung
– monosegmentale 53
Hyperextensionsdislokation 80
Hyperlordose 191
Hypermobilität 20
– segmentale 75, 122
Hypermotilität 119
Hypomobilität 18, 20, 23
– segmentale 106

Immobilisierung 203
Impression
– basiläre 194
Impuls 41
Indikation
– dringliche 135
Informationen
– afferente 9
Inklination 17
Instabilität 16, 23, 111, 113
– atlanto-axiale 17
– der oberen Halswirbelsäule 18
– discoligamentäre 70
Intervall
– beschwerdefreies 172
– schmerzfreies 202
Intervallruhigstellung 111
Interventionen
– therapeutische 159
Interviews 139
Intima-Einrisse 98
Intima-Verletzung 96
Intoleranz 187
Intrusionen 172

Joint-Play 14

kalte Wickel 114
Kapselgelenke 200
Kapselverletzung 195
Kernspin 190
Kernspintomographie 76, 77, 79, 84, 135, 166, 191, 195
Kernspinuntersuchungen 36
KFZ-Gutachten 177
Kinn
– Anschlag 45
Kissenberatung 113
Kleinhirn 9
Knickbildung
– segmentale 75
Knochen 193
Kollision 48
Kombinationspräparate 203
Kombinationsverletzungen 125
Kompression 8
– lokale 4
Konsens
– interdisziplinärer 197
Kontakttrauma 166
Kontrastsehstörungen 187
Konzentration 102, 184
Konzept
– manualmedizinisches 105
Koordinaten-System
– dreidimensionales 13
Kopfanprall 39, 40, 45, 47, 200
Kopfdrehung 48
Kopfgelenk 2, 7, 8, 54
– oberes 16
– unteres 16
Kopfgewicht 10, 11
Kopfhaltung 198
Kopfschmerz 140, 158, 181, 184, 187, 202, 204
Kopfschmerzintensität 145
Kopfschwartenblutungen 40
Kopfschwerpunkt 44
Kopfstützaufhängung 200
Kopfstütze 40, 43, 172, 177, 199, 200
Kopfverletzung 39
Kortex 103
Kortikale Magnetstimulation 103
Kraft 41
Krafteinleitung 33, 34, 36
Krafteinwirkung 13
– dynamische 11
Kraftvektoren 14
Krankheitsgewinn 157
Krankheitstheorie
– paradoxe 169
Krankheitsverhalten 137, 193, 205
Kreislaufstörungen 181
Kryotherapie 105
Kyphose 191

Lagerkraft 10, 11
Längsband
– hinteres 60, 62, 200
– vorderes 58, 62, 73, 200
Längsverspannungen 6
Lärmempfindlichkeit 181, 184, 187
Läsionen
– instabile 83
– ligamentäre 83
Lateralflexion 4, 17, 20, 23, 24
Laxizität 16
Lebensqualität 185
Leistungsfähigkeit
– kognitive 140, 141
Leistungsprobleme 146
Leitfragen
– psychosomatische Störung 160
– soziales Umfeld 160
Lenkrad
– Anprall 43

L'entorse benigne 81, 189
– complexe 189
– grave 81, 189
Lernen
– verbales 151
Lernleistung 149
Lernstörungen 141
Lichtempfindlichkeit 181
Ligamenta alaria 7, 17, 18, 20, 53, 54, 58, 191, 200
Ligamenta flava 74
Ligamenta interspinosa 200
Ligamente 193
Ligamentum interspinosum 74
– longitudinale anterius 6, 7
– longitudinale posterius 7
– nuchae 200
– posterius 191
– transversum 18, 191
– transversum atlantis 7, 8, 16, 18
Linie
– spinolaminäre 192
Linksrotation 20
Lokalanästhesie
– therapeutische 205
Lordose
– doppelte 191
Luxation 28, 39, 125, 190, 201
Luxationsfraktur 164

M. longitus colli 6
M. longus capitis 6
Malformation 194
Manualmediziner 105
Marfan-Syndrom 194
Massa lateralis 8, 10
Masse 41
Massenkollision 47
Massenträgheitsbewegung 26
MdE 164, 187
Mechanismus 41
Mechanotherapie
– passive 205
Medikamente 140
Medikamentenabhängigkeit 169
Medikamentenabusus 159
Medulla 84, 193
Medullaabriß 57
Medulladeformation 84
Medullaeinblutung 84
Medullahämatom 84
Medullaläsion 84
Medullaödem 84
Medullaschaden 79
Mehrfachfrakturen 125
Mehrfachkollision 39, 47
Mehrfachverletzte 133
Membrana atlanta-occipitalis 10
Membrana atlanto axialis posterior 56, 57
Membrana tectoria 7
Meniskoid 16, 21
Minderwertigkeitsgefühle 182
Miniscus
– Einblutung 55
Mischverletzungen 32
Mißempfindungen 117, 165
Mobilisation
– passive 106
Morphinderivat 169
Motorik 133
MRT 94
Müdigkeit 182, 184, 187
Muskel 193
Muskelbündel
– tiefes 8
Muskelhämatom 195
Muskelhartspann 117
– lokaler 205
Muskelläsion 190
Muskelrelaxans 120
Myelo-CT 79, 84
Myelonkompression 135

N. occipitalis major 9
N. sinuvertebralis 10
N. spinalis 10
Nackenmuskeln 9
Nackenschmerzen 103, 140, 145, 181, 204, 206
Nausea 183
Neck stiff 183
Neckache 183
Nervenwurzeln 100
Nervosität 148, 182
Neurochirurg 207
neurologische Ausfälle 120
neuropsychologische Folgen 181
Neurose 187
Neurotizismus 140
Neutralposition 17
Neutralzone 16
non-contact-injury 200
non-responder 119
Nuclei vestibulares 9
Nucleus pulposus 59, 61, 62
Nystagmus
– zervikaler 101

Obduktion
– Halsweichteile 53
Objektivierung 175
Occipitalcondylen 18
Occipitalisation des Atlas 194
Occiput 16, 17
Ödeme 200
Öffnungswinkel 1, 8
Ophthalmologe 201
Orthese
– Tragedauer 121
Osteoarthrose 22
Osteophyt 194

Parästhesien 92, 181
PASAT 139, 141
Patient
– comatöser 133
Patientenführung
– konsequente 123
Patientengruppe
– randomisierte 138
Patientenmotivation 205
PCP 194
Periost 7
Persönlichkeitsdimension 148
Persönlichkeitsprofil 139, 140, 149
Phase
– akute 105, 113
– chronische 105
physikalische Therapie 113
Planen 187
Plastikstütze 109
Plattenosteosynthese 164
– ventrale 125
Plexus venosus vertebralis internus 7
Primärsymptomatik 119
Problemlösen 187
Procc. articulares 1
– Frakturen 54
Procc. uncinati 1, 10, 23
Progredienz 125
Pseudoarthrosen 125

Querschnitt
– inkompletter 136
– partieller 164
Querschnittslähmung 40
Querschnittssymptomatik 165

R. meningeus 10
Radiculopathie 113
Ratings 150
Reaktionsneigung
– psychosomatische 148
Rechtsordnung 163, 175
Rechtsrotation 20
Reflexzonenmassage 205
Regulationsdominanz
– Kopfgelenke 158
Reizbarkeit 102, 184
Reklination 17
Relaxation
– postisometrische 107, 114
Relaxationstherapie

– postisometrische 158
Reponastütze 109
Reproduzierbarkeit
– mangelnde 168
Resignation 157
Retroflexion 73
Rezeptoren 9
Röntgenanatomie 67
Röntgenaufnahme 190
– funktionelle 192
– Standardprojektionen 201
Röntgendiagnostik
– funktionelle 85
Röntgenfunktionsaufnahme 118
Röntgenschichtaufnahmen 79
Rotation 13, 17, 23, 24
– axiale 13, 18, 20, 23, 24
– positive 17
Rotationsachse 16, 18, 23
Rotationsbeeinträchtigung 165
Rotationstest 18
Rr. dorsales 9
Rückenlehne 43, 200
Rückenmark 8, 52, 100
Rückenmuskeln
– autochthone 8
Rückenschmerzen 143
Rückzugsverhalten 159
Ruhigstellung 111
– äußere 109
– intermittierende 203

Sachverständige 163
Schädel-Hirntrauma
– gedecktes 137
Schaden 190, 196
Schadensfreiheit 190
Schadensgutachten (KFZ) 164
Schaumstoffkragen 109, 110, 203
Scherbelastungen 193, 200
Schermechanismen 199
Scherung 4
Schichtaufnahmen 81
Schildknorpel 95
Schlaflosigkeit 187
Schlafstörungen 99, 102, 143, 182, 204
Schleudermechanismus 39, 40
Schleudertrauma 27
– tödliches 32
Schluckbeschwerden 117, 182, 204
Schluckstörungen
– neurogene 102
Schmerz 117
Schmerzbesserung
– mangelnde 169
Schmerzen 202
Schmerzintensität 139, 145
– subjektive Einschätzung 140
Schmerzschilderung 169
Schmerzverhalten
– chronisches 159
Schmorl'sches Knötchen 36
Schrägaufnahmen 67, 80, 201
Schrägaufprall 199
Schubkomponente
– bilaterale 8
Schulter-Arm-Beschwerden 206
Schulterretraktionen 114
Schulterschmerzen 181
Schwächegefühl 158
Schweregrad 32
Schwerkräfte 2, 28, 33, 34, 43, 44
Schwimmeraufnahme 67
Schwindel 100, 101, 181, 183, 184, 187, 202, 206
– vestibulärer 102
– zervikaler 102
Schwindelgefühle 117, 158
Schwitzen 117
Segment
– C0/C1 17
– C7/Th 1 80
– instabiles 92
– Stabilität 135
segmentale Hypermobilität 121
Sehen 185, 187
Sehstörungen 99, 101, 181, 183
Seitenaufprall 28, 46
Sekundärfolgen
– reparative 206
Sensibilität 133
Sicherheitsgurte 25, 39, 48, 172, 199
– Wirkung von 178
Simulant 47
Simulation 96
Sitzfläche
– glatte 40
– weiche 40
Sitzposition
– ungünstige 199
Sofortdiagnostik 195
Somatosensibel evozierte Potentiale 103
Sonnenblende 48
soziale Modelle 140
sozialer Rückzug 182
Spaltbildung 3, 4
Spanmaterial
– autogenes 126
Spannungsgefühl 202
Spätfolgen 100
Spinalkanal 59
– enger 194
– knöchener 68
Spondylarthrose 22
– cervikale 22
Spondylarthrosen 69
Spondylodese 125
Spondylolisthesis
– traumatische 80
Spondylose 206
Spongiosa 36
Spongiosabrüche 36
Spongiosafrakturen 36
Stabilisierungstechnik
– einsegmentige 111
Standardröntgenaufnahme 79, 80, 85, 190
Standardröntgendiagnostik 190
Standardröntgenuntersuchung 195
Stauchung 138
Steilstellung 191
Stiff-Necks 133
Störungen
– cervico-encephale 101, 102
Stoß 32
Straßenverkehr
– öffentlicher 111
Strukturen
– sensible 193
Studie
– prospektive 137
Stufenbildung 71
subjektive Beschwerden 140
Subluxation 80
Subluxationseinstellung 164
Subluxationsstellung 118
Suizidgedanken 182
Symptom reports 140
Symptome
– Vielfalt der 145
Symptomenkomplex
– vegetativer 166
Syndrom
– postkontusionelles 187
Synovialfalte 16

Tätigkeit
– berufliche 203
Testpsychologie 139, 140
Tests
– kognitive 150, 151
Theorie
– mechanische 4
Therapie
– operative 125
Therapieansatz

– pessimistischer 123
Thrombose 95, 98
Tinnitus 120, 183
Trägheit 43
Trail Making Test 139, 141, 149
Traktionen 56, 114
Translation 14, 23
Transsektion der Medulla 84
Trapeziusursprung 9
Traumata
– tödliche 58
Trunctus sympathicus 10

Übelkeit 117, 182, 202, 204
Überdeckung
– Intervertrebralgelenke 82
Überforderungssituation
– chronische 186
Übergang
– cervicothorakaler 1
Überraschungseffekt 198
Überrollbügel 49
Übersichtsaufnahmen 67, 133
Übertherapie 123
Übungsbehandlung
– krankengymnastische 118
Uncovertebralgelenke 61, 67
Unfall
– mehrphasiger 27
Unfallablauf
– Dramatisierung 124
Unfallereignis 179
Unfallforschung 25
Unfalljahr
– erstes 206
Unfallrente 164
Unsicherheit 158
Untersuchungen
– angiographische 96
Untertauchen 40
Unwohlsein 117

vegetatives Nervengeflecht 10
Venenplexus
– cervicaler 83
Ventralverschiebung 6
Veränderungen
– degenerative 69, 77, 125, 206
– psychische 179
Vergeßlichkeit 141, 184
Verhalten
– nach dem Unfall 178
– viscoelastisches 16
Verhaltensanalyse 158, 159
Verhaltensauffälligkeiten 146
Verkehrsunfallanzeige
– polizeiliche 176
Verlangsamung
– kognitive 185
Verlauf
– progredienter 189
Verläufe
– verzögerte 206
Verlaufskontrolle 118
Verletzung
– discoligamentäre 74, 75, 111, 164
– ligamentäre 119
– makrostrukturelle 204
– monosegmentale 52, 193
– strukturelle 163
Verletzungsfolgen 165
Verletzungsrisiko
– höheres 198
Verletzungsschwere 198
– Graduierung 202
Versagensängste 182
Verschiebung
– axiale 3
Verschwommensehen 187, 202
Versicherungsleistung 47
Versicherungsrecht 39
Versorgung
– operative 134
Verstärkung
– soziale 159
Verzögerung 41
vestibulärer Apparat 101
Vollbeweis
– Körperschaden 176
Vorderkantenabbrüche 165
Vorextension 126
Vorgeschichte
– Erhebung der 172
Vorschaden 48, 119, 121, 196
– degenerativer 62, 193

Wärmeapplikation 205
Wärmezufuhr 114
Weichteilschwellung
– prävertebrale 80
Winkelbeschleunigung 41, 51
Winkelgeschwindigkeit 41
Wirbel
– kranialer 13
– Verschiebung 82
Wirbelbewegung 23
Wirbelbogenfraktur 73, 165
Wirbelgelenke 3
– Stauchung 195
Wirbelkörper 33
– Festigkeitsgrenze 11
– Vorderkantenabsprengung 59
Wirbelkörperimpressionsfraktur 109
Wirbelkörperkompression
– ventrale 74
Wirbelsäule
– Prellung 26
Wortwahl 167

Xylonest 97

Zahlenverbindungstest 139, 141
Zentren
– höhere 100
Zerrung 138
Zielaufnahme 117
Zugang
– dorsaler 135
– ventraler 135
Zugkräfte 44
Zugspannung 33
Zusatzgutachter 206
Zustand
– psychischer 48
Zweiphasigkeit
– energiereiche 39
Zweitbewegung des Kopfes 200